Studien zu Lateinamerika
Latin America Studies

herausgegeben von

Band 43

Kristina Dietz | Stefan Peters
Christina Schnepel [Hrsg.]

Corona in Lateinamerika

Nomos

Die Deutsche Nationalbibliothek verzeichnet diese Publikation in der Deutschen Nationalbibliografie; detaillierte bibliografische Daten sind im Internet über http://dnb.d-nb.de abrufbar.

1. Auflage 2022

Publiziert von
Nomos Verlagsgesellschaft mbH & Co. KG
Waldseestraße 3–5 | 76530 Baden-Baden
www.nomos.de

Gesamtherstellung:
Nomos Verlagsgesellschaft mbH & Co. KG
Waldseestraße 3–5 | 76530 Baden-Baden

ISBN (Print): 978-3-8487-8587-2
ISBN (ePDF): 978-3-7489-3002-0

DOI: https://doi.org/10.5771/9783748930020

Onlineversion
Nomos eLibrary

Inhalt

Einleitung

Kristina Dietz / Stefan Peters

Der Beginn des Jahres 2022 steht in Lateinamerika auch weiterhin unter dem Eindruck der Corona-Pandemie. Nahezu zwei Jahre nach dem Auftreten der ersten Fälle von Covid-19 auf dem Subkontinent hat das Virus die Region weiter fest im Griff und tiefe Einschnitte hinterlassen. Bis Anfang Oktober 2021 sind nach offiziellen Angaben mehr als 1,2 Millionen Menschen im Zusammenhang mit Covid-19 gestorben. Rund 45 Millionen Menschen haben sich nachweislich mit Covid-19 in Lateinamerika infiziert (Stand 1.10.2021), fast die Hälfte davon in Brasilien. Die tatsächliche Zahl dürfte deutlich höher liegen, da bei weitem nicht alle Fälle diagnostiziert werden. Doch auch unter Rückgriff auf die offiziellen Zahlen ist Lateinamerika stark von der Pandemie betroffen und ein Ende ist noch nicht abzusehen. Relativ hohe Impfquoten in Uruguay (74,6 Prozent mit vollständiger Impfung), Chile (74) sowie in Ecuador (55,8), Kuba (55,1) und El Salvador (54,9) stehen im Kontrast zu Ländern mit geringen Zahlen an verabreichten Impfungen, etwa Venezuela (21,6), Guatemala (15,6), Nicaragua (4,9) und Haiti (0,22).[1] Während Kuba als einziges Land eigene Impfstoffe entwickelt und etwa nach Venezuela exportiert, folgt die Lieferung und der Bezug von Impfstoffen nicht selten geopolitischen Erwägungen der USA, Chinas und Russlands (Malacalza 2021).

Obwohl das Virus die gesamte Bevölkerung betrifft, zeigen die Auswirkungen in Lateinamerika deutlich, dass die Pandemie kein Gleichmacher ist. Sie trifft auf gesellschaftliche Strukturen, die die Pandemie für viele zur sozialen Katastrophe werden lassen, während andere sich mit den Unannehmlichkeiten von Ausgangssperren in weitläufigen Apartments oder auf ihren Fincas arrangieren können. Verwundbar gegenüber dem Virus sind mithin nicht nur alte Menschen oder jene mit Vorerkrankungen, sondern auch jene, die aufgrund ihrer Klassenzughörigkeit, bestehender Geschlechterordnungen und geschlechtsspezifischen Arbeitsteilungen, Stadt-Land-Dichotomien, prekärer Wohnverhältnisse, rassistischen und xenophoben Diskriminierungen oder fehlender Staatsbürgerschaft von sozialen

---

1 Alle Angaben in Prozent auf Grundlage von https://www.corona-in-zahlen.de/weltweit/, letzter Aufruf 13.10.2021.

Sicherungssystemen ausgeschlossen sind, keine Mittel für die Einhaltung der Hygienevorschriften haben und trotz der Ansteckungsgefahr prekärer Lohnarbeit nachgehen müssen oder sich im informellen Sektor ihren Lebensunterhalt verdienen. Dies wurde mittlerweile auch empirisch auf der Basis von Mobilitätsdaten nachgewiesen (Bargain/Aminjonov 2021). Die Forschungsergebnisse zeigen, dass gerade in den Armenvierteln die Mobilitätseinschränkungen nicht eingehalten werden konnten und sich in der Folge das Virus hier stärker verbreitete. In Kombination mit den Ungleichheiten der Prävention und der Gesundheitsversorgung kann es so kaum überraschen, dass überproportional Angehörige der „popularen Klassen" (*clases populares*), der städtischen Armutsviertel, der afro-lateinamerikanischen und indigenen Bevölkerung sowie Migrant*innen an dem Virus erkrankt und gestorben sind (CEPAL 2021a; CEPAL 2021b).

Vulnerabilität ist gesellschaftlich produziert. Das gilt für die Wahrscheinlichkeit, am Virus zu erkranken oder zu sterben ebenso wie für die Möglichkeit, in Folge der Maßnahmen zu ihrer Eindämmung zu verarmen. Die Armutsraten sind im Kontext der Corona-Krise in Lateinamerika ebenso gestiegen wie soziale Ungleichheiten, Arbeitslosigkeit und der Anteil informeller Beschäftigung (siehe die Beiträge von Carosio und Weller in diesem Band). Die UN-Wirtschaftskommission für Lateinamerika und die Karibik (*Comisión Económica para América Latina y el Caribe*, CEPAL) gibt für das Jahr 2020 einen Anstieg der Armut um 3,2 und der extremen Armut um 1,2 Prozent im Vergleich zu 2019 an. Das bedeutet, dass am Ende des ersten Jahres der Pandemie weitere 22 Millionen Menschen unterhalb der Armutsgrenze und weitere acht Millionen Menschen in extremer Armut leben (CEPAL 2021b: 15).

In Lateinamerika machen Lohneinnahmen, egal ob aus formeller oder informeller Arbeit, über 80 Prozent der Familieneinnahmen aus (OIT 2020a). Mit dem Verlust und Rückgang dieser Einnahmen aus Arbeit infolge von Lockdowns und Ausgangssperren ist der Anteil der Bevölkerung, die den unteren und mittleren Einkommensschichten angehören, auf über zwei Drittel gestiegen. Infolge hat die Einkommensungleichheit in 2020 um 5,6 Prozent im Vergleich zum Vorjahr zugenommen. Es ist zu erwarten, dass die Schere zwischen Arm und Reich bis zum Ende des Jahres 2021 noch weiter auseinander gehen wird. Die Internationale Arbeitsorganisation (*International Labour Organization*, ILO) ging für das Jahr 2020 von einem Anstieg der Arbeitslosigkeit auf 10,6 Prozent aus und erwartet, dass diese bis Ende 2021 weiter steigt (OIT 2020b).

Die sich in der Pandemie zuspitzende soziale Krise ist eng verbunden mit einem historischen Wirtschaftseinbruch als Folge der globalen Rezession und des damit verbundenen Rückgangs des Welthandels, der Nachfrage für bestimmte Exportprodukte der Region sowie der Umsetzung von Maßnahmen zur Viruseindämmung. Dieser Wirtschaftseinbruch traf auf eine Region, die sich bereits im Krisenmodus befand. Im Zeitraum von 2014 bis 2019 stagnierte die lateinamerikanische Wirtschaft auch auf Grund des Einbruchs der Preise vieler Rohstoffe auf dem Weltmarkt. Die pro-Kopf Wirtschaftsleistung war sogar leicht rückläufig (Malacalza 2021: 30). Diese Krise verschärft sich durch die Pandemie drastisch. Laut Angaben der CEPAL schrumpfte das BIP in Lateinamerika im Jahr 2020 um 6,8 und das pro-Kopf BIP sogar um 7,7 Prozent. Besonders stark war der Wirtschaftseinbruch nicht nur im krisengebeutelten Venezuela (-30 Prozent) sondern auch in Panama (-17,9), Peru (-11,1) und Kuba (-10,9). Im Gegensatz dazu fällt die wirtschaftliche Rezession in Paraguay mit (-0,6), Guatemala (-1,5) und Nicaragua (-2,0)[2] aus verschiedenen Gründen vergleichsweise gering aus (CEPAL 2021c: 235ff.).[3] Besonders stark von der Wirtschaftskrise sind die Länder betroffen, die vom Welthandel oder dem Tourismus abhängen und/oder sehr strikte Einschränkungen des wirtschaftlichen Lebens umgesetzt haben. Gleichzeitig kletterten die Preise für Rohstoffe nach einem heftigen Einbruch zu Beginn der Pandemie mit der Erholung der Weltwirtschaft erneut auf Vorkrisenniveau und darüber hinaus.[4] Insgesamt zeichnet sich eine erhöhte Nachfrage für jene Rohstoffe ab, die für einen ökologischen Umbau von Verkehrs- und Energiesysteme benötigt werden, z.B. Lithium und Kupfer. Dadurch ist ein erneuter Rohstoffboom sowie die Ausweitung und Intensivierung des Extraktionsmodells in Lateinamerika zu erwarten (Dietz 2021). Auch die Rücküberweisungen von Migrant*innen erholten sich nach einem starken Einbruch im zweiten Quartal des Jahres 2020 vergleichsweise schnell und erreichten in den meisten Ländern der Region mindestens das Niveau von 2019 (CEPAL 2021c: 245). Dabei ist allerdings zu beachten, dass als Folge der Reise- und Mobilitätsbeschränkungen der Anteil der registrierten Rücküberweisungen in der Pandemie zugenommen hat und somit vermutlich doch ein leichter Rückgang der Gesamteinnahmen aus den Rücküberweisungen angenommen werden muss (Dinarte et al. 2021). Für 2021 und 2022 wird mit einer langsamen Erholung gerechnet. Dessen

2 Alle Angaben in Prozent.

3 Guayana erzielte gar ein hohes Wachstum (43,5 %) als Folge des Beginns der Erdölförderung in dem englischsprachigen Karibikanrainer, verfehlte jedoch jedoch das anvisierte Wirtschaftswachstum von über 80 % (CEPAL 2021c: 237; https://flagships.iadb.org/en/caribbean-region-quarterly-bulletin-2020-q1/guyana).

4 Daten auf der Basis von https://www.imf.org/en/Research/commodity-prices, letzter Aufruf 15.10.2021.

ungeachtet ist die Wirtschaftskraft der Region weiterhin unterhalb des Niveaus vor Beginn der Pandemie. Zudem steigt die Inflation in der Region und einige Länder, wie etwa Kolumbien verzeichnen eine starke Zunahme der Verschuldung (Kaiser/Rehbein 2021: 14).

Je nach Klassenlage und formellen oder informellen Beschäftigungsverhältnissen trifft der makroökonomische Kollaps Arbeiter*innen unterschiedlich. Neben den formellen Beschäftigten sind besonders die 160 Millionen Menschen von der Pandemie und den Corona-Maßnahmen betroffen, die im informellen Sektor tätig sind. Das sind über die Hälfte aller Beschäftigten in Lateinamerika. Die ILO geht von einem Rückgang der Einnahmen aus informeller Arbeit in der Region um 80 Prozent aus (OIT 2020a). Von einem Verlust informeller Arbeit sind aufgrund strukturell und geschlechtsspezifisch ungleicher Arbeitsteilungen nicht alle gleichermaßen betroffen, sondern überproportional Frauen und junge Menschen mit niedrigem Bildungsstand. 78 Prozent aller Frauen in Lateinamerika arbeiten im informellen Sektor, sind selbstständig oder im Dienstleitungssektor tätig. Fast Dreiviertel aller im Gesundheitswesen und Pflegesektor (formell und informell) Tätigen sind Frauen. Sie verdienen im Schnitt 25 Prozent weniger als Männer und tragen gleichzeitig aufgrund der geschlechtsspezifischen Arbeitsteilung ein deutlich höheres Ansteckungsrisiko (UN 2020: 14f). Hinzukommt, dass sie in einer Region, in der die Sorgearbeit stark feminisiert ist, durch pandemiebedingte Maßnahmen wie Schulschließungen überproportional von zusätzlicher Sorgearbeit betroffen sind.

Ähnlich wie im informellen Sektor hat die Corona-Pandemie die bereits vorher angespannte Situation auch im Bildungssektor verschärft. Dabei gilt Bildung als zentrales Instrument zur mittel- und langfristigen Bearbeitung der sozialen Frage sowie zur Förderung sozialer Aufwärtsmobilität. Doch auch und gerade in Lateinamerika wird dieses Versprechen der Bildung kaum eingelöst. Im Gegenteil: Bildung reproduziert meist vorhandene soziale Ungleichheiten (Peters 2013). Dieser Befund hat sich in der Corona-Pandemie nochmals bestätigt. In fast allen Ländern der Region wurden Schulen und Universitäten geschlossen. Die Schulschließungen wurden in Lateinamerika auch im regionalen Vergleich lange aufrechterhalten. In der Konsequenz lernten Schüler*innen von zu Hause, vielfach mittels virtueller Formate. Einige Länder profitierten hier von bereits vor der Pandemie eingeführten Programmen zur Förderung der Digitalisierung der Schulbildung. Dies betrifft insbesondere Argentinien mit dem Programm *Conectar Igualdad* und Uruguay mit dem *Plan Ceibal* (Peters 2013: 290ff.; Benítez et al. 2015). Diese Erfahrungen erleichterten die Umstellung auf virtuelle Formate dank der breiten Verfügbarkeit von Endgeräten und den Erfahrungen mit digitalen Lehr- und Lernformaten. Insgesamt hat die Umstellung auf *Homeschooling* die bereits vorher eklatanten Bildungsungleichheiten bezüglich der Lernergebnisse weiter erhöht (Neidhöfer/Lustig/Tommasi 2021). Gerade die bereits marginalisierten Bevölkerungsgruppen in den urbanen Armenvierteln oder auf dem Land verfügen in der Regel weder über die notwendigen Endgeräte noch über stabile Internetverbindungen und gerade prekäre Wohnverhältnisse erschweren das Lernen von zu Hause und die allgemeine Wirtschaftskrise steigert den Druck auf die vorzeitige Beendigung der Schulzeit gerade in armen Haushalten (CEPAL/UNESCO 2020). Sowohl die Politik als auch viele Lehrkräfte reagierten auf die besonderen Herausforderungen mit einer Vielzahl von innovativen Ansätzen zur Bearbeitung der Krise. So wurden in den meisten Ländern Bildungsinhalte auch über das Fernsehen und Radio verbreitet (CEPAL 2020: 3), um auf diese Weise den Schüler*innen niedrigschwellige Lehrangebote zu unterbreiten, während viele Lehrer*innen ihre Schüler*innen mittels WhatsApp oder Hausbesuchen mit Unterrichtsmaterialien versorgten. Allerdings ist die Schule weitaus mehr als ‚nur' ein Lernort. Sie dient ebenfalls der Sozialisation mit Gleichaltrigen und übernimmt gerade für die vulnerable Bevölkerung in der Regel eine Reihe von sozialen Aufgaben von der Schulspeisung, über Gesundheitsvorsorge bis hin zu Aufgaben der Sozialen Arbeit oder der psychologischen Unterstützung, die in der Pandemie bestenfalls – wie im Fall der Schulspeisungen – unzulänglich kompensiert werden konnten.

Mit der Pandemie sind lateinamerikanische Gesellschaften ärmer und noch ungleicher geworden als sie es ohnehin schon waren. Die soziale Frage ist wieder ganz oben auf der politischen Agenda angekommen. Der Rückgang von Ungleichheit und Armut ab 2002 kehrte sich schon ab 2014 um, die Pandemie beschleunigt diese Tendenz (CEPAL 2021b). Der wachsende Ausschluss von gesellschaftlicher Teilhabe, von Arbeit und Einkommen, vom Zugang zu sozialer Sicherung und Bildung und von Optionen auf eine „bessere" Zukunft in Kombination mit einer regressiven Steuerpolitik, die überproportional die unteren Einkommensschichten über indirekte Steuern belastet, führt vielerorts zu wachsenden sozialen Spannungen und Konflikten. In Kolumbien hat eine heterogene soziale Bewegung, angeführt von bis dato nicht organisierten Jugendlichen aus den städtischen Armutsvierteln in 2021 über Monate das Land bestreikt und mehr soziale Teilhabe gefordert. Die repressiven und brutalen Reaktionen der Regierung, der staatlichen Sicherheitsapparate und rechter Milizen hat den Protest nur noch weiter angeheizt (siehe den Beitrag von Rojas in diesem Band).

Neben gesellschaftlichem Ausschluss und Gewalt ist Hunger und der fehlende Zugang zu Nahrungsmitteln ein zentraler Treiber für Proteste. In einem Interview mit der kolumbianschen Onlinezeitung *publimetro* vom 04. Oktober 2021 erklärte die Umwelt- und Menschenrechtsaktivistin und kolumbianische Präsidentschaftskandidaten Francia Márquez, „Frieden lässt sich nicht mit Hunger erreichen“ (Suárez 2021). In Lateinamerika haben Hunger und Ernährungskrisen seit dem Ausbruch der Pandemie zugenommen, vor allem in jenen Ländern in denen die Versorgungslage bereits vorher kritisch war: in Venezuela, Haiti sowie in einigen Ländern Zentralamerikas und der Andenregionen (FAO/WFP 2020). Das Welternährungsprogramm der Vereinten Nationen schätzt, dass sich im Zusammenhang mit der Corona-Pandemie weltweit die Zahl der Menschen, die von Hunger betroffen sein werden, verdoppeln wird (Anthem 2020). Die Ursache von Hunger ist auch in der Pandemie nicht Nahrungsmittelknappheit, sondern Verteilung. Knapp ein Viertel der weltweiten Agrar- und Fischereiexporte stammen aus Lateinamerika (FIAN 2021). In der Pandemie wurden Bauernmärkte geschlossen und der Transport von Nahrungsmitteln vom Land in die Städte unterbrochen. Gleichzeitig erhöhten Regierungen, die ökonomisch vom Export industrieller Agrargüter abhängen, die Ausfuhren, sobald der globale Warenhandel wieder angelaufen war. Beispiele sind Brasilien, Argentinien und Ecuador (FIA 2021; Gras/Hernández 2021; Rose 2021). Statt die Agrarproduktion in der Krise stärker auf die Ernährungssicherung der eigenen Bevölkerung zu richten, stärken die Regierungen exportorientierter Volkswirtschaften zusammen mit mächtigen Akteuren des Agrarbusiness deren Integration in die globalen Agrarmärkte. Eine Folge dieses „Agrarextraktivismus“ (McKay 2017) in Lateinamerika ist neben der wachsenden Ernährungsunsicherheit auch die Ausweitung von Monokulturen, die Abholzung von Primärwäldern und die zunehmende Zerstörung von Lebensräumen für wildlebende Tierarten.

Auf den Zusammenhang zwischen der Ausweitung exportorientierter industrieller Landwirtschaft und ökologischen Zerstörungen verweisen Erklärungen über den Ursprung der Corona-Pandemie (Akram-Lodhi 2021; Wallace 2016; Wallace 2020; Burchardt 2021). Covid-19 ist eine zoonotische Krankheit. Zoonotische Krankheiten sind bakterielle und Virusinfektionen, die von Tieren ausgehen und auf Menschen übertragen werden. Im Fall von Covid-19 ist es wahrscheinlich, dass der Virus von Schuppentieren und/oder Fledermäusen übertragen wurde. Die Übertragung von Krankheitserregern von Tieren auf Menschen ist nicht neu. Sie ist so alt wie die sesshafte Landwirtschaft. Was neu ist, ist die Geschwindigkeit in der es zur Übertragung neuer Krankheitserreger von Tieren zu Menschen kommt und diese neuen Krankheiten im Kontext einer globalisierten Welt Pandemiestatus erreichen. Seit 2000 hat es drei Pandemien gegeben: das Atemwegssyndrom (SARS), die Schweinegrippe und Covid-19 (Akram-Lodhi 2021). In Lateinamerika hat sich die agrarindustrielle Produktion in den letzten Jahrzehnten massiv ausgeweitet. In Argentinien ist die Fläche, auf der Soja für den Export angebaut wird von fünf Millionen Hektar im Jahr 1990 auf fast 50 Millionen Hektar im Jahr 2014 angestiegen. In Brasilien wurde im Jahr 2014 auf 26 Millionen Hektar Land Soja angebaut (Bianchi/Szpak 2017). Den Monokulturen fallen Wälder und Feuchtgebiete zum Opfer, die Lebensräume für jene Tiere bieten, die potenzielle Wirte zoonoischer Erreger sind. Mit der Ausweitung des agrarindustriellen Exportmodells werden in Lateinamerika die Grundlagen für die Entstehung neuer Pandemien gelegt.

Corona in Lateinamerika – Die Beiträge des Sammelbandes

Der vorliegende Band widmet sich den Folgen der Corona-Pandemie und den pandemiebezogenen politischen Maßnahmen in Lateinamerika und der Karibik. Die Beiträge betrachten gesellschaftliche, geschlechtsspezifische, politische, menschen- und arbeitsrechtliche sowie ökologische Folgen der Pandemie. Sie gehen auf die Folgen der Pandemie für soziale Ungleichheiten, Geschlechterverhältnisse, Gewalt gegen Frauen, Migration, Demokratie, Menschenrechte, Arbeit, die Mobilisierung von Protest und Umweltpolitik ein. Die Beiträge nehmen entweder eine regionale Perspektive ein ohne zu verallgemeinern oder analysieren die Bedeutung der Pandemie im Kontext länderspezifischer Entwicklungen, etwa des zunehmend autoritären Regierungsstils der nicaraguanischen Regierung oder der Proteste in Kolumbien. Diese Kontextbedingungen lassen sich weder alleine durch die Pandemie erklären noch haben sie sich ausschließlich durch die Pandemie verschärft, sie beeinflussen aber die gesellschaftlichen, sozio-ökonomischen und sozial-ökologischen Wirkungen der Pandemie. Die Artikel bieten Erklärungen dafür, warum Regierungen in manchen Ländern der Region gemeinsam mit einer Vielzahl nicht-staatlicher Akteure die Risiken der Pandemie leugnen und all jene sowohl politisch als auch zum Teil direkt angreifen, die sich für Hygienemaßnahmen und den Schutz des Lebens einsetzen. Sie diskutieren, welche gesellschaftlichen und politischen Lehren sich aus den Pandemieerfahrungen in Lateinamerika Ende 2021 ziehen lassen, zu einem Zeitpunkt an dem die Region weit von einer postpandemischen Ära entfernt ist.

Der erste Teil des Buches analysiert die Corona-Pandemie und coronabedingte Maßnahmen aus der Perspektive sozialer Ungleichheiten. Den Auftakt macht *Christine Schulte* mit einem Überblick für das Pandemiegeschehen in der Region. Sie präsentiert Zahlen zu Infektionen, zur Anzahl der im Zusammenhang mit Covid-19 Verstorbenen und zur Letalität. Nachfolgend diskutiert sie, wie sich die besondere Verwundbarkeit der lateinamerikanischen Gesellschaften gegenüber der Pandemie erklären lässt. Ihre Antwort lautet: soziale Ungleichheiten. Anhand der Ungleichheitsdimensionen Einkommen, Ethnizität, Alter und Geschlecht erläutert sie, wie diese im Kontext der Pandemie zu Risikofaktoren für eine Ansteckung, einen tödlichen Krankheitsverlauf, Verarmung und zukünftige soziale Benachteiligung werden. Der Beitrag verdeutlicht eindrücklich anhand einer Vielzahl von aktuellen Zahlen, dass die Verwundbarkeit gegenüber Covid-19 gesellschaftlich produziert ist.

An diese umfassende Betrachtung knüpft der Beitrag von *Alba Carosio* an. Sie diskutiert die sozialen Folgen der Pandemie aus einer mehrdimensionalen Ungleichheitsperspektive. Dabei ruft sie in Erinnerung, dass die extremen sozialen Ungleichheiten und die prekären Lebensverhältnisse breiter Teile der Bevölkerung bereits vor der Pandemie ein zentrales Strukturmerkmal der lateinamerikanischen Gesellschaften waren, sich aber im Kontext von Covid-19 nochmals deutlich verschärft haben. Carosio geht in ihrem Artikel auch auf verschiedene sozialpolitische Maßnahmen der Regierungen Argentiniens, Brasiliens, Ecuadors und Mexikos zur Eindämmung der Krise ein und diskutiert diese mit Blick auf ihre Möglichkeiten zur Abfederung der Krise. Abschließend spricht sich die Autorin dafür aus, die lateinamerikanischen Eliten stärker für die Finanzierung der Krise in die Pflicht zu nehmen und auf diese Weise auch die Ungleichheiten abzubauen.

Als nächstes untersucht *Jürgen Weller* die Auswirkungen der Corona-Pandemie auf die lateinamerikansichen Arbeitsmärkte. Er analysiert umfangreiches und aktuelles Datenmaterial und dokumentiert auf diese Weise die Erhöhung der Arbeitslosigkeit und die besonders prekäre Situation der Menschen im informellen Sektor. Diese Tendenzen haben zu einem Anstieg der ohnehin eklatanten Ungleichheiten beigetragen, die durch die aktuelle Erholung auf dem Arbeitsmarkt nicht kompensiert werden können. Zudem analysiert Weller in seinem Beitrag die Beschleunigung der Veränderungen der Arbeit mit Blick auf Digitalisierung und Telearbeit.

Im folgenden Beitrag gibt *Caroline Kim* einen Einblick in die feministischen Debatten um die Corona-Krise in Lateinamerika und nimmt deren Folgen aus Geschlechterperspektive in den Blick. Feministische Perspektiven auf Leben und Sorge unterstreichen die Interdependenzen zwischen der pandemiebedingten Krise, der Krise der Sorgearbeit und der geschlechtlichen Arbeitsteilung. Im Zentrum dieser Debatten steht der Widerspruch zwischen Kapital und Leben. Dieser manifestiert sich auch in einer exklusiven, kommodifzierten Gesundheitsversorgung auf der einen und hohen Todeszahlen durch das Coronavirus sowie der Überausbeutung migrantischer und geschlechtlicher (Sorge-)Arbeit auf der anderen Seite. Kim betont die Position von Feministinnen, dass für die Kapitalakkumulation und die privilegierten Leben einiger, die Leben anderer und natürliche Ressourcen bis zur Erschöpfung geplündert werden. Dies war bereits vor der Pandemie so und hat sich mit ihr verstärkt. In der Pandemie zeigt sich die gesellschaftliche Abhängigkeit von Sorge, ihre Relevanz für das Funktionieren des gesellschaftlichen Zusammenlebens und des kapitalistischen Systems. Sorge und reproduktive Arbeit sind in Lateinamerika, ebenso wie in anderen Weltregionen, feminisiert und meist familiarisiert. Ausgehend von diesen feministischen Perspektiven beschreibt Kim, wie die Gefahr der Ansteckung mit dem Virus höchst ungleich in den lateinamerikanischen Gesellschaften verteilt ist. Entscheidende Merkmale der Ungleichheit sind Geschlecht und Geschlechterrollen, Klassenpositionen, Arbeitsbedingungen, die gesellschaftliche Nicht-Anerkennung der Sorgearbeit als geteilte Arbeit, Vermögensverteilung, Wohnsituation und soziale Sicherung. So sind es vor allem Frauen der unteren Einkommensschichten, die von der Mehrfachbelastung im Bereich der Sorgearbeit durch die Corona-Pandemie und den Maßnahmen zu ihrer Bekämpfung betroffen sind. Es sind Frauen, die im Gesundheitssystem die niedrig bezahlten Sorgetätigkeiten übernehmen und die in den vom Lockdown besonders betroffenen Sektoren wie Tourismus, Gastronomie oder Hotelgewerbe überproportional beschäftigt sind. Kim zeigt anhand dieser Analysen, dass die Pandemie mit einer wachsenden Feminisierung der Armut einhergeht. Abschließend argumentiert die Autorin, dass in der Krise aber auch Ansätze zu ihrer Überwindung sichtbar geworden sind. Hierfür verweist sie auf Ideen und Praktiken rund um die kollektive Reorganisation von Sorge, die als soziale Transformationsstrategie Zukunftspotenzial hätten.

Mit dem Beitrag von *Hans-Jürgen Burchardt* schließen wir den Teil zum Zusammenhang von sozialen Ungleichheiten und der Corona-Pandemie in Lateinamerika ab. Der Autor unterstreicht ebenfalls, dass die Ursachen der besonderen Betroffenheit der Region von der Pandemie in den historisch verankerten strukturellen Ungleichheiten, einer defizitären öffentlichen Gesundheitsversorgung, der mangelnden sozialen Absicherung und einem hohen Grad informeller Beschäftigung liegen. Die Folgen einer Pandemie, die auf einen solchen Kontext trifft, sind eine hohe Verwundbarkeit sozial benachteiligter und marginalisierter Gruppen sowie der

Anstieg von Armut und Ungleichheiten. Beides wird die Gesellschaften Lateinamerikas in der nahen Zukunft und weit über eine mögliche Eindämmung der Pandemie hinaus prägen. Aufbauend auf diesen Beobachtungen formuliert *Burchardt* im zweiten Teil seines Beitrags Empfehlungen und Ansatzpunkte zur Überwindung der Corona-Krise und zur Stärkung der Region vor den Folgen weiterer Krisen, etwa der Klimakrise. In seiner zentralen Empfehlung erläutert er die Notwendigkeit eines massiven Abbaus sozialer Ungleichheiten. Hierfür identifiziert er drei Bereiche politischer Intervention und Ansatzpunkte: 1) die Ausweitung der öffentlichen Daseinsvorsorge im Sinne eines bedingungslosen Universalismus; 2) die radikale Reduzierung informeller Arbeit, die Ausweitung regulärer Beschäftigungsverhältnisse und die Verbesserungen der Arbeitsbedingungen insgesamt; 3) eine faire Umverteilung des Reichtums durch die stärkere Besteuerung hoher Einkommen und Vermögen.

Im nächsten Abschnitt widmet sich das Buch Fragen politischer und kultureller Bedeutungen der Pandemie in Lateinamerika. Hierzu zählen Verschwörungsmythen, die Leugnung der Pandemie und Repressionen. Den Auftakt zu diesem Teil macht *Patrick Eser* mit einer Analyse von Verschwörungsmythen und -phantasien von Corona-Leugner*innen in Brasilien und Argentinien. Er zeigt aus kulturwissenschaftlicher Perspektive wie diese Mythen und Phantasien in einer Kontinuität mit chauvinistischen, antisemitischen, religiösen und rassistischen Weltbildern der neuen Rechten in Lateinamerika stehen und analysiert zudem die Tabubrüche und Mobilisierungsstrategien der Corona-Leugner*innen in Lateinamerika. Zudem fragt der Artikel, inwiefern sich in der aktuellen Situation in Lateinamerika eine neue Bewegungskultur der politischen Rechten herausbildet und etabliert.

Der Leugnung der Pandemie widmet sich auch der Beitrag von *Moritz Krawinkel* zur Corona-Politik der nicaraguanischen Regierung von Präsident Daniel Ortega und der Vizepräsidentin und Ehefrau Rosaria Murrillo. Den Titel des Beitrags – „Liebe in Zeiten von Covid-19“ – hat er bewusst gewählt. Dieser drückt quasi das pandemiebezogene Regierungsprogramm von Ortega und Murrillo aus. Unter diesem Slogan rief die Regierung Mitte März 2020 zu einer Großdemonstration auf. Statt sich dem Hass der Opposition zu beugen, die Angst und Panik schüre, stehe die Regierung für die Liebe in harten Zeiten. Krawinkel beschreibt, worin sich die Liebe der Regierung zur Bevölkerung eines der ärmsten Länder Zentralamerikas zeigt: den Mitarbeiter*innen im Gesundheitswesen verbot die Regierung zu Beginn der Pandemie das Tragen von Masken und Schutzkleidung, Studierenden drohte die Exmatrikulation, wenn sie aus Angst vor einer Ansteckung zu Hause blieben, Familien konnten nicht ihre in den Krankenhäusern „heimlich" (offiziell gab es keine Pandemie) verstorbenen Angehörigen beerdigen. Krankenhauspersonal, das öffentlich Kritik am Kurs der Regierung übte, wurde entlassen. Seit Herbst 2020 müssen zivilgesellschaftliche Organisationen offenlegen, von wem sie welche internationale finanzielle Unterstützung erhalten, denn es könnte sich um ideologische Einmischung halten. Das sind nur einige der Praktiken auf die Moritz Krawinkel verweist. Der in Ost- und Westdeutschland über Jahrzehnte praktizierten Nicaragua-Solidarität mit Städtepartnerschaften, Fairem Handel und Gesundheitsprogrammen sind quasi die Hände gebunden. Die Räume für einen radikalen Internationalismus verschwinden zunehmend. Krawinkel zeigt, dass sich 30 Jahre nach dem Sieg der sandinistischen Revolution über den Diktator Somoza ein Teil der sandinistischen Bewegung von damals, nämlich eine Gruppe um Daniel Ortega und Rosario Murrillo in der Pandemie und bereits vor ihrem Ausbruch, jener diktatorischen Mittel bedient, die sie als revolutionäre Bewegung bekämpft hat. Dabei schrecken sie auch nicht davor zurück, ehemalige Mitstreiter*innen der Revolution unter fadenscheinigen Gründen zu inhaftieren. Krawinkel richtet den Blick aber nicht nur auf den Umgang der Regierung mit der Pandemie, sondern zeigt auch, wie zivilgesellschaftliche Initiativen versuchen, die Aufklärung über das Virus und die Eindämmung der Pandemie selbst in die Hand zu nehmen. Nicht-staatliche Netzwerke organisieren ein eigenes Corona-Monitoring und leisten Aufklärungsarbeit, die Menschen halten von sich aus Abstand: Seuchenbekämpfen von unten unter den Bedingungen des politisch und sozio-ökonomisch Möglichen. Im Fazit fasst Krawinkel die schwierige Lage in Nicaragua zusammen und benennt Verantwortliche. Daniel Ortega trägt aus seiner Sicht die politische Verantwortung für den Pandemieverlauf im Land, die Regierungen der Industrieländer sind mit ihrem Festhalten am Patentschutz bei den Impfstoffen für Krawinkel für die wachsende globale Ungleichheit und Ungerechtigkeit verantwortlich. Dieser Aspekt der globalen politischen Ökonomie des Impfens gehört für ihn genauso zu einer Betrachtung der Pandemie in Lateinamerika wie die Leugnung derselben.

Mit der demokratiepolitischen Bedeutung der Corona-Pandemie und des Corona-Krisenmanagements beschäftigt sich auch der Beitrag von *Claudia Zilla*. Sie diskutiert ausgehend von einem normativ-prozeduralen Verständnis von Demokratie die Auswirkungen des politischen Umgangs mit der Corona-Krise auf die Qualität von Demokratie. Unter „politischem Umgang mit der Corona-Krise" fasst sie jene politischen Entscheidungen und Maßnahmen, die von staatlichen Akteuren unter Verweis auf die Covid-19-Pandemie begründet werden, unabhängig davon, ob sie am Ende tatsächlich dem vermeintlichen Zweck dienen. Im Zusammenhang mit diesem politischen Corona-Krisenmanagement identifiziert sie vier Entwicklungen, die die Qualität von Demokratie in Lateinamerika unter Druck setzen: (1) Korruption und Privilegien, (2) Einschränkung des freien Informationszuganges, (3) Verschiebung von Wahlen und Restriktionen des Versammlungs- und Demonstrationsrechts und (4) Freiheitsentzug, sanitärer Notstand und Ausnahmezustand. Abschließend diskutiert sie, inwiefern die Corona-Pandemie die Demokratien in Lateinamerika und der Karibik „weniger demokratisch, autoritärer oder populistischer" gemacht hat. Ihr Fazit lautet, dass sich ein solcher Trend nicht beobachten lässt. Vielmehr identifiziert sie eine dynamische Gleichzeitigkeit des Ungleichzeitigen – je nach Land, politischem Bereich und Zeitraum. Darüber hinaus unterstreicht sie, dass der Corona-Virus kein Akteur ist, der politisches Handeln verantwortet. Die Pandemie prägt den Kontext, in den politisches Handeln eingebettet ist. Es ist dieser Kontext der Handlungsspielräume für einige schließt und für andere öffnet. Die Pandemie kann mithin als Brennglas verstanden werden, das die bereits bestehenden strukturellen Probleme und Demokratiedefizite deutlicher erscheinen lässt.

An diese Beobachtung schließt der Beitrag von *Axel Rojas* an, der sich den monatelangen Streiks und sozialen Protesten in Kolumbien ab Ende April 2021 widmet, einem Zeitpunkt, zu dem in Kolumbien die dritte und für viele Menschen tödliche Corona-Infektionswelle beginnt. Rojas ordnet die Proteste historisch ein und stellt heraus, dass die aktuellen Proteste vor allem von jungen Menschen aus städtischen Armutsvierteln über Monate getragen und aufrechterhalten werden. Viele argumentieren, sie hätten nichts zu verlieren, denn für sie gäbe es unter der extremen sozialen Ungleichheit in Kolumbien keine Zukunft. Staatliche und para-staatliche bewaffnete Akteure reagieren auf die Proteste mit ungewöhnlicher Härte. Viele junge Menschen sterben, viele von ihnen werden von staatlichen Gewaltakteuren erschossen, andere verschwinden. Rojas fragt in seinem Beitrag, wie sich der Mobilisierungs- und Politisierungsschub der jungen Bevölkerung in Zeiten der Pandemie erklären lässt und verweist dabei auf das Zusammenspiel von objektiven und subjektiven Faktoren. In diesem Sinne stellt er die These auf, dass sich in den aktuellen Protesten eine neue Form kulturalistischer Politisierung im urbanen Raum abzeichnet.

Mit den letzten beiden Beiträgen widmet sich der Band den Folgen der Pandemie und des politischen Umgangs mit der Pandemie in einem Land, das besonders stark von Covid-19 betroffen ist: Brasilien. Ähnlich wie in Nicaragua hat die politische Führung unter dem rechtsextremen Präsidenten Jair Bolsonaro, der seit Januar 2019 im Amt ist, die Pandemie entweder geleugnet oder die gesundheitlichen Risiken verharmlost. Maßnahmen zur Bekämpfung der Pandemie lehnte die Regierung lange ab. Bis August

2021 sind nach offiziellen Angaben mehr als eine halbe Million Menschen im Zusammenhang mit einer Covid-19-Erkrankung gestorben. Nur in den USA gab es, gemessen in absoluten Zahlen, mehr Tote. Wie sich die Pandemie und das krisenhafte Pandemie-Management der brasilianischen Regierung auf die Menschenrechte in dem Land auswirkt, ist Gegenstand des Beitrags von *Carolina Vestena*. Sie argumentiert, dass für eine Beurteilung der Menschenrechtslage in Brasilien eine Analyse des Corona-Managements der Regierung notwendig, aber nicht hinreichend ist. Darüber hinaus bedürfe es einer politischen Einordnung der Regierung Bolsonaro, die über die Pandemiepolitik hinausgeht und die politisch-strategischen und ideologischen Kennzeichen der Regierung in den Blick nimmt. Einer solchen Einordnung wendet sie sich im ersten Teil des Beitrags zu. Basierend auf Populismustheorien begreift Vestena die Regierung Bolsonaro als rechtsradikal populistisch, deren Politik von Nationalismus, Chauvinismus und der Konstruktion politischer Gegner*innen als Feinde der „Nation" gekennzeichnet ist. Die Sozial- und Wirtschaftspolitik charakterisiert sie als liberalen Wohlfahrtschauvinismus bzw. autoritären Neoliberalismus, gekennzeichnet durch Privatisierungen und staatliche Kürzungen. Letzteres betrifft vor allem das öffentliche Gesundheitssystem. Ausgehend von dieser politisch-ideologischen Einordnung der brasilianischen Regierungspolitik argumentiert Vestena, dass die Leugnung der Pandemie, die Verbreitung von Verschwörungsmythen, der Anti-Wissenschafts-Diskurs und der Einsatz von populistisch-strategischen Vereinfachungen und Gegenüberstellung von einem nationalen gesunden Menschenverstand und einer wissenschaftlichen globalen Hysterie einem zentralen Ziel diente: Chaos zu verbreiten und von der eigenen politischen Inkompetenz sowie der virulenten Wirtschaftskrise, in dem sich das Land seit Jahren befindet, abzulenken. Im zweiten Teil ihres Beitrags, zeigt Vestena anhand der Bereiche Hunger, ansteigender Gewalt und Verletzungen von Arbeits- und Menschenrechten in der Textil- und Agrarindustrie wie sich unter den Bedingungen der Pandemie und des zuvor beschriebenen politischen Kontexts soziale Krisen in Brasilien lebensbedrohlich zuspitzen.

Im letzten Beitrag des Buches analysiert *Andréa Zhouri*, wie anti-ökologische und anti-indigene Positionen und Politiken in der brasilianischen Gesellschaft mit der Machtübernahme Bolsonaros hegemonial werden konnten. Sie beschreibt, wie die Regierung unter dem mittlerweile zurückgetretenen Umweltminister Ricardo Salles die Pandemie für Deregulierungen und Flexibilisierung von Umweltnormen nutzte und hierüber zur Institutionalisierung einer anti-ökologischen Umweltpolitik beitrug. Zhouri zeigt aber, dass anti-ökologische und anti-indigene politische Denkweisen und Positionen keine neuen Phänomene in Brasilien sind, sondern in

Teilen des Militärs und der konservativen Eliten vor allem in der Amazonasregion historisch tief verankert sind. Während diese Positionen lange Zeit kaum mehrheitsfähig waren, erlangen sie mit der hohen Militärpräsenz in der Regierung Bolsonaros, dem Erstarken nationaler und chauvinistischer Positionen in der Gesellschaft sowie radikal-neoliberaler wirtschaftspolitischer Ansätze jetzt gesellschaftliche Legitimation. Die Autorin argumentiert aber, dass sich der Anti-Ökologismus in Brasilien nicht erst mit Bolsonaros Wahl zum Präsidenten und dem Ausbruch der Pandemie durchsetzt. Vielmehr argumentiert sie, dass dieser in den 1990er Jahren unter den Vorzeichen eines liberalen Umweltschutzes sowie unter den PT-geführten Regierungen von Lula da Silva und Roussef in den ersten beiden Dekaden des 21. Jahrhunderts langsam vorbereitet wurde und zwar mit „schleichender Gewalt". Diese erkennt sie in der Ausweitung des Sojaanbaus und des Bergbaus auf Kosten einer konsequenten Politik der Abgrenzung und des Schutzes von indigenen und afrobrasilianischen Gebieten sowie in der Konsolidierung des Neo-Extraktivismus als Entwicklungsmodell in den 2000er Jahren zu Lasten ökologischer und indigener Schutzgebiete. Der zentrale Unterschied zwischen dem Anti-Ökologismus vor und während der Präsidentschaft Bolsonaros, so Zhouri, sei seine Erscheinungsform: Statt in Form schleichender Gewalt zeige er sich heute vor allem mittels direkter und offener Gewalt. Die Zunahme der ermordeten, verfolgten und bedrohten Aktivist*innen, die Verdrängung indigener Bevölkerungsgruppen und die Abholungsraten seien nur einige Beispiele hierfür.

Literatur

Akram-Lodhi, Haroon (2021): Contemporary pathogens and the capitalist world food system, in: *Canadian Journal of Development Studies / Revue canadienne d'études du développement*, 42, 18–27.

Anthem, Paul (2020): *Risk of hunger pandemic as coronavirus set to almost double acute hunger by end of 2020*, in: world food programme vom 16.04.2021, [https://www.wfp.org/stories/risk-hunger-pandemic-coronavirus-set-almost-double-acute-hunger-end-2020], letzter Aufruf 18.10.2021.

Bargain, Olivier; Aminjonov, Ulugbek (2021): Poverty and Covid-19 in Africa and Latin America, in: *World Development*, 142, 105422.

Benítez Larghi, Sebastián; Lemus, Magdalena; Moguillansky, Marina; Welschinger, Nicolas (2015): Digital and Social Inequalities: A Qualitative Assessment of the Impact of the Connecting Equality Program on Argentinean Youth, in: *The Electronic Journal of Information Systems in Developing Countries*, 69, 1–20.

Bianchi, Eduardo; Szpak, Carolina (2017): *Soybean prices, economic growth and poverty in Argentina and Brazil*, Rome: FAO.

Burchardt, Hans-Jürgen (2021): *Das pandemische Manifest. Neun Schritte in eine zukunftsfähige Gesellschaft*, München: oekom.

CEPAL (2021a): *Las personas afrodescendientes y el COVID-19: develando desigualdades estructurales en América Latina*, Santiago de Chile: CEPAL.

CEPAL (2021b): *Panorama Social de América Latina 2020*, Santiago de Chile: Comisión Económica para América Latina y el Caribe.

CEPAL (2021c): *Estudio Económico de América Latina y el caribe: Dinámica laboral y políticas de empleo para una recuperación sostenible e inclusiva más allá de la crisis del Covid-19*, Santiago de Chile: CEPAL.

CEPAL (2020): *La educación en tiempos de la pandemia de Covid-19*, Santiago de Chile: CEPAL.

CEPAL; UNESCO (2020): *Education in the times of Covid-19*, Santiago de Chile: CEPAL.

Dietz, Kristina (2021): Rohstoffboom und Ausbeutung. Die drohende Ausweitung des Bergbaus zerstört Lebensgrundlagen, in: *OXI Wirtschaft anders* denken 4/21, 15–16.

Dinarte, Lelys; Jaume, David; Medina-Cortina, Eduardo; Winkler, Hernan (2021): *Neither by Land nor by Sea: The Rise of Electronic Remittances during Covid-19*, [https://devpolicy.org/Events/2021/Not-by-land-nor-by-sea-the-rise-of-formal-remittances-during-COVID-19-Dinarte-13Apr/full-paper-updated13Apr.pdf], letzter Aufruf 15.10.2021.

FAO; WFP (2020): *FAO-WFP early warning analysis of acute food insecurity hotspots: July 2020*, Rome: FAO and WFP.

FIAN (2021): *Die COVID-Pandemie in Lateinamerika. Konsequenzen für das Recht auf gesunde Ernährung*, Köln: FIAN Deutschland e.V.

Gras Carla; Hernández Valeria (2021): Global agri-food chains in times of COVID-19: The state, agribusiness, and agroecology in Argentina, in: *Journal of Agrarian Change*, 21, 629–637.

Kaiser, Jürgen; Rehbein, Kristina (2021): Indebted countries worldwide, in: *Global Sovereign Debt Monitor* 2021, 8–17.

Malacalza, Bernabé (2021): América del Sur: una perfifería convulsionada, in: *Nueva Sociedad*, 295, 29–41.

McKay, Ben (2017): Agrarian Extractivism in Bolivia, in: *World Development* 97, 199–211.

Neidhöfer, Guido; Lustig, Nora; Tommasi, Mariano (2021): Intergenerational transmission of lockdown consequences: prognosis of the longer-run persistence of COVID-19 in Latin America. in: *The Journal of Economic Inequality*, 19, 571–598.

OIT (2020a): *Impactos en el mercado de trabajo y los ingresos en América Latina y el Caribe*, Genf: ILO (OIT).

OIT (2020b): *Panorama Laboral 2020. América Latina y el Caribe*, Genf: ILO (OIT).

Peters, Stefan (2013): *Bildungsreformen und soziale Ungleichheiten in Lateinamerika: Kontinuität im Wandel in Venezuela und Uruguay*, Baden-Baden: Nomos.

Rose, Gloria (2021): *Auswirkungen auf internationale Lieferketten*, in: gtai vom 28.01.2021, [https://www.gtai.de/gtai-de/trade/specials/special/brasilien/auswirkungen-auf-internationale-lieferketten-238704#,], letzter Aufruf 18.10.2021.

Suárez, Valeria Arias (2021): *Entrevista a candidata presidencial Frania Márquez: "La paz con hambre no se logra"*, in: publimetro vom 04.10.2021, [https://www.publimetro.co/co/noticias/2021/10/04/entrevista-a-candidata-presidencial-francia-marquez-la-paz-con-hambre-no-se-logra.html], letzter Aufruf 18.10.2021.

The Lancet (2021): Covid-19 in Latin America – emergency and opportunity, in: *Lancet* 398, 10295.

Wallace Rob (2016): *Big Farms Make Big Flu: Dispatches on Influenza, Agribusiness, and the Nature of Science*, New York: NYU Press.

Wallace Rob (2020): *Dead Epidemiologists: On the Origins of Covid-19*, New York: Monthly Review Press.

Die Corona-Pandemie in Lateinamerika – ein Überblick aus der Perspektive sozialer Ungleichheiten

Christiane Schulte

Die Corona-Pandemie hat Lateinamerika hart getroffen. Die Zahl der Infizierten und der durch Covid-19 verursachten Todesfälle liegt wesentlich höher als in anderen Kontinenten. Die Ursachen dieser besonderen Betroffenheit sind die große soziale Ungleichheit, die in Lateinamerika weltweit am höchsten ist, ein hoher Urbanisierungsgrad, eine schlechte Gesundheitsversorgung und die weit verbreitete Armut. Die Pandemie offenbart bestehende Ungleichheiten und vertieft sie dramatisch. Indigene, Kinder und Jugendliche sowie Frauen sind besonders von der Pandemie und ihren Auswirkungen betroffen.

Soziale Ungleichheiten sind die Ursache von Armut und Hunger, verletzen die Menschenwürde und Menschenrechte, befördern soziale Konflikte und Gewalt in der Gesellschaft und erhöhen die Vulnerabilität gegenüber Pandemien wie Corona (Brot für die Welt 2019). Im Folgenden gebe ich einen Überblick über das Pandemiegeschehen in Lateinamerika unter besonderer Berücksichtigung von sozialen Ungleichheiten. Der Beitrag ist folgendermaßen aufgebaut: Im ersten Abschnitt stelle ich aktuelle Zahlen zu Infektionsraten, Todeszahlen und Letalität vor. Ich beziehe mich dabei vor allem auf Daten der WHO. Nachfolgend diskutiere ich, wie sich die besondere Verwundbarkeit der Region gegenüber der Pandemie erklären lässt und gehe anschließend auf unterschiedliche Dimensionen sozialer Ungleichheit ein, die als Risikofaktoren verstanden werden können: Einkommensungleichheit, Ethnizität, Alter und Geschlecht.

Die Corona-Gesundheitskrise in Lateinamerika

Ende Oktober 2021 beträgt die Anzahl der Corona-Infizierten in Lateinamerika mehr als 45,5 Millionen Menschen. Seit dem Ausbruch der Pandemie auf dem Kontinent im Februar 2020 sind insgesamt 1,5 Millionen Menschen an Corona gestorben. Lateinamerika hat einen Anteil von 19 Prozent an den weltweiten Corona-Fällen und von knapp 31 Prozent an den weltweit durch Corona verstorbenen Menschen. Vor dem Hintergrund, dass die Bevölkerung in Lateinamerika und der Karibik nur 8,4 Prozent der Weltbevölkerung ausmacht, wird das Ausmaß der Gesundheitskrise deutlich. Besonders gravierend ist die hohe Letalität, die Zahl der Verstorbenen verglichen mit den Covid-19-Erkrankten, die im Juni 2021 in Lateinamerika mit 3,44 so hoch war wie in keiner anderen Region. Der weltweite Durchschnitt betrug 2,17.

Die Pandemie hat sich in den einzelnen Ländern der Region jeweils unterschiedlich entwickelt. Ende Oktober 2021 sind laut WHO in absoluten Zahlen die meisten Corona-Erkrankten in Brasilien, Argentinien, Kolumbien und Mexiko zu verzeichnen, die meisten mit Corona im Zusammenhang stehenden Todesfälle gibt es in Brasilien, Mexiko, Peru und Kolumbien.

Umgerechnet auf 100.000 Einwohner*innen ergibt sich folgendes Bild: Die meisten Menschen haben sich in Uruguay, Argentinien, Brasilien und Chile mit Corona angesteckt, die meisten Todesfälle wurden in Peru und Brasilien registriert. Die Letalität ist in Peru und Mexiko mit Abstand am höchsten, diese Länder liegen mit 9,1 Prozent und 7,6 Prozent an der Spitze, gefolgt von Ecuador mit 6,4 und Bolivien mit 3,7 Prozent. Die Zahlen vermitteln eine Idee davon, wie in dem jeweiligen Land mit der Corona-Krise umgegangen werden konnte.

Im September 2021 sind vier verschiedene Mutationen weltweit im Umlauf (Alfa, Beta, Gamma und Delta). Eine von ihnen, Gamma, wurde in Brasilien zuerst entdeckt. In den meisten Ländern der Region sind bis September 2021 Alfa, Beta und Delta im Umlauf. Weitere Mutationen, die derzeit noch als nicht so gefährlich eingestuft werden, wurden in Brasilien (Zeta) und Peru (Lambda) entdeckt (OPS 2021: 10f.).

Die WHO berichtet zudem von einer Lungenkrankheit, die bei Kindern und Jugendlichen auftritt, dem sogenannten *Sindrome Inflamatorio multisistemico*, SIM-P. Insgesamt sind bis September 2021 in der Region 7547 Fälle aufgetreten, allein in Brasilien 1269, von denen 153 gestorben sind (OPS 2021: 20).

Risikofaktoren in der Corona-Pandemie

Die CEPAL hat als einen Risikofaktor für die Ansteckung mit Covid-19 die starke Urbanisierung der lateinamerikanischen Gesellschaften identifiziert (CEPAL 2021: 16 ff.). Das Corona-Virus hat sich weltweit insbesondere in Kontexten hoher Bevölkerungsdichte ausgebreitet. Im Juli 2020 lebten weltweit mehr als 90 Prozent aller Corona-Infizierten in Städten (CEPAL 2021: 16).

Lateinamerika ist die am stärksten urbanisierte Region der Welt. 81 Prozent der Bevölkerung lebt in Städten und 35 Prozent davon in urbanen Metropolen mit mehr als einer Million Einwohner*innen. Auf dem Kontinent befinden sich zudem fünf so genannte Megastädte mit mehr als zehn Millionen Einwohner*innen.[1] In Lateinamerika verbindet sich der hohe Urbanisierungsgrad mit einer starken Wohnsegregation. Arme und Reiche leben in getrennten Stadtteilen mit sehr unterschiedlichen Infrastrukturausstattungen. Die städtischen Haushalte von Menschen in Armut und extremer Armut leiden überdurchschnittlich stark unter engen Wohnverhältnissen. 22 Prozent der in Armut lebenden Bevölkerung hat keinen Zugang zu fließendem Wasser, 34 Prozent lebt ohne Internetanschluss und 45 Prozent ohne eigenes Bankkonto. Zwei Drittel der Armen leben in Städten (Lustig/Tommasi 2020: 286; CEPAL 2021: 18 f.). Für sie ist unter den gegebenen Wohnverhältnissen die soziale Distanzierung und regelmäßiges Händewaschen nur schwer möglich – ihre Vulnerabilität gegenüber der Pandemie ist daher extrem hoch.

Ein weiterer Risikofaktor in der Corona-Pandemie ist der mangelhafte Zugang zur Gesundheitsversorgung und die Qualität der Gesundheitssysteme selbst. Dies betrifft insbesondere Menschen, die im informellen Sektor tätig sind oder in ländlichen Regionen leben. Vor der Corona-Pandemie waren nur 60,5 Prozent der Bevölkerung Lateinamerikas gesundheitsversichert (CEPAL 2021: 31). Mit 64,8 Prozent sind die städtischen Einwohner*innen häufiger versichert als Menschen im ländlichen Raum (43,1 Prozent).

Die öffentlichen Gesundheitssysteme in Lateinamerika sind chronisch unterfinanziert. Die staatlichen Ausgaben für Gesundheit sind mehrheitlich weit von den von der WHO empfohlenen sechs Prozent des Bruttoinlandsprodukts entfernt (CEPAL 2021: 19). Die Krankenhäuser können in vielen Ländern nur unzureichend auf die steigenden Bedarfe durch die Corona-Pandemie reagieren. Bei der Ausstattung der Krankenhäuser mit Betten und Personal schneiden Guatemala, Haiti, Honduras, Nicaragua und Venezuela sehr schlecht ab, die obere Spitze bildet Kuba, gefolgt von Chile und Brasilien (CEPAL 2021: 20). Viele Menschen sterben, weil sie während der Corona-Pandemie keinen Platz im Krankenhaus bekommen.

Betroffen von den negativen Auswirkungen der schwachen Gesundheitssysteme sind Menschen mit niedrigem Einkommen und informellen Arbeitsverhältnissen sowie Arbeitslose, Migrant*innen, Kinder und Alte, die sich keine private Gesundheitsversorgung leisten können. In der Pan-

---

1 Mexiko-Stadt, Lima, Buenos Aires, Río de Janeiro und São Paulo.

demie müssen notwendige Gesundheitsausgaben von den nicht-versicherten Haushalten selbst getragen werden und belasten die ohnehin niedrigen Haushaltseinkommen unverhältnismäßig. Dies führt dazu, dass Erspartes aufgebraucht wird oder Kredite aufgenommen werden müssen.

Die Pandemie hat ebenfalls die unzureichende Altersversorgung in großen Teilen der Bevölkerung deutlich gemacht. Rund ein Viertel der Menschen über 65 Jahre sind nach Zahlen der CEPAL für 2019 ohne Altersversicherung in die Corona-Pandemie geraten, darunter mehr Frauen als Männer. Aufgrund des hohen Risikos für ältere Menschen ist es für sie besonders schwierig ihre Grundbedürfnisse zu befriedigen. Viele nicht-versicherte ältere Menschen leben in Mehrgenerationenhaushalten mit den oben beschriebenen Risiken der engen Wohnverhältnisse und dem daraus folgenden höheren Ansteckungsrisiko. 2019 waren etwa 60 Prozent der Menschen im arbeitsfähigen Alter zwischen 15 und 64 Jahren nicht rentenversichert (CEPAL 2021: 121ff.).

Wirtschafts- und soziale Krise: Zunahme von Armut und extremer Armut

Menschen, die in Armut und extremer Armut leben, sind stärker von den aufgeführten Risikofaktoren betroffen. Sie leben in engeren Wohnverhältnissen und sind weniger häufig sozialversichert – Armut begünstigt somit eine Ansteckung mit Corona. Von Armut betroffene Menschen haben größere Schwierigkeiten Präventionsmaßnahmen wie Homeoffice, Social Distancing oder andere Hygienemaßnahmen umzusetzen. Gleichzeitig sind sie stärker von Arbeitsplatzverlust und Einkommenseinbußen betroffen. So hat die Corona-Pandemie nicht nur direkte Auswirkungen auf die Gesundheit der Menschen, sondern auch indirekte Auswirkungen auf andere Lebensbereiche und führt zu einer Zunahme von Armut.

Die Corona-Pandemie wird in Lateinamerika von einer Wirtschaftskrise und einer sozialen Krise begleitet. Im ersten Pandemiejahr 2020 ist das Wirtschaftswachstum gemessen am BIP um 7,7 Prozent zurückgegangen. Besonders betroffen sind Venezuela, Peru, Argentinien und Panamá mit einem Rückgang des BIP um 10 bis 30 Prozent (CEPAL 2020: 49). Bereits vor der Pandemie hatte sich das Wirtschaftswachstum in Lateinamerika verlangsamt und zwischen 2014 und 2019 jährlich nur 0,3 Prozent betragen. Gleichzeitig ist die Armut erneut angestiegen. Die CEPAL schätzt einen Anstieg der extremen Armut von 11,3 Prozent in 2019 auf 12,5 Prozent in 2020 und den der Armut von 19,1 auf 21,2 Prozent. So sind im Jahr 2020 weitere 22 Millionen Menschen in Armut geraten und acht Millionen in extreme Armut (CEPAL 2021: 15).

Damit setzt sich ein Trend fort, der schon vor der Pandemie begonnen hat. Der Anteil der von Armut betroffenen Bevölkerungsgruppen hat sich bereits zwischen 2014 und 2019 von 27,8 auf 30,5 Prozent vergrößert, der der extremen Armut von 7,8 auf 11,3 Prozent (CEPAL 2021). Haushalte von Alleinerziehenden mit Kindern und Haushalte, in denen drei Generationen zusammen leben sind mit 33,4 bzw. 35,1 Prozent stärker von Armut betroffen als Paare ohne Kinder (9,5 Prozent) oder Einpersonenhaushalte (10,4 Prozent) (CEPAL 2021: 61).

Soziale Ungleichheit vor der Corona-Pandemie

Die Ausmaße von Armut und ihre Konzentration in bestimmten gesellschaftlichen Gruppen verweisen auf die strukturell verankerte wirtschaftliche und soziale Ungleichheit, die sich bereits vor der Corona-Pandemie abzeichnete.

> „Soziale Ungleichheit bezeichnet die ungleiche Verteilung von und die ungleichen Zugangschancen zu materiellen und immateriellen Ressourcen und sich daraus ergebende, dauerhaft und unfreiwillig unterschiedlichen Möglichkeiten zur gesellschaftlichen, wirtschaftlichen, kulturellen und politischen Teilhabe und zur Verwirklichung der persönlichen Potenziale und Rechte" (Brot für die Welt 2019: 4).

Dabei verstärken sich verschiedene Dimensionen der Benachteiligung gegenseitig: die wirtschaftliche Ungleichheit, der ungleiche Zugang zu Dienstleistungen im Bildungs- und Gesundheitsbereich und daraus folgende ungleiche Ernährungs-, Gesundheits- und Bildungsstatus sowie Lebenserwartung und eine ungleiche politische Teilhabe und Macht (Brot für die Welt 2019: 7).

Die Ursachen liegen unter anderem in der ungleichen Verteilung von Einkommen und Vermögen. Nach den Daten des von Thomas Piketty und anderen Wissenschaftler*innen gegründeten World Inequality Lap verfügten 2019 in Lateinamerika 10 Prozent der Bevölkerung über einen Anteil von 55,7 Prozent am Gesamteinkommen und 50 Prozent der Bevölkerung nur über einen Anteil von 9,9 Prozent. Besonders ungleich ist die Einkommensverteilung in Brasilien, Chile, Peru, Mexiko und Costa Rica. Weniger ungleich verteilt sind die Einkommen in Kuba und Ecuador (WID 2019).

Im Bericht zur weltweiten Ungleichheit von 2018 stellen die Wissenschaftler*innen fest, dass die Einkommensungleichheit in den letzten 40 Jahren weltweit zugenommen hat. In Lateinamerika hat das reichste 1

Prozent der Bevölkerung seinen Anteil am Gesamteinkommen von 23,4 auf 26,7 Prozent erhöhen können (s. Burchardt in diesem Band)

> „Hauptursache der ökonomischen Ungleichheit ist die ungleiche Verteilung von Kapital, das sich entweder in privater oder öffentlicher Hand befinden kann. Wir zeigen, dass seit 1980 in fast allen Ländern (…) riesige Mengen an öffentlichem Vermögen in private Hände transferiert wurden." (World Inequality Lab 2018: 10)

Die Umwandlung von öffentlichem in privates Vermögen in den letzten 40 Jahren hat die Vermögensungleichheit zwischen den Menschen erheblich vergrößert. Gleichzeitig hat sich der Spielraum der Regierungen, der Ungleichheit durch sozialpolitische Maßnahmen entgegenzuwirken, verringert (World Inequality Lab 2018: 10ff.).

Brot für die Welt bezeichnet Ungleichheit als „Resultat von Machtverhältnissen, politischen Entscheidungen und daraus resultierenden Institutionen" (Brot für die Welt 2019: 9). Die Verteilung und Besteuerung von Einkommen und Vermögen, die Entscheidung über Export- und Importpolitik, Löhne und Gehälter, Zugang zu Krediten, aber auch soziale Sicherungssysteme, öffentliche Daseinsfürsorge, Zugangsbedingen zu Bildung und Gesundheit werden in politischen Systemen und Prozessen entschieden. Ungleichheit zwischen gesellschaftlichen Gruppen ist eine Ursache von sozialen Konflikten bzw. verschärft diese (Brot für die Welt 2019: 6).

Soziale Ungleichheit in der Pandemie: Ethniziät, Alter und Geschlecht

Indigene sowie Kinder, Jugendliche und Frauen sind von Armut und Ernährungsunsicherheit, informellen Arbeitsverhältnissen, schlechten Wohnverhältnissen und mangelnder Gesundheitsversorgung überdurchschnittlich stark betroffen.[2]

Ethnizität

In Lateinamerika gehören etwa 50 Millionen Menschen einer der ca. 500 verschiedenen ethnischen Gruppen an. Obwohl sie nur 8 Prozent der Gesamtbevölkerung repräsentieren, haben sie einen Anteil von 14 Prozent

2 Ebenfalls betroffen sind Flüchtlinge und Migrant*innen. Auch zu Afrolateinamerikaner*innen fehlen belastbare Zahlen.

an der in Armut lebenden Bevölkerung und einen Anteil von 17 Prozent an der extremen Armut (Lustig/Tommasi 2020: 288). Von allen indigenen Menschen leben 46,7 Prozent in Armut und 17,3 Prozent in extremer Armut (CEPAL 2021: 61). Bei der afrolateinamerikanischen Bevölkerung liegt der Anteil der in Armut bzw. in extremer Armut lebenden Menschen bei 25,8, bzw. 7,8 Prozent (CEPAL 2021: 62).

Für die indigene Bevölkerung wurden bis Ende September 2021 633.888 Corona-Infizierungen und 15.752 in Zusammenhang mit Covid-19 aufgetretene Todesfälle bei der WHO gemeldet. Besonders auffällig ist die hohe Letalität in den indigenen Gemeinden in Mexiko. 15 Prozent der an Covid-19 erkrankten Indigenen sind im Zusammenhang mit der Krankheit gestorben. Nicht für alle Länder liegen jedoch Informationen vollständig vor.

Indigene Gruppen in Lateinamerika sind in der Pandemie durch prekäre Wohnverhältnisse einem besonders hohen Risiko ausgesetzt. In den fünf Ländern, in denen 80 Prozent der indigenen Bevölkerung lebt (Chile, Kolumbien, Guatemala, Mexiko und Peru), hat ein großer Teil keinen Zugang zu fließendem Wasser für das regelmäßige Händewaschen oder keinen Zugang zu Wasser- und Abwasserversorgung. Das gilt für sieben von zehn indigenen Personen in Guatemala, für sechs von zehn indigenen Personen in Peru, für 50 Prozent der Indigenen in Kolumbien und für 20 Prozent der Indigenen in Mexiko (CEPAL 2021: 18). Besonders kritisch ist die Situation für Indigene in Guatemala und Kolumbien.

Kinder und Jugendliche

Kinder und Jugendliche sind laut CEPAL einem durch die Pandemie ausgelösten Teufelskreis aus Armut und schlechtem Gesundheits- und Bildungszustand ausgesetzt. Schon vor der Pandemie sind Kinder und Jugendliche mehr als andere Altersgruppen von Armut betroffen. Je jünger die Bevölkerung ist, desto größer ist ihr Armutsrisiko. 47 Prozent der Kinder bis 14 Jahren und 33,5 Prozent der Jugendlichen zwischen 15 und 24 Jahren sind von Armut betroffen (CEPAL 2021: 62).

Obwohl Kinder und Jugendliche von Covid-19 und schweren Krankheitsverläufen erheblich weniger stark als andere Altersgruppen betroffen sind, sind sie aufgrund der wirtschaftlichen und sozialen Auswirkungen auf arme Haushalte, in denen sie mehrheitlich leben, ganz wesentlich Opfer der Krise (CEPAL 2021: 14). Die Pandemie hat auch in Lateinamerika zu einer massiven Schließung der Schulen und Universitäten geführt. Davon waren bis Ende 2020 bereits 165 Millionen Schüler*innen und Studierende betroffen (CEPAL 2021: 22). Kinder und Jugendliche aus Haushalten mit niedrigerem Einkommen haben einen schlechteren Zugang zu digitalen Technologien und damit weniger Möglichkeiten, am digitalen Unterricht teilzunehmen. Sie sind in der Folge stärker von Bildungslücken betroffen. Eine Umfrage in Argentinien hat ergeben, dass Schüler*innen in Haushalten von Akademiker*innen zu 73,6 Prozent ihre Hausaufgaben täglich erledigten, während dies in Haushalten der Arbeiterklasse nur zu 51 Prozent geschieht (CEPAL 2021:28; Fußnote 14). Kinder aus ärmeren Haushalten sind auch stärker von dem Risiko eines Schulabbruchs betroffen. Nach Schätzungen der CEPAL gilt das aktuell für 3 Millionen Kinder und Jugendliche in der Region (CEPAL 2021: 24).

Die Schulschließungen haben zudem Auswirkungen auf die Ernährung und Gesundheit der Kinder und Jugendlichen. Die Schulspeisungsprogramme, für viele Kinder die wichtigste Mahlzeit am Tag, sind stark eingeschränkt worden. Auch Programme der Sexualerziehung und reproduktiven Rechte, einschließlich der Verteilung von Verhütungsmitteln, fallen aus. Das wirkt sich besonders nachteilig auf die Mädchen aus, die zuhause durch die Pandemie außerdem stärker sexuellen Übergriffen und intrafamiliärer Gewalt ausgesetzt sind und zusätzliche Haus- und Pflegearbeiten übernehmen müssen. Die Pandemie vergrößert so die soziale Ungleichheit zwischen Kindern und Jugendlichen aus unterschiedlichen gesellschaftlichen Gruppen sowie zwischen Jungen und Mädchen. Es wird auf die langfristigen Folgen verwiesen, die eine Krise wie die Corona-Pandemie für das weitere Leben der Kinder und Jugendlichen haben können. Unterernährung, Schulabbruch und traumatische Erfahrungen haben häufig irreversible Effekte (Lustig/Tommasi 2020: 285).

Geschlecht

Die Corona-Pandemie hat sich auch auf das Leben von Frauen und Männern unterschiedlich ausgewirkt und die Benachteiligung von Frauen gegenüber Männern verstärkt. Auch sind Frauen vergleichsweise schlecht durch die Pandemie gekommen. Die Armutsrate für Frauen im wirtschaftlich aktiven Alter war bereits 2019 um 12,7 Prozent höher als für Männer (CEPAL 2021: 52).

In der Geschlechtergerechtigkeit lag Lateinamerika nach Daten von 2019 mit einem Wert von 25,4 (*Social Institutions and Gender Index*, SIGI) hinter Europa und Nordamerika, aber vor Afrika und Asien (40,3 und 35,99) (Vgl. OECD 2020). Von den vier im Index integrierten Aspekten schneidet die Region besonders schlecht bei der Diskriminierung in der Familie ab: die Verteilung von Arbeiten und Verantwortlichkeiten im Haushalt, intrafamiliäre Diskriminierung und eine hohe Zahl von Kinderehen sind besorgniserregend.

Lateinamerika ist weltweit die einzige Region, in der es seit 1990 keine signifikanten Veränderungen bei den Kinderehen gibt. Eins von sechs Mädchen geht vor dem 18. Lebensjahr eine Ehe oder eheähnliche Beziehung ein (OECD 2020: 21). 39 Prozent dieser Kinderehen finden in den 20 Prozent der ärmsten Haushalte statt. Die Corona-Pandemie hat die Situation von Frauen auf unterschiedlichen Ebenen verschlechtert (OECD 2020: 23ff.):

- Frauen sind im informellen Sektor überrepräsentiert (Dienstleistungsbereich, Verarbeitung) und sind besonders von den Ausgangsbeschränkungen betroffen. 80 Prozent der privaten Haushaltshilfen sind Frauen.
- Frauen stellen mit zwei Dritteln die große Mehrheit der Arbeitnehmer*innen im Gesundheitsbereich. 86 Prozent der Pflegekräfte sind Frauen, die einem großen Infektionsrisiko ausgesetzt sind.
- Die Corona-Pandemie und die verhängten Ausgangsbeschränkungen haben die unbezahlte Haus- und Pflegearbeit massiv erhöht. Schon vor Corona haben Frauen dreimal so viel Zeit dafür verwandt als Männer (s. Kim in diesem Band).
- Expert*innen gehen davon aus, dass analog zu anderen Pandemien auch während Corona die intrafamiliäre Gewalt gegenüber Frauen und Mädchen steigt. Bereits vor der Corona-Pandemie haben 15 Prozent der Frauen über häusliche Gewalt geklagt (Lustig/Tommasi 2020: 288).
- Der Zugang zu reproduktiven Rechten und Dienstleistungen hat sich für Frauen erheblich verschlechtert.

Aus diesen Situationen leitet sich ein höheres Risiko für eine Corona-Infektion, eine Zunahme der unbezahlten Arbeit und der Gewalt gegenüber Frauen ab (s. Kim in diesem Buch).

Fazit

Die Corona-Pandemie hat wie unter der Lupe die wirtschaftlichen und sozialen Ungleichheiten in Lateinamerika sichtbar gemacht. Armut, mangelhafte Gesundheitsversorgung und defizitäre Wohnverhältnisse sowie geringe Bildungschancen betreffen Frauen, Kinder und Jugendliche sowie indigene Gruppen besonders stark und verletzen ihre Menschenrechte. Sie können sich schlechter gegen die Ansteckung mit Krankheiten wie Corona schützen, sind im Krankheitsfall weniger gerüstet, um der Krankheit zu begegnen und selbst ohne Infizierung kommen sie schlechter durch die durch Corona ausgelöste wirtschaftliche und soziale Krise als andere Bevölkerungsgruppen.

In den meisten lateinamerikanischen Ländern haben die Regierungen neben Maßnahmen der sozialen Distanzierung, Ausgangssperren und Quarantäne auch soziale Schutzmaßnahmen und Hilfsprogramme für ärmere und gefährdete Haushalte implementiert. Für das Jahr 2020 hat die CEPAL insgesamt 263 beitragsfreie Hilfsmaßnahmen registriert (CEPAL 2021: 32). Monetäre Transferleistungen sowie Medikamente und Hilfsleistungen erreichten im Durchschnitt 49,4 Prozent der Bevölkerung in der Region. Damit sind in der Krise die öffentlichen Sozialausgaben der Regierungen zwar gestiegen.[3] Diese Maßnahmen haben nicht verhindern können, dass die Schere zwischen Arm und Reich weiter auseinandergeht. Benedicte Bull und Franciso Robles Rivera (2020) stellen in ihrer Untersuchung fest, dass selbst während der Corona-Pandemie eine Umverteilung zugunsten der reichsten Gesellschaftsschichten stattgefunden hat. Allein der Reichtum der 73 reichsten Lateinamerikaner hat sich im Jahr 2020 um 17 Prozent erhöht (Bull/Robles Rivera 2020: 85; s. Burchardt in diesem Buch).

Die Regierungen der Region sind damit nicht nur in der Pflicht, ihre Bevölkerung in der Corona-Pandemie besser gegen die Krankheit zu schützen, sondern darüber hinaus über strukturelle Reformen Einkommens-, Bildungs- und Gesundheitsgerechtigkeit nachhaltig zu sichern. Die internationale Gemeinschaft ist aufgerufen, weltweit Impfgerechtigkeit herzustellen. Möglich ist das über eine umfassende, temporäre Freigabe der Patente, wie von Südafrika und Indien 2020 bei der WTO beantragt worden. Der TRIPS Waiver umfasst die zeitweise Aussetzung der Rechte des geistigen Eigentums auf Diagnostika, Therapeutika und Impfstoffe gegen Covid-19 und schließt damit auch Schnelltests und Beatmungsgeräte ein (Brot-für-die-Welt.de). Dahinter steckt auch die Ansicht, dass die Pandemie nur weltweit oder gar nicht eingedämmt werden kann, sonst kommt es zu weiteren aggressiven Mutationen, die sich weltweit verbreiten. Die OECD warnt vor Trillionen schweren Schäden, wenn ärmere Länder länger vom Zugang zu Impfstoffen ausgeschlossen werden. Der Zugang zu Impfstoffen für alle Menschen in allen Ländern ist ein moralisches und menschenrechtliches Gebot.

---

3 Vor der Pandemie betrugen sie im Durchschnitt 11,5 Prozent des Bruttoinlandsprodukts, mit großen Unterschieden zwischen den einzelnen Ländern.

Literatur

Acemoglu, Daron; Robinson, James A. (2015): *Warum Nationen scheitern. Die Ursprünge von Macht, Wohlstand und Armut*, Frankfurt am Main: Fischer.

Bárcena, Alicia; Cimoli, Mario (2020): Asimetrías estructurales y crisis sanitaria: el imperativo de una recuperación transformadora para el desarrollo sostenible en América Latina y el Caribe, in: *Revista de la CEPAL*, 132, 17–46.

Blofield, Merike; Hoffmann, Bert (2020): Lateinamerikas sozialpolitische Antworten auf die COVID-19-Krise, in: *GIGA FOKUS Lateinamerika*, 07, [https://www.giga-hamburg.de/de/publikationen/giga-focus/lateinamerikas-sozialpolitische-antworten-auf-die-covid-19-krise], letzter Aufruf 30.12.2021.

Brot für die Welt (2019): *Policy. Die Kluft zwischen Arm und Reich überwinden. Soziale Ungleichheit als entwicklungspolitische Herausforderung*. Berlin.

Brot-für-die-Welt.de (2021): *Warum Corona für arme Länder besonders gefährlich ist*, in: [Brot-für-dieWelt.de, brot-fuer-die-welt.de/themen/corona/], letzter Aufruf 12.10.2021.

Bull, Benedicte; Robles Rivera, Francisco (2020): El COVID-19, las élites y el futuro de la economía política de la reducción de la desigualdad en América Latina, in: *Revista de la CEPAL*, 132, 79–94.

CEPAL (2020): *Balance Preliminar de las Economías de America Latina y el Caribe*, Santiago de Chile: CEPAL

CEPAL (2021): *Panorama Social de América Latina*, Santiago de Chile: CEPAL

Lustig, Nora; Tommasi, Mariano (2020): El COVID-19 y la protección social de los grupos pobres y vulnerables en América Latina: un marco conceptional, in: *Revista de la CEPAL*, 132, 283–295.

OECD (2020): *SIGI 2020 Regional Report for Latin America and the Caribbean, Social Institutions and Gender Index*, Paris: OECD Publishing.

Organización Panamericana de la Salud, OPS (2021): *Actualización Epidemiológica Enfermedad por coronavirus (COVID-19)* vom 27.09.2021, [https://www.paho.org/es/documentos/actualizacion-epidemiologica-enfermedad-por-coronavirus-covid-19-27-septiembre-2021], letzter Aufruf 16.10.2021.

UNDP (2020): *Human Development Report 2020. The next frontier. Human development and the Antropocene*, New York: UNDP

World Health Organization (2021): WHO Coronavirus (COVID-19) Dashboard, laufend aktualisierte Datenbank, [https://covid19.who.int], letzter Aufruf 12.10.2021.

World Inequality Lab (2018): *Bericht zur weltweiten Ungleichheit, Kurzfassung*. Deutsche Fassung.

World Inequality Database (2021): *Top 10% national income share*, auf: wid.word vom 29.05.2021 (laufend aktualisierte Datenbank), https://wid.world/world/#sptinc_p90p100_z/US;FR;DE;CN;ZA;GB;WO/2019/eu/k/p/yearly/s/false/24.322/80/curve/false/country], letzter Aufruf 12.10.2021.

Annäherungen an Covid-19 und Ungleichheiten in Lateinamerika[1]

Alba Carosio

1. Merkmale der Ungleichheit in Lateinamerika

Die Covid-19 Pandemie erreichte Lateinamerika etwa Mitte März 2020. Es folgten *social distancing*, Lockdown und wirtschaftliche Lähmung. Das Virus traf auf eine bereits von tiefen strukturellen Ungleichheiten geprägte Region. Nach Angaben der Wirtschaftskommission für Lateinamerika und die Karibik (CEPAL) verzeichnete die Region seit 2014 einen Anstieg der Armut. Im Jahr 2019 lag der Anteil der in Armut[2] lebenden Bevölkerung bei 30,8 Prozent und der Anteil der in extremer Armut[3] lebenden Bevölkerung bei 11,5 Prozent. In ländlichen Gebieten erreichte die Armut einen Höchstwert von 45,2 Prozent. Auch die mittleren Einkommensschichten sind von verschiedenen Benachteiligungen, Verwundbarkeiten und Risiken in Schlüsselbereichen wie Bildung, Arbeit und soziale Sicherung betroffen.

Ein seit den 1990er Jahren maßlos angewandtes und im zweiten Jahrzehnt des 21. Jahrhunderts wieder aufgenommenes Modell der Haushaltsdisziplin hat zum Rückzug des Staates aus der Bereitstellung grundlegender Daseinsvorsorge geführt. Wie David Harvey (2005) in seiner Analyse der Akkumulation durch Enteignung dargelegt hat, wurden in der neo-

---

1 Dieser Text ist das Ergebnis einer Forschungsarbeit, die ich mit Unterstützung des Centro Maria Sibylla Merian de Estudios Latinoamericanos Avanzados (CALAS) im Rahmen des Laboratoriums zur Bekämpfung der Ungleichheiten in Lateinamerika: Perspektiven auf Reichtum und Macht („Laboratorio Confrontando las desigualdades en América Latina: Perspectivas sobre riqueza y poder") durchgeführt habe.

2 „Armut" wird definiert als eine Situation, in der das Einkommen geringer ist als der Wert eines Warenkorbs mit Grundnahrungsmitteln und anderen Dienstleistungen.

3 Unter „extremer Armut" versteht man eine Situation, in der keine Mittel zur Deckung des Grundbedarfs an Nahrungsmitteln vorhanden sind. Mit anderen Worten: Menschen, die in Haushalten leben, deren Einkommen nicht ausreicht, um einen Grundnahrungsmittelkorb zu kaufen, selbst wenn sie alles für Lebensmittel ausgeben, gelten als „extrem arm".

liberalen Phase Spekulation, ökologischer Raubbau, Betrug und private Aneignung eines wachsenden Teils des gesellschaftlichen Reichtums zur neuen Grundlage der Akkumulation. Dies blieb nicht ohne Konsequenzen: Die Pandemie offenbart die Prekarität der Arbeit in unserer Region. Kennzeichnend für unsere Gesellschaften ist ein weit verbreiteter Mangel an sozialer Sicherheit. Dies ist das Resultat der Kopplung wohlfahrtsstaatlicher Leistungen an formelle Beschäftigung sowie von nicht-universellen Sozialprogrammen und -politiken mit unterschiedlichen Formen der Fokussierung und der Privatisierung von Renten, Gesundheit und Bildung (Burchardt/Groisman 2014). Die Wohlfahrtsstaatlichkeit ist stark segmentiert: Die nicht als arm eingestufte Bevölkerung muss Marktleistungen in den Bereichen Gesundheit, Rente und Bildung einkaufen, da die Absicherung gegen Risiken als individuelle Verantwortung der Mittelschicht verstanden wird. Stratifizierte Wohlfahrtsstaaten haben zur (a) Kommodifizierung für bestimmte soziale Gruppen, (b) gezielten und selektiven Dekommodifizierung für die verarmten sozialen Gruppen und (c) einer erneuten Gewöhnung an familiäre Absicherung geführt. Angesichts der historischen Versäumnisse der Staaten, der Bevölkerung Wohlstand zu bieten, sind die Familien die wichtigste Institution, auf die Lateinamerikaner*innen sowohl kulturell als auch materiell zählen.

Mehr als die Hälfte (53 Prozent) der Erwerbstätigen in der Region, arbeitet im informellen Sektor: Von den insgesamt 292 Millionen Erwerbstätigen in Lateinamerika und der Karibik sind 158 Millionen informell beschäftigt[4] (ILO 2020). Dies bedeutet niedrige Löhne und fehlende soziale Absicherung, da soziale Sicherheit und wohlfahrtsstaatliche Leistungen an die formelle Beschäftigung gebunden sind. Acht von zehn Erwerbstätigen in den ärmsten Schichten arbeiten ohne jegliche soziale Absicherung. Die *Lockdown*-Maßnahmen hatten verheerende Auswirkungen auf diese Bevölkerungsgruppe, da sie kein Einkommen zum Überleben generieren konnten. Home Office ist aufgrund der Merkmale ihrer Arbeitsplätze, ihrer Ausbildung, der Ausstattung und der fehlenden oder prekären Internetverbindungen in der gesamten Region keine Option für die Ärmsten. Quarantäne und soziale Isolation bedeuteten einen starken Rückgang von Tätigkeiten wie Luftfahrt, Tourismus, Handel und Freihandelszonen, was zu Entlassungen, Arbeitsplatzverlusten und bestenfalls zu Lohn- und Gehaltkürzungen führte. Laut CEPAL (2020) sind fast 99 Prozent der Unternehmen in Lateinamerika Kleinst-, Klein- oder Mittelunternehmen

4 Informelle Beschäftigung ist eine Beschäftigung, die nicht unter das Arbeitsrecht fällt.

(KKMU). Die pandemiebedingten Schließungen haben viele von ihnen nicht überlebt.

Ungleichheit und Prekarität kommen darüber hinaus vor allem in den Bereichen Gesundheit, Wohnen und Bildung zum Ausdruck. Schon vor der Pandemie waren die Bildungsunterschiede zwischen Kindern aus armen Familien und diesen aus wohlhabenden Familien groß. Das öffentliche Bildungswesen steckte in der Krise (Peters 2014). Die öffentlichen Gesundheitsausgaben liegen in der Region bei durchschnittlich 2,2 Prozent des BIP und damit bei der Hälfte dessen, was die WHO empfiehlt. Es besteht eine große Ungleichheit in Bezug auf den Zugang zu Gesundheitsversorgung. Angesichts endemischer Krankheiten wie Dengue, Malaria, Chagas oder dem jüngsten Wiederauftreten von Tuberkulose fallen die Ungleichheiten bezüglich der Bedingungen für ein gesundes Leben nochmals gravierender aus. Die Gesundheitssysteme waren schon immer chronisch unterfinanziert, fragmentiert, stratifiziert und segmentiert. Dies trifft auch auf die Anbindung an grundlegende infrastrukturelle Leistungen zu: 21 Prozent der Stadtbevölkerung hat keinen Zugang zu Wasser und 15 Millionen Menschen in der Region verrichten ihre Notdurft im Freien. In städtischen Gebieten lebt jeder vierte Mensch in informellen oder prekären Siedlungen. Das sind schätzungsweise 110 Millionen Menschen.

Die Feminisierung der Armut ist ein Nährboden für die Reproduktion von Ungleichheit. In Lateinamerika ist die Fertilitätsrate bei Jugendlichen fünfmal höher als in europäischen Ländern und der Anteil der Alleinerziehenden (17 Prozent) ist ebenfalls hoch. Die Zahl der Haushalte, die von alleinstehenden Frauen geführt werden, nimmt stetig zu (ECLAC/UNICEF 2014). Dies trifft vor allem auf die ärmsten Bevölkerungsschichten zu. Hier werden 30 Prozent der Haushalte von alleinstehenden Frauen geführt. Es sind diese Frauen, die für das Überleben sorgen, indem sie den Mangel an Dienstleistungen in den Armutsvierteln bekämpfen, Wassertanks und Nahrungsmittelhilfen beschaffen und Suppenküchen organisieren. Zudem sind Frauen zentral für die Aufrechterhaltung der Basisversorgung der lateinamerikanischen Gesellschaften. Sie stellen 80 Prozent der Beschäftigten im Verkauf und der Verarbeitung von Lebensmitteln und 75 Prozent der Beschäftigten im Gesundheitssektor (vgl. Kim in diesem Band).

Die Konzentration des Einkommens ist das Herzstück der lateinamerikanischen Ungleichheit. Die reichsten 10 Prozent der Bevölkerung verdienen 22-mal mehr als die ärmsten 10 Prozent besitzen, sie besitzen 71 Prozent des Reichtums und besteuern nur 5 Prozent ihres Einkommens (CEPAL 2020). Nach Berechnungen von Oxfam (2019) würden bei einer Fortsetzung dieses Trends die reichsten 1 Prozent der Region in nur sechs Jahren mehr Vermögen besitzen als die übrigen 99 Prozent. Zwischen

2002 und 2015 wuchs das Vermögen der lateinamerikanischen Milliardär*innen um durchschnittlich 21 Prozent pro Jahr (siehe auch: Kaltmeier 2019).

Die lateinamerikanischen Staaten werden ihrer Umverteilungsfunktion offensichtlich nicht gerecht. Die Kultur der Privilegien naturalisiert Ungleichheiten und Diskriminierung und bekämpft soziale Probleme mit einem assistenzialistischen Wohlfahrtsstaat. Der lateinamerikanische Kapitalismus wurde als Hierarchie- oder Privilegienkapitalismus beschrieben, der auf der Vereinnahmung des Staates und seiner Vorschriften durch Eliten beruht, so dass Reichtum nicht nur wirtschaftliche Sicherheit, sondern auch soziale und politische Macht verleiht. Wirtschaftliche Ungleichheit verschärft die politische Ungleichheit und führt zu einem Teufelskreis, in dem die wohlhabenden Eliten ihre Ressourcen nutzen, um politische und wirtschaftliche Entscheidungen zu kontrollieren. Reichtum erkauft Einfluss und ermöglicht es den Eliten, sich über Generationen hinweg zu reproduzieren (Donald/Martens 2018).

2. *Regulierung, Umverteilung und Ungleichheit*

Die Gestaltung der Steuerpolitik ist für die Verteilung des Reichtums von entscheidender Bedeutung. Steuerpolitik kann nicht nur mehr Gleichheit erzeugen, sondern auch verhindern, dass Ungleichheit entsteht. Die Besteuerung sollte deshalb nicht nur als ein Instrument zur Generierung von finanziellen Mitteln für die Staaten zur Erfüllung ihrer Verpflichtungen verstanden werden, sondern auch als ein wirtschaftspolitisches Instrument zur gerechten Umverteilung des gesellschaftlichen Reichtums. Gerade dies findet in Lateinamerika jedoch nicht statt. Die Staatshaushalte hängen in erster Linie von der Ausbeutung natürlicher Ressourcen ab, deren Preise unbeständig sind und die große sozial-ökologische Probleme beinhalten. Die Einnahmen aus nicht erneuerbaren natürlichen Ressourcen machen einen beträchtlichen Teil der Gesamteinnahmen des öffentlichen Sektors aus; so betragen die Einnahmen aus Kohlenwasserstoffen beispielsweise 30 Prozent in Bolivien, 34 Prozent in Mexiko, 40 Prozent in Ecuador und 44 Prozent in Venezuela.

Die Steuern in Lateinamerika sind regressiv, d.h. sie belasten diejenigen stärker, die weniger haben, weil das Steuersystem hauptsächlich auf Verbrauchssteuern beruht, vor allem auf der Mehrwertsteuer. Insgesamt setzt sich die Standardsteuererhebung in Lateinamerika zu 46,2 Prozent aus Verbrauchssteuer, 26,8 Prozent aus Einkommenssteuer und 20,5 Prozent aus Beiträgen zur Sozialversicherung zusammen (ECLAC-OXFAM 2016).

Verbrauchssteuern sind für die unteren und mittleren Einkommensgruppen, die keine Sparmöglichkeiten haben und ihr gesamtes Einkommen für den Verbrauch aufwenden besonders belastend.

Nach Angaben von OXFAM (2014; 2020a) werden Vermögen in Lateinamerika praktisch nicht besteuert und zudem ist Steuerhinterziehung weit verbreitet. Nur drei Länder in der Region haben irgendeine Form von Vermögenssteuer (Argentinien, Kolumbien und Uruguay). Im Ergebnis sind die Steuersysteme in der Region eher auf Arbeitseinkommen als auf Kapitalerträge ausgerichtet. Während Einkommenssteuern in letzter Zeit an Bedeutung gewonnen haben, werden Kapitalerträge und Erbschaften kaum besteuert. Allerdings ist die Einkommensteuer in Lateinamerika vor allem bei den höheren Einkommensgruppen niedrig. Dies liegt auch daran, dass die lateinamerikanischen Länder mehr als 50 Prozent ihrer Einnahmen aus den Einkommenssteuern durch Steuervermeidung und Steuerhinterziehung verlieren, schätzungsweise 38 Prozent in Mexiko, 49 Prozent in Argentinien und 58 Prozent in Ecuador. Zwischen 2002 und 2015 wuchs das Vermögen der lateinamerikanischen Milliardär*innen um durchschnittlich 21 Prozent pro Jahr. Im Jahr 2021 stehen 107 lateinamerikanische Milliardär*innen auf der Forbes-Liste, von denen die große Mehrheit ihr Vermögen im letzten Jahr, mitten in der Pandemie, vermehrt hat. Ein großer Teil dieses Vermögens wird steuerfrei oder in Steuerparadiesen gehalten.

Die Steuerbelastung der nationalen Unternehmen ist doppelt so hoch wie die der multinationalen Unternehmen, die von Steuerbefreiungen profitieren, um Investitionen anzulocken, die auch ohne diesen Anreiz kämen. Es gibt zudem eine Vielzahl von Möglichkeiten der Steuervermeidung. Die Steuerhinterziehung von Unternehmen reicht von 26 Prozent in Brasilien bis 65 Prozent in Ecuador. Steueroasen und der Missbrauch durch Unternehmen führen dazu, dass diejenigen, die einen größeren Beitrag zur Gesellschaft leisten könnten, nicht ihren Anteil leisten (CEPAL/OXFAM 2016).

In den meisten Ländern der Region wird die schrittweise Anhebung des Steuersatzes und der mehrwertsteuerpflichtigen Waren fortgesetzt, anstatt die Steuerhinterziehung zu bekämpfen und die Steuerbefreiungen für diejenigen zu verringern, die am meisten besitzen. Zur Verringerung der Ungleichheiten sind umfassende Reformen der Steuersysteme erforderlich, um die direkten und indirekten Steuern wieder ins Gleichgewicht zu bringen, indem die Steuerlast von der Arbeit und dem Konsum auf Kapital, Vermögen und damit verbundene Einkommen zu verlagern. Dies kann beispielsweise durch Steuern auf Finanztransaktionen, Vermögen, Erbschaften und Kapitalerträge erfolgen.

3. *Pandemiezeiten verschärfen die Ungleichheit*

Die Einschränkungen und Restriktionen zur Eindämmung der Pandemie haben die historischen Strukturprobleme Lateinamerikas verschärft: Ungleichheit, Informalität, Fragmentierung der Gesundheits- und Sozialschutzsysteme und begrenzter steuerlicher Spielraum haben in der Pandemie jeweils zugenommen.

Der Rückgang des BIP in der Region ist mit 7,7 Prozent der größte seit 120 Jahren. 52 Millionen Menschen sind unter die Armutslinie gerutscht. Die Armutsrate stieg von 30,3 Prozent im Jahr 2019 auf 37,3 Prozent im Jahr 2020 und die extreme Armut von 11,2 Prozent (2019) auf 15,6 Prozent (2020). Die wirtschaftliche Lage von rund 115 Millionen Menschen hat sich verschlechtert, 59 Millionen von ihnen gehörten 2019 der mittleren Einkommensschicht an. Der Gini-Index ist im Durchschnitt um 5,6 Prozent höher als im Jahr 2019 (CEPAL 2021).

Zu Beginn der Pandemie – ab Mitte März 2020 – haben fast alle Länder der Region Maßnahmen ergriffen, um die Bewegungsfreiheit einzuschränken und öffentliche Plätze zu schließen, den Unterricht auszusetzen, sowie die Wirtschaftstätigkeit einzuschränken. Zudem reagierten viele Länder mit Geldtransfers und Nahrungsmittelhilfen sowie teilweise auch mit Preiskontrollen und dem Verbot von Entlassungen, um dem Anstieg der Armut irgendwie zu begegnen. Dennoch ist die Abwärtsmobilität eindeutig: acht von zehn Lateinamerikaner*innen befinden sich in einer prekären sozialen Lage. Es ist daher notwendig, universelle Sozialprogramme voranzubringen. Denn der Anstieg der Armut infolge der COVID-19-Pandemie ist nicht auf das Jahr 2020 beschränkt, sondern wird auch in den Folgejahre etwa in Form höherer Informalität und Arbeitslosigkeit fortwirken.

Das gesellschaftliche Klima ist einerseits geprägt von Protesten und Unruhen. Andererseits zeigt sich ein starkes Gefühl sozialer Schutzlosigkeit und ein hohes Misstrauen gegenüber staatlichem Handeln, auch als Folge des bekannten Versagens des Staates. Der Umgang mit der Pandemie wird negativ wahrgenommen, sowohl mit Blick auf die gesundheits- als auch auf die sozialpolitischen Antworten. Die seit langem bestehende Frustration eines großen Teils der Bevölkerung kommt seit 2019 zum Ausdruck und auch in der Pandemie wehrt sich die Bevölkerung trotz der Umstände und fordert umfassende und klare Reformen, um Ungleichheiten und Armut zu verringern (vgl. Rojas in diesem Band). In der Zwischenzeit wurden in der Pandemie gemeinschaftliche, soziale und nichtstaatliche Solidaritätsnetze gestärkt.

Es kommt häufig zu kollektiven Mobilisierungen in den sozialen Netzwerken und im Internet sowie auf der Straße und zu sozialen Protesten gegen die soziale Krise. Besonders lautstark werden Forderungen für bessere Einkommensverteilung, soziale Absicherung, Pflege und universelle öffentliche Dienstleistungen artikuliert. Vor allem aber stehen Forderungen nach einem Grundeinkommen, Nothilfen und anderen Mechanismen, die den Lebensunterhalt ermöglichen, im Vordergrund der Forderungen.

Andererseits haben die Pandemie und der Lockdown zu Veränderungen in der Organisation des täglichen Lebens, der sozialen Beziehungen und anderen psychosozialen Aspekten geführt. Eine pandemische Müdigkeit macht sich breit: Zukunftsangst, Unbehagen angesichts der Ungewissheit, fehlende soziale Kontakte, Reizbarkeit und Müdigkeit. Derweil treiben die religiösen Fundamentalismen, die sich in unseren Gesellschaften in der Glut der Angst entwickelt haben, den Trend zum konservativen *Backlash* in Lateinamerika in verschiedenen Bereichen des gesellschaftlichen Lebens voran.

Die Pandemie hat eine neue Gruppe von verarmten Menschen und eine neue Form der akuten Ungleichheit zwischen denjenigen hervorgebracht, die weiterhin ihr Einkommen aus Arbeit beziehen, und denjenigen, die aufgrund gesundheitlicher Einschränkungen nicht arbeiten können oder ihren Arbeitsplatz verloren haben. Die Benachteiligung ist besonders grausam für diejenigen, die schon vorher arm waren. Internationale Organisationen haben vor dieser extremen Form von Ungleichheit und Armut und ihren explosiven Folgen gewarnt.

Sogar der Internationale Währungsfonds (IWF) zeigte sich besorgt, da er der Ansicht ist, dass die Wähler*innen bei zunehmender Ungleichheit dazu neigen, politische Entscheidungen zu treffen, die zu einer wachsenden Polarisierung bis hin zur Destabilisierung von Demokratien und Volkswirtschaften führen können. Zudem wird argumentiert, dass die Zunahme der Ungleichheit auf einen Rückgang der sozialen Mobilität zurückzuführen ist und dies Produktivität reduziere, weil der Anreiz zur Arbeitsanstrengung sinke (Barrett/Chen 2021).

Die Interamerikanische Entwicklungsbank (IDB) hat im Jahr 2020 davor gewarnt, dass die Krise arme und vulnerable Bevölkerungsgruppen unverhältnismäßig stark treffen wird. Vor diesem Hintergrund argumentiert die IDB, dass die Region ihre Umverteilungspolitik überdenken und sich auf die ärmsten Bevölkerungsschichten und insbesondere auf die öffentlichen Dienstleistungen konzentrieren müsse. Sie wies darauf hin, dass sich die Finanzpolitik in dieser Phase auf zwei Hauptziele konzentrieren sollte: (a) Bereitstellung ausreichender Mittel für den Gesundheitssektor, damit die gesundheitliche Notlage bewältigt werden kann, und (b) „Entlastungen" für die am stärksten gefährdeten Haushalte sowie Maßnahmen zum Schutz der Unternehmen, die sie beschäftigen, um Massenentlassungen zu vermeiden. Es wird auch darauf hingewiesen, dass bei der Konzipierung dieser Maßnahmen zur Unterstützung von Privathaushalten und Unternehmen darauf geachtet werden muss, dass die eingeführten Transfers zeitlich begrenzt sind, da sie häufig nur schwer rückgängig gemacht werden können (Busso/Messina 2020).

Die CEPAL (2020) hält an der Notwendigkeit fest, ein Grundeinkommen für die am stärksten von der Pandemie betroffenen Sektoren beizubehalten. Zu diesem Zweck betont sie, dass es in einem Kontext wachsender Ungleichheit, niedriger Steuereinnahmen und regressiver Besteuerung notwendig ist, den Anwendungsbereich von Vermögens- und Substanzsteuern neu zu bewerten, die erneut im Mittelpunkt der globalen Debatte stehen.

Die Einkommensverteilung ist häufig das Ergebnis der Kräfteverhältnisse zwischen der einfachen Bevölkerung und der Elite, bei denen Geschichte, Politik und Institutionen ebenso eine Rolle spielen wie die volkswirtschaftlichen Grundlagen. Im Kontext der Covid-19 Pandemie manifestieren sich die Konflikte darüber, wie Reformen mit Blick auf Umverteilung, einer Umstrukturierung in Richtung solidarischerer Systeme und einer Besteuerung zur gerechteren Regulierung des Reichtums aussehen könnte. José Palma (2020) argumentiert, dass in Lateinamerika „bisher das ‚eherne Gesetz der Oligarchien' wirkte, demzufolge entwicklungshemmende Institutionen dazu neigen, sich zu reproduzieren", und, dass die Eliten kaum dazu bereit sein werden, Räume für Verteilungspolitiken zu öffnen, die sie nicht begünstigen. In der Tat haben sie präventive Maßnahmen ergriffen, die als Ausdruck der Rebellion aufgefasst wurden und den staatlichen Maßnahmen zur Ausweitung der Steuer- und Umverteilungsspielräume erwartungsgemäß Steine in den Weg legten. Benedicte Bull und Francisco Robles Rivera (2020) sind hingegen der Ansicht, dass, „wenn die Pandemiekrise die Eliten dazu zwinge, den Forderungen der benachteiligten Gruppen mehr Aufmerksamkeit zu schenken, dies möglicherweise zu einer Umstrukturierung der Institutionen [...] und langfristig zu einer Verringerung der Ungleichheit führen könnte", was ein rationaleres Verhalten der Eliten sein könnte und der Verteilungsgerechtigkeit mehr Raum geben würde.

Doch bisher sieht das Bild anders aus. Auf der jährlichen Forbes-Liste[5] der reichsten Menschen der Welt für das Jahr 2020 (veröffentlicht am 18. März 2020, genau als die Pandemie begann) geht hervor, dass es in Lateinamerika und der Karibik insgesamt 76 Milliardär*innen gibt, die zu-

5 https://www.forbes.com/billionaires/, letzter Aufruf 17.11.2020.

sammen ein Nettogesamtvermögen von 284 Milliarden US-Dollar haben. Die Daten der Jahresliste 2021 (veröffentlicht am 5. März 2021, also ein Jahr nach der Pandemie) zeigen, dass diese Zahlen auf insgesamt 105 Milliardär*innen mit einem Gesamtnettovermögen von 448 Milliarden US-Dollar angestiegen sind. Schließlich verdeutlichen die jüngsten Daten der Echtzeitliste (bezogen auf den 17. Mai 2021), dass es einen erneuten Anstieg auf insgesamt 107 Milliardär*innen mit einem Gesamtnettovermögen von 480 Milliarden US-Dollar gab. Während der Pandemie ist die Zahl der Milliardär*innen in Lateinamerika und der Karibik mithin um 31 Prozent gestiegen und ihr gemeinsames Nettovermögen hat um 196 Milliarden US-Dollar zugenommen, was in etwa der Größe der ecuadorianischen Wirtschaft entspricht. Mit anderen Worten: Das Vermögen der lateinamerikanischen Milliardär*innen ist während der Covid-19 Pandemie um mehr als 40 Prozent gestiegen (López-Calva 2021).

4. *Sozioökonomische Maßnahmen zur Bekämpfung der Pandemiefolgen in Argentinien, Brasilien, Ecuador und Mexiko*

Im Folgenden werden die Ergebnisse einer Studie vorgestellt, die die sozioökonomischen Maßnahmen zur Bekämpfung der Pandemiefolgen in vier lateinamerikanischen Ländern (Argentinien, Brasilien, Ecuador und Mexiko) untersucht. Die Fallbeispiele wurden auf Basis der Bevölkerungszahl und der politischen Vielfalt ihrer Regierungen ausgewählt:

In Argentinien und Mexiko regierten zu Beginn der Pandemie progressive linksgerichtete Regierungen, die sich stärker auf die Bedürfnisse der ärmsten Bevölkerungsschichten konzentrierten, während Brasilien und Ecuador von neoliberalen, rechtsgerichteten Sektoren regiert wurden, deren Vorstellungen eher auf soziale Einschränkung und die Anhäufung von Reichtum mit geringer Umverteilung ausgerichtet waren. Die staatlichen Reaktionen auf die Pandemie reichten von der Verleugnung der Gefahren in Brasilien (siehe Eser, Vestena, Zhouri und Zilla in diesem Band), über strikte wirtschaftliche und soziale Maßnahmen in Argentinien bis hin zu teilweisen Schließungen in Mexiko und Ecuador.

Von den Vergleichsländern hat Brasilien den höchsten Einkommensanteil der reichsten 10 Prozent[6] und auch die ungleichste Einkommensvertei-

6 In keinem anderen demokratischen Land ist die Anhäufung von Einkommen bei den reichsten 1 Prozent größer. Als Ursachen gelten Privilegien, Patrimonialismus und Sklaverei. Folha de Sao Paulo vom 19. August 2019, https://temas.folha.uol.co

lung, gefolgt von Mexiko. Laut World Inequity Data (2019) ist Brasilien das demokratischste Land mit der höchsten Einkommenskonzentration in den obersten 1 Prozent der Pyramide, mit 59,3 Prozent des Vermögens in den Händen der reichsten 10 Prozent und 31 Prozent in den Händen des reichsten 1 Prozent. In Mexiko befinden sich 58,6 Prozent des Vermögens in den Händen der reichsten 10 Prozent und 28,7 Prozent in den Händen der reichsten 1 Prozent. In Argentinien befinden sich 41,9 Prozent in den Händen der reichsten 10 Prozent und 17,8 Prozent in den Händen der reichsten 1 Prozent. In Ecuador befinden sich 37,6 Prozent in den Händen der reichsten 10 Prozent und 11,7 Prozent in den Händen der 1 Prozent. Darüber hinaus stieg das Nettovermögen der Milliardär*innen in der Frühphase der Pandemie laut OXFAM (2020b) zwischen dem 18. März und dem 12. Juli: in Brasilien um 30 Prozent und in Argentinien um 37 Prozent.

In allen Vergleichsländern ist der Anteil der informell Beschäftigten hoch, wobei Ecuador das Land ist, in dem die meisten der Arbeitskräfte im informellen Sektor tätig sind. Hinzu kommt ein Teil der Arbeitnehmer*innen, die zwar im formellen Sektor tätig sind, aber auch keinen Kranken- und Rentenversicherungsschutz haben.

Laut dem World Values Survey (Haerpfer et al. 2020) gaben 52,2 Prozent der Lateinamerikaner*innen an, dass ihr Lebensstandard gleich oder schlechter sei als der ihrer Eltern. Dies deutet auf eine pessimistische Gegenwartswahrnehmung hin, während gleichzeitig die Wahrnehmung der Ungerechtigkeit bei der Einkommensverteilung zugenommen hat. Für die untersuchten Länder ergaben sich folgende Ergebnisse:

Tabelle 1: Bewertung der Einkommensverteilung

	Personen, die die Einkommensverteilung für ungerecht erklären (Angaben in Prozent)	
	2013	**2019**
Ecuador	39	70
Brasilien	81	92
Mexiko	80	88
Argentinien	75	90

Quelle: Eigene Darstellung auf Basis von PNUD (2019) und Haerpfer et al. (2020).

m.br/desigualdad-global/brasil/los-super-ricos-en-brasil-lideran-la-concentracion-de-la-renta-global.shtml, letzter Aufruf 30.12.2021.

Die Wahrnehmung von Ungerechtigkeit hat ab 2019 stark zugenommen und ist in Zeiten der Pandemie sicherlich noch stärker geworden. Gleichzeitig stieg die Armut während der Pandemie (Tabelle 2).

Tabelle 2: Entwicklung der Armut von 2019 bis 2020 (Angaben in Prozent)

	Armut 2019	**Armut 2020**	**Veränderung**
Ecuador	25,7	**33,6**	**+7,9**
Brasilien	19,3	**24,1**	**+4,8**
Mexiko	41,5	**50,6**	**+9,1**
Argentinien	27,2	**38,8**	**+11,6**

Quelle: Eigene Darstellung auf der Grundlage von CEPAL-Daten.

In allen vier Ländern wurden als Reaktion auf die Pandemie wirtschaftliche Maßnahmen ergriffen, die sich an Unternehmen und arme bzw. vulnerable Bevölkerungsgruppen richteten (Tabelle 3).

Tabelle 3: Maßnahmen zur Abfederung der Auswirkungen der Corona-Pandemie

MEXIKO	**ECUADOR**
Die Sozialversicherungsanstalt verschiebt die Zahlungen an die Sozialversicherung für April, Mai und Juni um 90 Tage.	Aussetzung von Steuerverwaltungsverfahren
Senkung des Zielwerts für den Tagesgeldsatz um 50 Basispunkte auf ein Niveau von 6,5 Prozent (von 7,0 Prozent im Februar 2020)	Die Sozialversicherungsanstalt verschiebt die Zahlungen an die Sozialversicherung für April, Mai und Juni um 90 Tage.
Stärkung der Kreditvergabekanäle und Bereitstellung von Liquidität für eine gesunde Entwicklung des Finanzsystems	Gesetz zur Ordnung der öffentlichen Finanzen Auflösung der staatlichen Unternehmen: Eisenbahn, Plantagen, öffentliche Medien, Crear, Ecuador Estratégico, Correos de Ecuador (Post), Unidad de Almacenamiento und TAME. Staatliche Unternehmen, die nicht aufgelöst werden, werden ihre Ausgaben erheblich reduzieren.
Investitionen in öffentliche Bau- und Infrastrukturprojekte	Erhöhung des Preises für Extra- und Ecopais-Benzin von 1 USD pro Liter auf 1,75 USD pro Liter
	Verlängerung von Krediten und Stundung von Quoten
	Genehmigung von Kurz- oder Teilzeitarbeit
	Humanitäres Gesetz, das die Beschäftigungsbedingungen, die Löhne und die Verhandlung von Konflikten wesentlich flexibler gestaltet

ARGENTINIEN	BRASILIEN
Unterstützung für Arbeit und Produktion (Asistencia al Trabajo y la Producción (ATP) 2,3 Millionen Erwerbstätige erhielten Unterstützungen für die Gehälter	Ausweitung der Kreditvergabe durch das Finanzsystem, wodurch die Kreditvergabe an Kleinst- und Kleinunternehmen im Vergleich zu 2019 um mehr als 37 Prozent gesteigert werden konnte, was 1,7 Prozent des BIP entspricht.
Programm zur produktiven Erholung 2: Dieses Programm besteht darin, dass den Arbeitnehmer*innen ein individueller und fester Betrag gezahlt wird, der zu Lasten der Arbeitgeber*innen geht	Zahlungsaufschub der Sozialversicherungsbeiträge und der Arbeitgeberbeiträge zur Sozialversicherung
Vorübergehende Befreiung von den Sozialversicherungsabgaben für die am stärksten betroffenen Wirtschaftssektoren	Senkung des Steuersatzes auf Kredite
Erhöhung der öffentlichen Infrastrukturinvestitionen	Die Steuern auf eingeführte Vorleistungen, die zur Herstellung der Ausfuhrware verwendet werden, werden ausgesetzt oder aufgehoben.
Erweiterung einer Kreditlinie zur Förderung des Wohnungsbausektors	Senkung der Mindestreserveanforderungen der Banken
Neuer Zahlungsaufschub für die Ausfuhrabgaben für KKMU	PROGER/FAT-Kredit für Kleinst- und Kleinunternehmen
Neue Sonderkreditlinie für KMU und Erweiterung des bestehenden Programms für zinsgünstige Darlehen für den privaten Verbrauch (Programm „Ahora 12"),	Stundung der Zahlungen im "Simples Nacional"

Quelle: Eigene Darstellung auf Grundlage der Covid-Beobachtungsstelle der CEPAL, https://www.cepal.org/es/temas/covid-19, letzter Aufruf 30.12.2021

In allen vier Ländern wurden Steuerbefreiungen eingeführt und verspätete Sozialversicherungszahlungen, Steueraussetzungen und Beitragsstundungen ermöglicht. Zudem wurde die Kreditvergabe ausgeweitet und in Argentinien Kredite für KKMU erleichtert. In Ecuador wurden unter dem kuriosen Titel „Humanitäres Gesetz" (*Ley Humanitaria*) die Regularien für die Einstellung von Arbeitskräften gelockert, was den Unternehmen zugutekam und den Arbeitnehmer*innen schadete, da es die Instabilität ihrer Arbeitsplätze fördert. Hinzu kommt der Widerstand gegen die Erhöhung der Kraftstoffpreise, die sowohl kleine Unternehmen als auch die ärmsten Sektoren trifft.

In der folgenden Tabelle sind die Ausgleichsmaßnahmen für Personen aufgeführt, die am stärksten von prekären Beschäftigungsverhältnissen und Armut betroffen sind:

Tabelle 4: Ausgleichsmaßnahmen für besonders vulnerable Personen

MEXIKO	ECUADOR
Mikrokredite für kleine Familienunternehmen	***Bono de Protección Familiar por Emergencia*** Einmalige Transferleistung – gezahlt in zwei Raten – von 120 USD, für Personen mit einem Einkommen unterhalb des Mindestlohns, unbezahlte Hausangestellte und an Mitglieder des Versicherungssystems für Bäuer*innen richtet. Die Transferleistungen wurden in den Jahren 2020 und 2021 ausgezahlt.
Vorgezogene Altersrenten für ältere Menschen und Menschen mit Behinderungen	Wiedereingliederung von Familien, die keine Sozialversicherungsbeiträge mehr zahlen
Vorauszahlung von Stipendien für Studierende	**Arbeitslosenunterstützungsbonus** in Höhe von 500 US-Dollar
Wirtschaftliche Unterstützung für den ländlichen Raum: („Sembrando Vida en Coronavirus“)	Verbot der Aussetzung der Grundversorgung und der Zwangsräumung bei Nichtzahlung
ARGENTINIEN	**BRASILIEN**
Familiennotgeld (Ingreso Familiar de Emergencia) (IFE), das 8,4 Millionen Menschen (informell Beschäftigte, Selbstständige mit geringem Einkommen, Arbeitslose und Nichterwerbstätige) dreimal gewährt wird und nur von einem Familienmitglied bezogen werden kann	**Soforthilfe der brasilianischen Bundesregierung**: Finanzielle Unterstützung in bis zu drei Raten: 1. 600 R$/Monat für bis zu zwei Personen der gleichen Familie 2. 1.200 R$/Monat für weibliche Haushaltsvorstände. 60 Millionen Menschen erhielten diese Mittel
Allgemeines Kindergeld (Asignación Universal por Hijo) (AUH), dessen Umfang um 8,7 Prozent zunahm	Wiederaufnahme im Jahr 2021 mit 15 Prozent geringeren Leistungen und 22 Millionen weniger Leistungsempfänger*innen
Schwangerschaftsgeld (AUE)	
Die Kürzung der Grundversorgung wurde für drei Monate untersagt	
Zahlungsaufschub für das Rentner*innendarlehen um zwei Monate	
Verlängerung der Einkommenssteuerbefreiung für Personal des Gesundheitswesens, des Sicherheitsdienstes und anderer systemrelevanter Dienste	

Quelle: Eigene Darstellung auf Grundlage der COVID-Beobachtungsstelle der CEPAL, https://www.cepal.org/es/temas/covid-19, letzter Aufruf 30.12.2021

In allen vier Ländern wurde die Bevölkerung in irgendeiner Form unterstützt, wobei der Schwerpunkt auf den armen und vulnerablen Haushalten lag. Mexiko konzentrierte sich auf Stipendien- und Rentenvorschüsse, Unterstützungsleistungen für den ländlichen Raum sowie Mikrokredite. Das Land stellte keine Sondermitteln – wie Ecuador, Argentinien und Brasilien – ohne Rückerstattung für informell Beschäftigte bereit. Die von Ecuador bereitgestellten Mittel waren sowohl in Bezug auf die Höhe als auch den Umfang gering und hinsichtlich der Sicherheit für die betroffenen Bevölkerungsgruppen unzureichend. Argentinien und Brasilien konzentrierten sich auf die Unterstützung von informell Beschäftigten, Arbeitslosen, alleinstehenden Müttern mit minderjährigen Kindern und minderjährigen Müttern. In Brasilien wurden monatliche Hilfszahlungen eingeführt und in Argentinien wurden entsprechende Zahlungen in drei Raten getätigt. Brasiliens Nothilfen erreichten im Jahr 2020 60 Millionen Personen. Diese Zahl reduzierte sich allerdings im Jahr 2021. Diese Nothilfeprogramme in Brasilien und Argentinien waren wichtig für die Stabilisierung der Wirtschaft und für die Aufrechterhaltung des sozialen Friedens.

Die notwendigen finanziellen Anstrengungen, die die Länder zur Deckung der höheren Gesundheitsausgaben zur Bewältigung der Pandemie sowie für die Nothilfen unternehmen mussten, steigerte die Notwendigkeit höhere Steuereinnahmen zu generieren und progressivere Steuersysteme zu errichten. In diesem Sinne verabschiedete Argentinien am 4. Dezember 2020 das Gesetz über die Solidarität und den außerordentlichen Beitrag der großen Vermögen (*Ley de aporte solidario y extraordinario de las grandes fortunas*). Dieser Beitrag wurde als außerordentlicher, einmaliger Solidaritätsbeitrag definiert, der an das Vermögen von Privatpersonen und ungeteilten Nachlässen mit einem Vermögen von mehr als 200 Millionen argentinischen Pesos (2.100.000 US-Dollar) geknüpft ist. Der Steuersatz für im Land deklariertes Vermögen beträgt zwischen 2 Prozent und 3,5 Prozent[7]. Das Gesetz selbst legt fest, wofür die Einnahmen verwendet werden sollen: 20 Prozent für den Kauf und/oder die Herstellung medizinischer Ausrüstung, Schutzausrüstungen, Arzneimitteln, Impfstoffe etc., 20 Prozent für Subventionen für KKMU, 20 Prozent für Stipendien für Studierende, 15 Prozent für den Fonds für sozio-urbane Integration (*Fondo de Integración Socio Urbana*) zur Verbesserung der Wohnbedingungen für die Bewohner*innen armer Stadtviertel und 25 Prozent für die Erkundung, Erschließung und Förderung von Erdgas. Diese letztgenannte Zuweisung wurde von den Gewerkschaften und sozialen Bewegungen kritisiert.

Etwa 10.000 Personen mit einem Vermögen von mehr als 200 Millionen Pesos zahlten die Steuer. 20 Prozent verweigerten die Zahlung der Steuer und einige von ihnen legten Rechtsmittel ein. Der Staat nahm auf diese Weise 2,38 Milliarden Dollar ein. In einer vorläufigen Bewertung

7 Die erhebliche Steuerhinterziehung durch Nichtangabe von Vermögenswerten im Land und die übliche Angewohnheit der argentinischen Eliten, Gelder aus dem Land zu schicken, sollten berücksichtigt werden.

kann die Maßnahme als moderat bewertet werden, da es sich um eine einmalige Abgabe handelte. Zudem kann sie mit Blick auf den erhobenen Betrag als erfolgreich eingeschätzt werden. Allerdings versuchen die Eliten weiterhin die eine steuerliche Umstrukturierung und Umverteilung zu erschweren. Dennoch gilt es auf eine Leerstelle hinzuweisen. Es erscheint kaum möglich mit einmaligen Maßnahmen Mittel zur Finanzierung wiederkehrender Ausgaben aufzubringen.

5. Umverteilungsmöglichkeiten während der Pandemie

Die Reduzierung von Ungleichheiten ist kein Selbstläufer, sondern erfordert aktives Handeln. In Lateinamerika sind die Ungleichheiten und die ungerechte Verteilung nicht nur extrem in ihren materiellen Manifestationen, sondern auch ideologisch manifestiert. Das heißt, es gibt eine historische Akzeptanz der Ungleichheit und der sozialen Not.

Die Notwendigkeit eines neuen Sozialpakts, der das Recht auf Existenzsicherung und auf ein garantiertes Mindesteinkommen als grundlegendes Menschenrecht beinhaltet, ist in der Welt und erst recht in Lateinamerika noch lange nicht selbstverständlich. Trotz wiederholter Aufforderungen, die Soforthilfen fortzusetzen, sind wir angesichts der Bedingungen in der Region weit davon entfernt, die bereits bestehende und durch die Pandemie noch verschärfte Krise zu lindern.

Die sozialen Unruhen in der Region fordern ein Ende der Kultur der Privilegien. Insbesondere eine Steuerreform ist notwendig, um mehr Verteilungsgerechtigkeit zu erreichen. Doch der erbitterte Widerstand der großen Vermögen gegen außerordentliche Beiträge zur Linderung der verheerenden Pandemie spricht nicht nur für das Ausmaß der sozialen Ungerechtigkeit in unseren Gesellschaften, sondern auch für die Orientierungslosigkeit und Kurzsichtigkeit der sie beherrschenden Eliten. In diesem Kontext verschärfen sich bestehende Verteilungskonflikte und große Teile der Bevölkerung mobilisieren sich. Für die Zukunft ergeben sich Szenarien, die von Reformen bis zu gewalttätigen Konflikten reichen.

Die lateinamerikanischen Eliten teilen ein Gefühl, das auch die Mittelschichten durchdringt und sich in folgenden Punkten zusammenfassen lässt: ein Ideal des Minimalstaates und die Delegitimierung des Staates; die weit verbreitete Überzeugung, dass höhere Sozialabgaben die Situation nicht verbessern werden; Strategien zur Verhinderung einer gerechteren Besteuerung; sowie ein extraktiver Kapitalismus, der nicht auf der Inwertsetzung von Humankapital basiert. Angesichts dieser weit verbreiteten Überzeugungen sollten die Bereitstellung öffentlicher Güter und die staatliche Rechenschaftspflicht verbessert werden, um das Vertrauen zu stärken und so vielleicht eine Neustrukturierung des Steuersystems und damit mehr Verteilungsgerechtigkeit zu erreichen. Aber hier stellt sich ein zirkuläres Problem: Bedingungen, die die Überzeugungen bestimmen und Überzeugungen, die Bedingungen erzeugen.

Vor diesem Hintergrund stellt sich die Frage, in welchen Fällen die lateinamerikanischen Eliten tendenziell eher bereit wären, Umverteilungsreformen zu akzeptieren. Grundsätzlich könnte dies das Ergebnis von Verhandlung zwischen politischen und wirtschaftlichen Entscheidungsträger*innen sein. Außerdem könnte ein gewisses Verantwortungsbewusstsein auf die Ungleichheit übertragen werden, um den Zusammenhang zwischen Unsicherheit und Ungleichheit aufzuzeigen. Andererseits könnte es am Rande von sozialen Unruhen und damit verbundenen traumatischen Ereignissen zu einer Lockerung der von den oberen Schichten aufrechterhaltenen geschlossenen Interessenvertretung kommen.

Die Interamerikanische Entwicklungsbank hat darauf hingewiesen, dass es trotz der gesundheitlichen Notlagen, mit denen die Länder konfrontiert sind, wichtig ist, zu bedenken, dass es in Krisenzeiten mehr Möglichkeiten gibt, wirtschaftliche und soziale Maßnahmen zu ergreifen, die die Interessen der gesamten Gesellschaft in den Vordergrund stellen. Das Bewusstsein für die außergewöhnliche Dimension dieser Krise und die Lehren, die aus einem globalen Virus zu ziehen sind, könnte die Einsicht für die Notwendigkeit tiefgreifender Veränderungen schärfen. Ein Anfang könnte die jüngste G7-Vereinbarung von Anfang Juni 2021 über Steuerinternationalismus sein. Diese zielt darauf ab Steuerverlagerungen zu verhindern und mit einer globalen Mindeststeuer zur Finanzierung öffentlicher Güter beizutragen.

Literatur:

Alarco Tosoni, Germán; Castillo García, César (2020): Concentración de la riqueza en América Latina en el siglo XXI, in: *Prob. Des*, 51, 111–136.

Alba Vega, Carlos (2021): Las relaciones de los empresarios organizados con el presidente de México durante la pandemia, in: *Desacatos*, 65, 156–177.

Banco Mundial (2020): *La pobreza y la prosperidad compartida 2020: Un cambio de suerte*, Washington DC: Banco Mundial.

Barrett, Philip; Chen, Sophia (2021): *Social Repercussions of Pandemics. IMF Working Paper*, Washington DC: IMF [https://www.imf.org/en/Publications/WP/Issues/2021/01/29/Social-Repercussions-of-Pandemics-50041], letzter Aufruf 14.07.2021.

Base de datos mundial sobre la desigualdad (2021): [https://wid.world/data/], letzter Aufruf01.10.2021.

Bautista, Carolina (2020): *Estados Alterados: reconfiguraciones estatales, luchas políticas y crisis orgánica en tiempos de pandemia*, Buenos Aires: CLACSO.

BID; Pessino, Carola; Izquierdo, Alejandro (2021): *Una estrategia fiscal post COVID-19 para América Latina y el Caribe*, in: BID vom 07.04.2021 [https://blogs.iadb.org/ideas-que-cuentan/es/una-estrategia-fiscal-post-covid-19-para-america-latina-y-el-caribe/], letzter Aufruf 14.07.2021.

BID; Izquierdo, Alejandro et al. (2021): *Salir del túnel pandémico con crecimiento y equidad: Una estrategia para un nuevo pacto social en América Latina y el Caribe*, [https://publications.iadb.org/publications/spanish/document/Salir-del-tunel-pandemico-con-crecimiento-y-equidad-Una-estrategia-para-un-nuevo-compacto-social-en-America-Latina-y-el-Caribe.pdf], letzter Aufruf 01.10.2021.

Bull, Benedicte; Robles Rivera, Francisco (2020): El COVID-19, las élites y el futuro de la economía política de la reducción de la desigualdad en América Latina, in: *Revista de la CEPAL*, 132, 79–94.

Burchardt, Hans-Jürgen; Groisman, Fernando (2014): *Desprotegidos y desiguales. ¿Hacia una nueva fisonomía social?*, Buenos Aires: Prometeo.

Busso, Matías; Messina, Julián (2020): *La crisis de la desigualdad: América Latina y el Caribe en la encrucijada*, [https://publications.iadb.org/publications/spanish/document/La-crisis-de-la-desigualdad-America-Latina-y-el-Caribe-en-la-encrucijada.pdf], letzter Aufruf 01.10.2021

CEPAL (2016): *Tributación para un crecimiento inclusivo*, Santiago de Chile: CEPAL.

CEPAL (2020): *Informe Especial COVID-19 No. 3. The social challenge in times of COVID-19*, [https://repositorio.cepal.org/handle/11362/45527], letzter Aufruf 10.07.2021.

CEPAL (2021): *Panorama Social 2020*. Naciones Unidas, Santiago de Chile: CEPAL.

CEPAL (2021a): *La protección social de los trabajadores informales ante los impactos del COVID-19*, Santiago de Chile: CEPAL.

CEPAL; UNICEF (2014): *La evolución de las estructuras familiares en América Latina, 1990–2010 Los retos de la pobreza, la vulnerabilidad y el cuidado*, Naciones Unidas.

CEPAL, OXFAM (2016): *Tributación para un crecimiento inclusivo*, [https://www.oxfammexico.org/sites/default/files/InformaES.pdf], letzter Aufruf 15.05.2021.

Haerpfer, Christian W., et al. (2020): *World Values Survey: Round Seven*, World Values Survey.

IMF (2021): *Social Repercussions of Pandemics*. IMF Working Papers.

Kaltmeier, Olaf (2019): *Refeudalización. Desigualdad social, economía y cultura política en América Latina en el temprano siglo XXI*, Bielefeld: Bielefeld University Press – CALAS.

Latindadd (2020): *Ahora o nunca: Impuestos a la riqueza y las grandes fortunas en América Latina y el Caribe*, [http://impuestosalariqueza.org/wp-content/uploads/2020/12/Informe-Impuestos-a-la-Riqueza.pdf], letzter Aufruf 01.10.2021.

Lomelí Vanegas, Leonardo (2020): La economía de la salud en México, in: *Revista de la CEPAL*, 132, 195–208.

López Accotto, Alejandro; Martínez, Carlos R.; Mangas, Martín; Paparas, Ricardo (2019): Los impuestos a la riqueza en Argentina en una perspectiva comparada, in: *Revista Econonomía y Desafíos del Desarrollo*, I, http://www.unsam.edu.ar/escuelas/economia/revistaedd/3n2/.

López-Calva, Luis Felipe (2021): *COVID-19 y la riqueza en la cima: más multimillonarios y más ricos en ALC tras la crisis*, [https://www.latinamerica.undp.org/content/rblac/es/home/presscenter/director-s-graph-for-thought/covid-19-and-wealth-at-the-top--more-and-wealthier-billionaires-.html], letzter Aufruf 01.10.2021.

OXFAM (2014): *Justicia fiscal para reducir la desigualdad en Latinoamérica y el Caribe*, [https://www-cdn.oxfam.org/s3fs-public/file_attachments/justicia_fiscal_para_reducir_la_desigualdad_en_latinoamerica_y_el_caribe_.pdf], letzter Aufruf 01.10.2021.

OXFAM (2020a): *Vivir al día: medidas para combatir la epidemia de desigualdad en México*, [https://www.oxfammexico.org/sites/default/files/Boleti%CC%81n%20de%20prensa%20-%20Vivir%20al%20di%CC%81a_SO.pdf], letzter Aufruf 30.12.2021.

OXFAM (2020b): *Nota de prensa: Aumentan los milmillonarios de América Latina a medida que la región más desigual del mundo se hunde bajo el impacto del coronavirus*, [https://www.oxfam.org/es/notas-prensa/aumentan-los-mil-millonarios-de-america-latina-medida-que-la-region-mas-desigual], letzter Aufruf 30.07.2020.

OXFAM; CEPAL (2016): *Tributación para un crecimiento inclusivo*, Santiago de Chile: CEPAL.

Palma, José Gabriel (2020): Por qué los ricos siempre siguen siendo ricos (pase lo que pase, cueste lo que cueste), in: *Revista de la CEPAL*, 132, 95–138.

Peters, Stefan (2014): Educación, desigualdades y empleo: los límites de la expansión educative, in: Burchardt, Hans-Jürgen; Groisman, Fernando (Hg.): *Desprotegidos y desiguales. ¿Hacia una nueva fisonomía social?*, Buenos Aires: Prometeo, 185–207.

Piketty, Thomas (2014): *El capital en el siglo XXI*, Bogotá: Fondo de Cultura Económica.

PNUD (2019): *Informe sobre Desarrollo Humano 2019. Más allá del ingreso, más allá de los promedios, más allá del presente: Desigualdades del desarrollo humano en el siglo XXI*, [http://hdr.undp.org/sites/default/files/hdr_2019_overview_-_spanish.pdf], letzter Aufruf 01.10.2021.

Schorr, Martín (2021): *El viejo y el nuevo poder económico en la Argentina: del siglo XIX a nuestros días*. Buenos Aires: Siglo XXI.

Covid-19 und die lateinamerikanischen Arbeitsmärkte

Jürgen Weller

Die Covid-19 Pandemie erzeugte massive Verwerfungen auf den lateinamerikanischen Arbeitsmärkten. Aufgrund der Besonderheiten dieser Krise – vor allem mit Blick auf die Einschränkungen in den Bereichen Wirtschaft, Bildung und Mobilität der Erwerbsbevölkerung – konnten die bei Wirtschaftskrisen üblichen Anpassungsmechanismen dieser Arbeitsmärkte nicht funktionieren. Im Ergebnis verzeichnete Lateinamerika (einschließlich der Karibik) neben einer Schrumpfung des regionalen Bruttosozialprodukts um 6,8 Prozent im Jahr 2020 (CEPAL 2021) einen massiven Rückgang der geleisteten Arbeitsstunden von geschätzten 16,2 Prozent. Damit war Lateinamerika weltweit die Region mit dem größten Rückgang des Arbeitsvolumens (ILO 2021).[1]

In diesem Beitrag werden zunächst die Auswirkung der von der Pandemie ausgelösten Krise auf den lateinamerikanischen Arbeitsmärkten dargestellt, wobei hervorgehoben wird, wie verschiedene Gruppen von Erwerbstätigen unterschiedlich getroffen wurden und wie dies die Ungleichheit auf diesen Märkten weiter vertiefte. Im darauf folgenden Abschnitt wird die graduelle Erholung der Arbeitsmärkte ab dem zweiten Halbjahr 2020 dokumentiert, mit der bis Anfang 2021 jedoch noch nicht das Beschäftigungsniveau vor der Krise erreicht wurde. Im dritten Abschnitt wird auf einige längerfristige, vor allem mit digitalen Technologien verknüpfte Tendenzen auf dem Arbeitsmarkt verwiesen, die durch die Pandemie beschleunigt wurden. Schließlich werden die wichtigsten Resultate dieses Artikels zusammengefasst.

1. *Massive Verwerfungen auf dem Arbeitsmarkt*

Die Entwicklung der lateinamerikanischen Arbeitsmärkte vor dem Ausbruch der Pandemie durch Covid-19 war von niedrigem Wirtschaftswachstum und einer geringen Schaffung von Arbeitsplätzen im formellen Sektor

1 Für die Welt insgesamt schätzt die ILO für 2020 einen Arbeitsstundenverlust von 8,8 Prozent.

geprägt. Zwischen 2014 und 2019 wuchs die lateinamerikanische Wirtschaft im jährlichen Durchschnitt um lediglich 0,3 Prozent und die Zahl der Lohnarbeitsplätze jährlich nur um 0,7 Prozent.[2] Wie in Lateinamerika üblich, äußerten sich diese Probleme bei der Generierung von Lohnarbeitsplätzen auf zweierlei Weise:

- Der informelle Sektor expandierte: Die Zahl der – mehrheitlich informellen – Selbständigen[3] wuchs im jährlichen Durchschnitt um 2,4 Prozent, also mehr als dreimal so stark wie die – mehrheitlich formelle – Lohnarbeit.
- Die offene Arbeitslosigkeit stieg von 6,3 Prozent (2013) auf 8,0 Prozent (2019) an.

Vor diesem Hintergrund trafen die Pandemie und die ab März 2020 ergriffenen Maßnahmen zur Beschränkung der Ausbreitung des Virus SARS-CoV-2 – vor allem die Stilllegung der wirtschaftlichen Aktivitäten, die nicht als essentiell wichtig klassifiziert wurden, sowie Mobilitätsbeschränkungen – die lateinamerikanischen Arbeitsmärkte mit äußerster Härte. Im zweiten Quartal 2020 fiel die Erwerbstätigenquote im Vergleich zum gleichen Vorjahreszeitraum von 57,4 Prozent auf 47,4 Prozent, was einem (zum Teil vorübergehenden) Verlust von etwa 47 Millionen Arbeitsplätzen entsprach.[4]

Anders als in Krisen wirtschaftlichen Ursprungs führten besagte Maßnahmen gleichzeitig zu einem massiven Rückzug von Personen vom Arbeitsmarkt, die ihr Arbeitseinkommen verloren. Die Erwerbsquote fiel zwischen dem 2. Quartal 2019 und dem gleichen Zeitraum 2020 von

2 Die lateinamerikanische Erwerbsbevölkerung (die Summe von Erwerbstätigen und Arbeitslosen) weist ein jährliches Trendwachstum von 1,1 Prozent auf, was als Mindesterfordernis der Schaffung von produktiven Arbeitsplätzen verstanden werden kann.

3 Wenn hier und in der Folge von Selbständigen die Rede ist, sind solche ohne Lohnarbeiter gemeint (*trabajadores por cuenta propia*).

4 Die Erwerbstätigenquote bezeichnet den Anteil, den die Erwerbstätigen an der Bevölkerung im arbeitsfähigen Alter ausmachen. Die hier und in der Folge genannten Arbeitsmarktdaten für 2020 und Anfang 2021 repräsentieren – bei den unterschiedlichen Variabeln – zwischen neun und 14 Länder, die monatlich oder quartalsweise Daten erheben. Die üblichen Methoden zur Datenerhebung mussten zeitweise modifiziert und auf telefonische Befragungen beschränkt werden, was die Vergleichbarkeit zu früheren Zahlen etwas beeinträchtigt. Einige Umfragen fielen ganz aus.

62,7 Prozent auf 53,2 Prozent.[5] Da nur erwerbslose Personen, die aktiv einen Arbeitsplatz suchen, als offen arbeitslos gelten, milderte dies den Anstieg der statistisch erfassten Arbeitslosigkeitsrate. Die offene Arbeitslosigkeit wuchs daher im gleichen Zeitraum ‚lediglich' von 8,5 auf 11,0 Prozent. Dies spiegelte das Ausmaß der Arbeitsplatzvernichtung jedoch nicht annähernd wider.[6]

Während in Lateinamerika Krisen wirtschaftlichen Ursprungs zu einer Expansion des informellen Sektors führen, war dies im Kontext der Pandemie nicht der Fall. Vielmehr trafen die Beschränkungen von Aktivitäten, die in einem großen Ausmaß persönliche Kontakte erfordern, besonders den informellen Sektor.

Abb. 1: Lateinamerika (10 Länder): Veränderung der Zahl der Erwerbstätigen, nach Branchen, 2. Quartal 2020 / 2. Quartal 2019 (in Prozentzahlen)

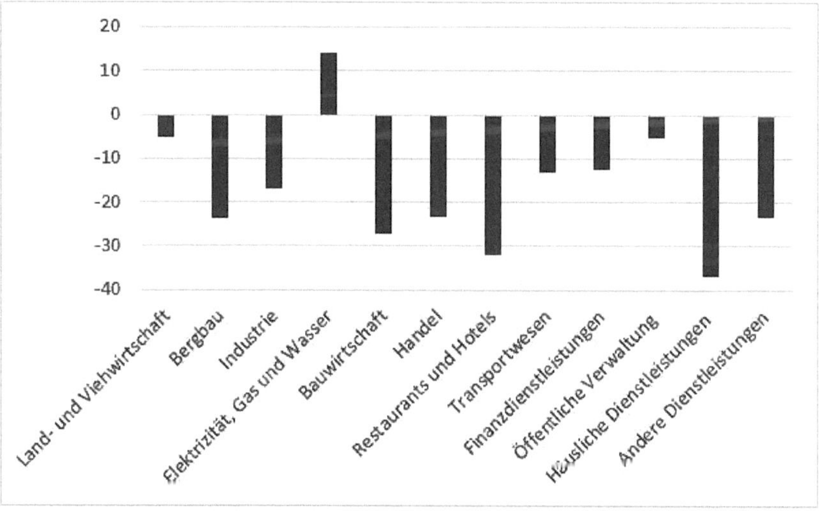

Wie aus Abb. 1 ersichtlich, war der Rückgang der Beschäftigung im 2. Quartal 2020 am größten bei den häuslichen Dienstleistungen, im Hotel- und Gaststättengewerbe, in der Bauwirtschaft und im Handel. In vielen

5 Die Erwerbsquote bezeichnet den Anteil, den die auf dem Arbeitsmarkt befindlichen Personen (Erwerbsbevölkerung=Erwerbstätige plus Arbeitslose) an der Bevölkerung im arbeitsfähigen Alter ausmachen.

6 Wenn die Arbeitslosenquote im 2. Quartal 2020 mit der Erwerbsquote des 2. Quartals 2019 berechnet wird, beläuft sie sich auf 24,5 Prozent.

dieser Branchen ist der Anteil des informellen Sektors überdurchschnittlich hoch und anders als formelle Unternehmen können informelle meist nicht auf Alternativen wie Telearbeit zurückgreifen. Folglich war der Beschäftigungsrückgang in den Sektoren am größten, die eine höhere Informalität aufweisen, speziell unter Lohnabhängigen mit Privathaushalten als Arbeitgeber, sowie Selbständigen und – zumeist damit verknüpft – unbezahlt mitarbeitenden Familienangehörigen (Abb. 2).

Abb. 2: Lateinamerika (11 Länder): Veränderung der Zahl der Erwerbstätigen, nach Beschäftigungskategorie, 2. Quartal 2020 / 2. Quartal 2019 (in Prozentzahlen)

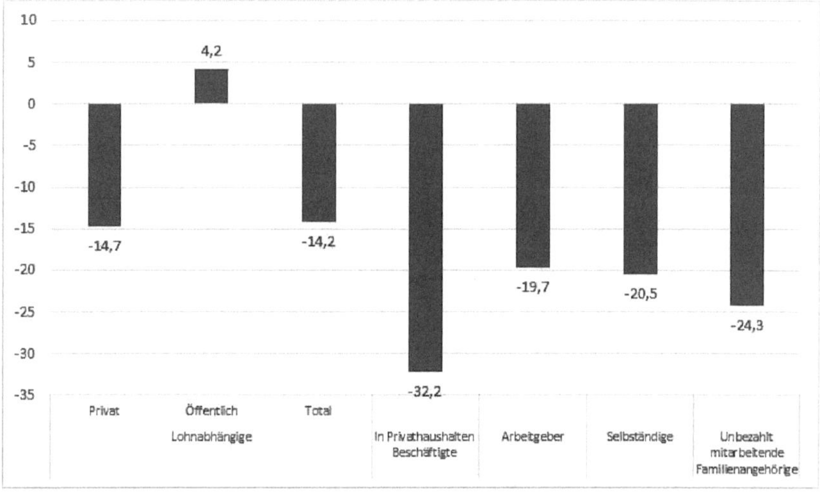

Quelle: Eigene Berechnung auf der Grundlage von CEPAL / OIT (2020).

Da die informelle Beschäftigung stärker fiel als die formelle, sank – entgegen der in Krisen üblichen Tendenz – die Informalitätsrate im 2. Quartal 2020, z.B. in Brasilien, Chile und Peru um 4,0, 5,3, bzw. 8,1 Prozentpunkte.

Der stärkere Fall der Beschäftigung im informellen Sektor trägt zur Erklärung bei, warum das regionale Bruttosozialprodukt viel weniger sank als die Zahl der Arbeitsstunden, da der Beitrag der Arbeitsplätze zum Wirtschaftswachstum in diesem Sektor deutlich geringer ist als im formellen.

Frauen waren von der Eliminierung von Arbeitsplätzen im 2. Quartal 2020 stärker betroffen als Männer. Dies erklärt sich vor allem dadurch, dass sie in einigen Branchen mit dem größten Verlust von Arbeitsplätzen einen überdurchschnittlich hohen Anteil an der Beschäftigung haben, insbesondere in den Bereichen häusliche Dienstleistungen, Handel und Hotel- und Gaststättengewerbe. So sank die Zahl der beschäftigten Frauen im Vorjahresvergleich um 18,1 Prozent, während die der Männer um 15,1 Prozent abnahm.

Wie aus Abb. 3 hervorgeht, konzentrierte sich der – im Vergleich zu den Männern – stärkere Rückgang der Frauenerwerbstätigkeit auf Beschäftigungskategorien, die generell höhere Informalitätsraten aufweisen: Selbständige, in Privathaushalten Beschäftigte und unbezahlte Familienmitarbeiterinnen. Vom starken Verlust informeller Einkommensmöglichkeiten waren folglich vorrangig Frauen betroffen.

Abb. 3: Lateinamerika (9 Länder): Veränderung der Zahl der Erwerbstätigen, nach Beschäftigungskategorie und Geschlecht, 2. Quartal 2020 / 2. Quartal 2019 (in Prozentzahlen)

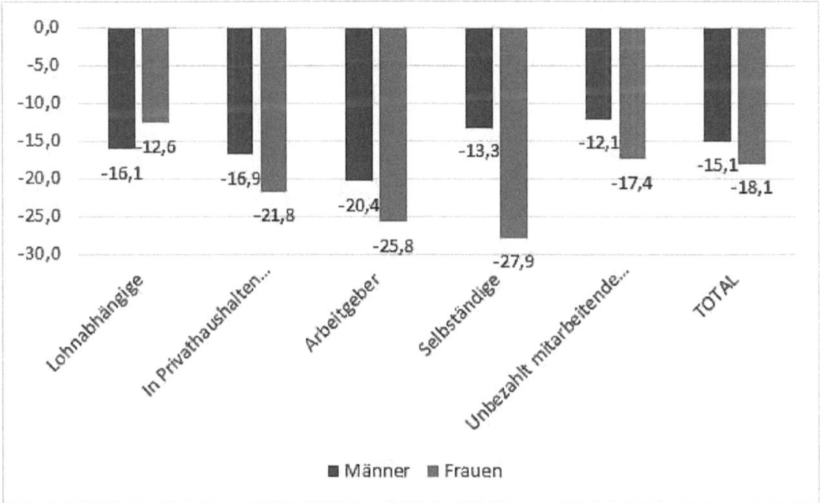

Quelle: Eigene Berechnung auf der Grundlage von offiziellen nationalen Zahlen.

Andererseits nahm die Zahl der Lohnarbeiterinnen weniger ab als die ihrer männlichen Pendants, was unter anderem an ihrem relativ hohen Anteil an der Beschäftigung in im Kontext der Pandemie als essenziell identifizierten Aktivitäten zurückzuführen ist (öffentliche Verwaltung, Gesundheits- und Bildungswesen).

Noch stärker als bei den Beschäftigten war der Unterschied zwischen Frauen und Männern im Fall der Erwerbsbevölkerung (-15,4 Prozent

Frauen, -11,8 Prozent Männer), da sich ein größerer Anteil von Frauen vom Arbeitsmarkt zurückziehen musste, um sich im Zuge der Schließung von Kindergärten und Schulen der Betreuung ihrer Kinder zu widmen. Als Konsequenz dieser Verschiebungen stieg die Arbeitslosenrate der Männer (von 7,4 Prozent im 2. Quartal 2019 auf 10,1 Prozent im gleichen Zeitraum 2020) deutlicher als die der Frauen (von 10,0 Prozent auf 11,9 Prozent), ohne dass dies bedeuten würde, dass erstere stärker von den Auswirkungen der Pandemie auf dem Arbeitsmarkt betroffen wären – vielmehr unterstreicht es die begrenzte Aussagekraft der Arbeitslosenrate im Kontext dieser speziellen Krise.

Dass die Beschäftigung im formellen Sektor weniger stark zurückging als im informellen, lag zum einen daran, dass Branchen mit relativ hohem Formalisierungsgrad weniger stark von den Maßnahmen zur Eindämmung der Pandemie betroffen waren, da einige von ihnen als essentiell wichtig galten. Zum anderen konnten formelle Unternehmen eine Reihe von Instrumenten nutzen, die ihren Weiterbetrieb ermöglichten und den Verlust von Arbeitsplätzen begrenzten. In der Tat griff ein beträchtlicher Prozentsatz der (formellen) Unternehmen – neben der Entlassung von Arbeitnehmern – auf Maßnahmen wie die Reduzierung der Zahl der Arbeitsstunden, vorzeitigen Urlaub und Telearbeit zurück (CEPAL/OIT 2020).[7] In einigen Fällen wurden Strategien zur Beibehaltung von Arbeitsverhältnissen auch bei Produktionsstillstand durch Zahlungen aus der (nur in wenigen Ländern vorhandenen) Arbeitslosenversicherung oder durch öffentliche Transfers unterstützt (OIT 2020, BID 2021). Informationen über das Ausmaß der verschiedenen Maßnahmen liegen nur begrenzt vor, aber Daten einzelner Länder können einen Eindruck über ihre Relevanz verschaffen.

Die Kategorie der „abwesend Beschäftigten“ umfasst Personen, die in einem Arbeitsverhältnis stehen oder selbständig sind, in der Referenzwoche aber nicht gearbeitet haben, üblicherweise vor allem wegen Urlaub oder Krankheit. In der Pandemie stieg der Anteil der Abwesenden unter den Beschäftigten deutlich an, weil sie vorzeitigen Urlaub nahmen oder vom Staat oder einer Arbeitslosenversicherung Lohnersatz bekamen. In diesen Fällen blieb das Arbeitsverhältnis bestehen und die entsprechenden Arbeitnehmer galten weiterhin als beschäftigt. Der Anteil der Abwesenden unter den Beschäftigen stieg z.B. in Mexiko von 1,7 Prozent im März auf 21,9 Prozent im April 2020. Auch in Uruguay (23,7 Prozent im April),

7 CEPAL / OIT (2020) zeigt diesbezügliche Ergebnisse von Unternehmensbefragungen in verschiedenen Ländern der Region.

Brasilien (18,6 Prozent im Mai), Argentinien und Chile (21,1 Prozent, bzw. 18,1 Prozent im 2. Quartal 2020) wurde dieses Instrument intensiv genutzt.

Gleichzeitig sank die Zahl der durchschnittlichen Arbeitsstunden unter den Beschäftigten, die weiterhin ihre Arbeit verrichten konnten. So erklärten etwa in Brasilien im Mai 2020 27,9 Prozent der „anwesend Beschäftigten", dass sie weniger als üblich arbeiteten. In Mexiko stieg der Anteil derjenigen, die weniger als 34 Wochenstunden arbeiten, von 23,1 Prozent im März auf 37,7 Prozent im April 2020.

Der hohe Anteil „abwesend Beschäftigter" und die geringere Zahl der Arbeitsstunden unter den „anwesend Beschäftigten" unterstreicht, dass die Arbeitsmärkte von der Pandemie deutlich stärker getroffen wurden, als es der Fall der Beschäftigungsquote um 10 Prozentpunkte insinuiert. Dies führte dazu, dass die ILO (2021) den Verlust an Arbeitsstunden im 2. Quartal 2020 auf 32,8 Prozent schätzte. Entsprechend stark waren die Einkommensverluste selbst unter den Personen, die ihre Arbeit nicht verloren. Zum Beispiel berichteten im 3-Monats-Zeitraum Mai-Juli 2020 33,8 Prozent der Beschäftigten in Chile, dass sie pandemiebedingte Einkommensverluste hinnehmen mussten. Bei zwei Dritteln von ihnen beliefen sich diese auf die Hälfte oder mehr ihrer vorigen Arbeitseinkommen.

Die Möglichkeit zur Telearbeit verhinderte, dass der Rückgang des Arbeitsvolumens noch größer war. Zur Förderung dieser Arbeitsmodalität wurden 2020 und 2021 in mehreren Ländern der Region (Argentinien, Bolivien, Chile, El Salvador, Panama, Paraguay, Mexiko, Peru) gesetzliche Bestimmungen zu ihrer Regulierung erlassen. So stieg im Zuge der Maßnahmen zur Eindämmung der Pandemie der Anteil der („anwesend") Beschäftigten mit Telearbeit zum Beispiel in Brasilien auf 13,3 Prozent (Mai), in Costa Rica auf 15,3 Prozent (3. Quartal) und in Uruguay auf 19,3 Prozent (April). In den wenigen Ländern, die diesbezüglich über Information verfügen, war der Prozentsatz telearbeitender Frauen größer als der der Männer. Zum Beispiel belief er sich in Brasilien im Mai 2020 auf 17,9 Prozent bei den Frauen und auf 10,3 Prozent bei den Männern.

Schließlich wurde der Rückgang der Zahl der Erwerbstätigen durch den Anstieg der Nachfrage nach über digitale Plattformenvermittelten Dienstleistungen abgeschwächt, die aufgrund der Beschränkungen im Gaststättengewerbe und im traditionellen Handel vor allem im elektronischen Handel und im Lieferservice anstieg (CEPAL 2020b).[8] Aufgrund von Ar-

8 Zwischen dem 1. und dem 2. Quartal 2020 nahm der elektronische Handel in Lateinamerika um 157 Prozent zu (CEPAL 2020b).

beitsplatzverlusten in anderen Bereichen suchten während der Pandemie viele Personen Einkommensalternativen in dieser Modalität (Alba et al. 2021).

Wie auch für OECD-Länder, wurde speziell für Lateinamerika projiziert, dass die Pandemie und die Maßnahmen zu ihrer Bekämpfung Niedrigeinkommenshaushalte stärker treffen würden als wohlhabendere Haushalte. Dies liegt an den entsprechenden Lebensbedingungen (beengte Wohnverhältnisse, von den Lebensumständen erzwungene Ignorierung von Quarantänemaßnahmen) und an den Verwerfungen auf dem Arbeitsmarkt (Restriktionen bezüglich Tätigkeiten, die persönliche Kontakte erfordern; Unmöglichkeit von Telearbeit) (Weller 2020; Delaporte et al. 2021).

Die tatsächliche Entwicklung des Arbeitsmarktes in der Pandemie bestätigte diese Annahme. Wie schon erwähnt, verloren in der Hochzeit der ersten Welle der Pandemie vor allem – großenteils zu Haushalten mit niedrigem pro-Kopf-Einkommen gehörende – informell Beschäftigte ihre Einkommensquellen. Ein weiterer Indikator für diese, die starke Ungleichheit auf den lateinamerikanischen Arbeitsmärkten verschärfende, Entwicklung ist die Beschäftigungsverlustrate für unterschiedliche Bildungsgruppen.

Abb. 4 zeigt exemplarisch den Anteil der Beschäftigungsgruppen mit dem niedrigsten (bis Grundschulabschluss) und dem höchsten (Universitätsstudien) Bildungsniveau im 1. und 2. Quartal 2020 in fünf lateinamerikanischen Ländern. In vier von ihnen nahm der Anteil der niedrigsten Bildungsgruppe deutlich ab, während der der höchsten anstieg.[9]

Die höheren Verluste von Arbeitseinkommen von Beschäftigten mit niedriger formeller Bildung lag daran, dass sie zum einen hauptsächlich im informellen Sektor arbeiten, zum anderen an geringeren Zugang zu Telearbeit.[10]

9 Zahlen für Lima weisen dasselbe Muster der anderen Länder auf. Gleichzeitig nahm in Peru die Beschäftigung in der Landwirtschaft stark zu, was auf Stadt-Land-Migrationsbewegungen und neue Arbeitsverhältnisse von Personen mit relativ niedrigem Bildungsgrad hindeutet.

10 Im Mai 2020 belief sich in Brasilien der Anteil der Beschäftigten mit Telearbeit auf 0,6 Prozent bei Personen ohne Grundschulabschluss, 1,7 Prozent bei Personen mit Grundschulabschluss, 7,9 Prozent bei Personen mit Sekundärschulabschluss und 38,3 Prozent bei Personen mit Universitätsabschluss.

Abb. 4: Lateinamerika (ausgewählte Länder): Anteil von Beschäftigten mit Bildung bis Grundschulabschluss und mit Universitätsstudien an der Gesamtbeschäftigung, 1. und 2. Quartal 2020 (in Prozentzahlen)

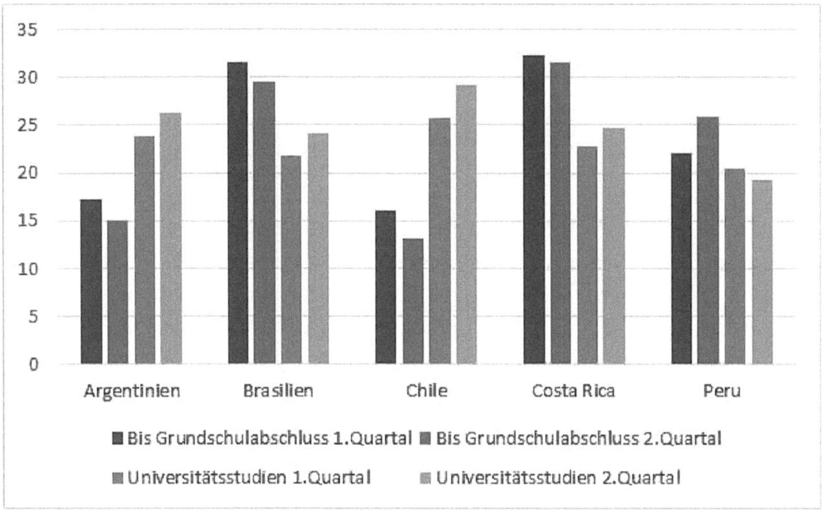

Quelle: CEPAL (2020a).

Eine weitere Beschäftigtengruppe mit überdurchschnittlich starken Arbeitsplatzverlusten waren junge Leute. Der Anteil der jüngsten Beschäftigtengruppe (bis 24 Jahre) nahm zwischen dem 1. und dem 2. Quartal 2020 in 11 Ländern der Region, über die diesbezügliche Informationen zugänglich sind, im Durchschnitt um 2,1 Prozentpunkte ab. Die Zahlen schwanken zwischen einem Rückgang von 0,7 Punkten in Paraguay und einem Höchstwert von 3,8 Punkten in Bolivien. In diesem Fall spielte die Telearbeit eine geringere Rolle.[11] Allerdings nahm in der Pandemie die Zahl der Neueinstellungen drastisch ab, was junge Menschen (viele von ihnen neu auf dem Arbeitsmarkt) besonders hart zu treffen pflegt.

Schließlich waren Migranten besonders von den Auswirkungen der Pandemie auf den Arbeitsmärkten betroffen, vor allem in den häuslichen Dienstleistungen, im Handel und im Hotel- und Gaststättengewerbe (Carella 2021). Die Lage von Migranten verschlechterte sich vor allem, wenn

11 In Brasilien lag im Mai 2020 der Anteil der jungen Beschäftigten mit Telearbeit wenig unter dem der Beschäftigten insgesamt.

sie aufgrund eines ungeregelten Migrationsstatus keinen Zugang zu öffentlichen Transferleistungen hatten.

Während zum Beispiel in den USA und europäischen Ländern eine ähnliche Verschärfung der Arbeitsmarktungleichheit im Kontext der Pandemie durch sozialpolitische Maßnahmen weitgehend ausgeglichen wurde, wurde diese in Lateinamerika nur punktuell durch Transferleistungen gemildert (ILO 2021: 15f.).

2. Graduelle Erholung bei fortbestehenden Defiziten

Nach dem Ende der ersten Pandemiewelle wurden in allen lateinamerikanischen Ländern die Restriktionen hinsichtlich wirtschaftlicher Aktivitäten und persönlicher Mobilität gelockert. Allerdings wurden sie später in Reaktion auf eine zweite und eine dritte Welle zuweilen wieder verschärft, so dass sich die Arbeitsmärkte nur graduell und mit Rückschlägen verbunden erholten. Speziell informell Beschäftigte nahmen zur Überlebenssicherung oft ihre Arbeit auch da wieder auf, wo es die offiziellen Richtlinien noch nicht wieder zuließen.

Wie aus Abb. 5 ersichtlich, erholte sich die Erwerbstätigenquote ab dem 3. Quartal 2020 langsam. Nachdem sie im 2. Quartal 2020, wie erwähnt, um 10 Prozentpunkte unter dem Wert des gleichen Vorjahreszeitraums gelegen hatte, betrug diese Lücke im 4. Quartal 2020 noch 4,7 und im 1. Quartal 2021 3,3 Prozentpunkte.[12]

Gleichzeitig kehrte angesichts graduell wieder erweiterter Arbeitsgelegenheiten ein wachsender Anteil der Personen auf den Arbeitsmarkt zurück, die ihn während der ersten Welle verlassen hatten. Dies manifestierte sich in einer schrumpfenden Lücke der Erwerbsquote im Jahresvergleich. Daher führte der Anstieg der Beschäftigung nicht unmittelbar zu einem Rückgang der Arbeitslosenquote. Im Jahresvergleich stieg die Arbeitslosigkeit im 3. Quartal 2020 (3,0 Prozentpunkte höher als im selben Zeitraum 2019) gegenüber dem 2. Quartal sogar noch an. Erst im 1. Quartal 2021 war eine nennenswerte Verbesserung zu registrieren, auch wenn die Arbeitslosenquote mit 10,8 Prozent immer noch 1,9 Prozentpunkte über dem Vorjahreswert lag.

12 Hinsichtlich des Jahresvergleichs im 1. Quartals 2021 ist zu berücksichtigen, dass die Maßnahmen zur Eindämmung der Pandemie i.a. Mitte März 2020 ergriffen wurden und die Zahlen des 1. Quartals 2020 bereits erste Verwerfungen auf dem Arbeitsmarkt widerspiegelten, wie in Abb. 5 zu sehen ist.

Abb. 5: Lateinamerika und Karibik (14 Länder): Erwerbstätigen-, Erwerbs- und Arbeitslosenquote, Veränderung gegenüber dem Vorjahr, 4. Quartal 2019 bis 1. Quartal 2021 (in Prozentpunkten)

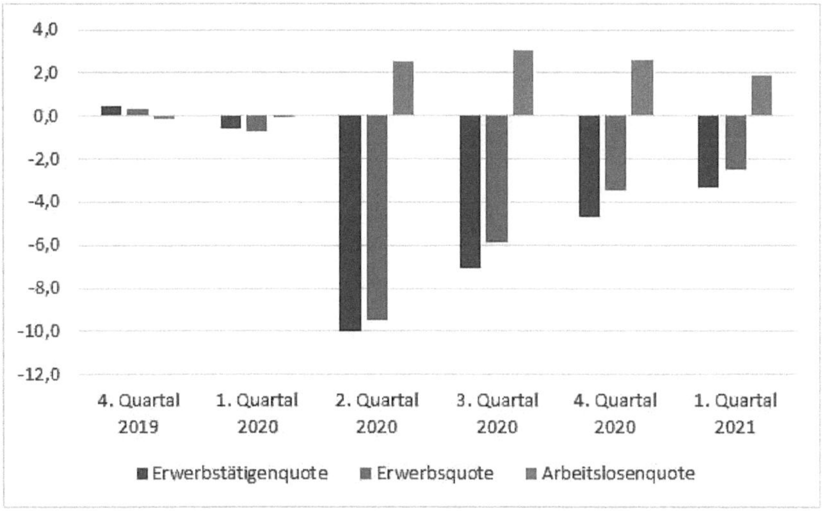

Quelle: Eigene Berechnung auf der Grundlage von offiziellen nationalen Zahlen.

Die Abb. 6 zeigt große Unterschiede sowohl des Falls der Erwerbstätigenquote im 2. Quartal 2020 als auch hinsichtlich der darauffolgenden Erholung. In Peru fiel diese Quote im 2. Quartal 2020 am stärksten; auch in Argentinien, Chile, Costa Rica, Ecuador, Kolumbien und Mexico sank sie um 10 oder mehr Prozentpunkte. Die geringsten Arbeitsplatzverluste verzeichneten Nicaragua, Paraguay und Uruguay.

Trotz ihres graduellen Wiederanstiegs ab dem 3. Quartal 2020 lag diese Quote in Brasilien, Chile und Costa Rica im 1. Quartal 2021 noch um mehr als 5 Prozentpunkte unter dem Vorjahreswert, während sie in Argentinien, Bolivien, Ecuador, Nicaragua, Paraguay und Uruguay nahe oder sogar oberhalb dieses Vergleichswerts lag.

Abb. 6: Lateinamerika (ausgewählte Länder): Veränderung der Erwerbstätigenquote gegenüber dem Vorjahr, 2. Quartal 2020 und 1. Quartal 2021 (in Prozentpunkten)

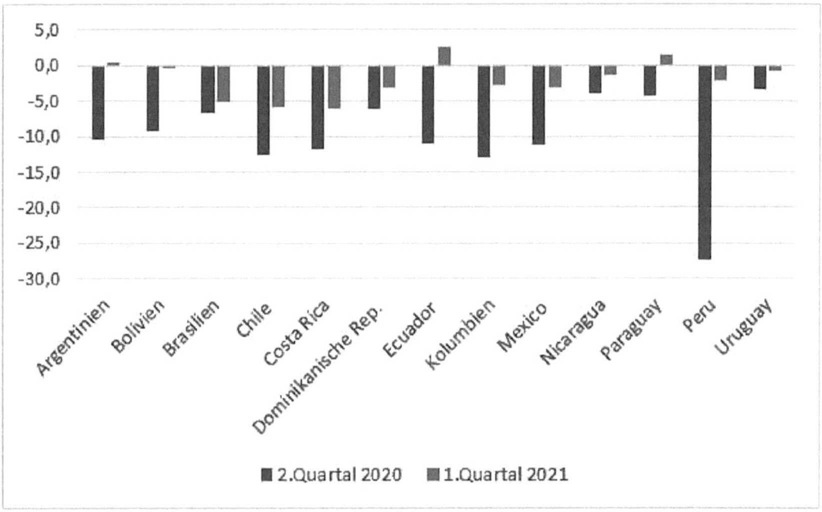

Quelle: Eigene Berechnung auf der Grundlage von offiziellen nationalen Zahlen.

Die graduelle Rückkehr auf den Arbeitsmarkt konzentrierte sich zunächst auf die Männer. Im 3. Quartal 2020 betrug der Arbeitsplatzverlust bei Männern gegenüber dem gleichen Vorjahresquartal 9,1 Prozent (nach 15,4 Prozent im 2. Quartal), während er sich bei den Frauen noch auf 14,3 Prozent belief (gegenüber 18,1 Prozent im 2. Quartal). Bis zum 1. Quartal 2021 reduzierte sich diese Differenz zwischen Männern und Frauen, aber der Arbeitsplatzverlust bei Frauen war im Vergleich zum gleichen Quartal des Vorjahrs weiterhin größer als bei Männern (-6,9 Prozent und -3,6 Prozent). Dies spiegelt zumindest zum Teil den stärkeren Rückgang der weiblichen Erwerbsbevölkerung wider (-3,9 Prozent im Jahresvergleich im 1. Quartal 2021 versus -2,0 Prozent bei Männern), die im Wesentlichen auf die ungleiche Verteilung der Reproduktionsarbeit im Haushalt zurückzuführen ist.

Wie erwähnt, trafen die Maßnahmen zur Eindämmung der Pandemie im 2. Quartal die in Privathaushalten Beschäftigten sowie die hauptsächlich informellen Beschäftigungskategorien der Selbständigen und der unbezahlt mitarbeitenden Familienmitglieder am stärksten. Das aus Subsistenzerfordernissen notwendige Ignorieren der Restriktionen und ihre graduelle Aufhebung führten dazu, dass bereits ab dem 3. Quartal bei den beiden letztgenannten Kategorien der Rückgang im Vorjahresvergleich geringer war als bei den Lohnarbeiter*innen. Im 1. Quartal 2021 lag die Zahl der Selbständigen nur noch um 0,7 Prozent unter dem Vorjahreswert, während die der unbezahlt mitarbeitenden Familienmitglieder diesen Vergleichswert sogar um 1,8 Prozent übertraf (Abb. 7).

Abb. 7: Lateinamerika (10 Länder): Veränderung der Zahl der Erwerbstätigen, nach Beschäftigungskategorie, 2. Quartal 2020 / 2. Quartal 2019 und 1. Quartal 2021 / 1. Quartal 2020 (in Prozentzahlen)

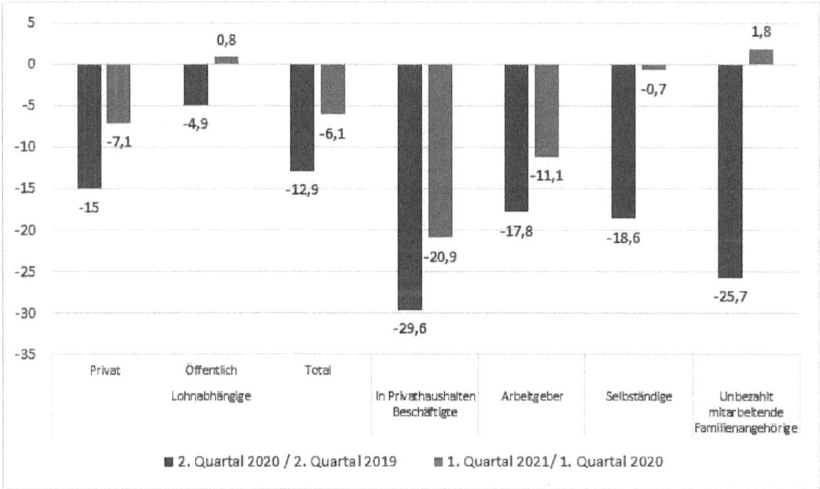

Quelle: Eigene Berechnung auf der Grundlage von offiziellen nationalen Zahlen.

Den größten Beschäftigungsrückgang im Vorjahresvergleich verzeichneten auch im 1. Quartal 2021 die in Privathaushalten Beschäftigten (-20,9 Prozent), was zum anhaltend größeren Arbeitsplatzverlust im Jahresvergleich bei Frauen beigetragen hat. Auch die Beschäftigungslücke bei Arbeitgebern nahm nur geringfügig ab (-11,1 Prozent). Dies verweist auf die Schwierigkeiten vor allem von Kleinunternehmen, ihren Betrieb wieder aufzunehmen, sowie auf eine geringe Zahl von Geschäftsneugründungen. Die Zahl der bei Privatunternehmen oder im öffentlichen Dienst beschäftigten Lohnabhängigen lag zu Beginn von 2021 um 7,1 Prozent unter dem Vorjahresniveau.

Die stärkere Zunahme der Beschäftigung in vorwiegend informellen Beschäftigungskategorien führte zu einem Wiederanstieg der Informalitätsquote ab dem 3. Quartal 2020. Im 1. Quartal 2021 lag diese im Durchschnitt von neun Ländern auf der gleichen Höhe wie im Vorjahreszeitraum. In der Dominikanischen Republik, Kolumbien, Paraguay und Peru übertraf sie sogar den entsprechenden Vergleichswert.

Von den ursprünglich am stärksten von den Maßnahmen zur Eindämmung der Pandemie betroffenen Branchen wiesen im 1. Quartal 2021 das Hotel- und Gaststättengewerbe (-19,5 Prozent) und die häuslichen Dienstleistungen (-20,6 Prozent) noch den größten Rückgang der Beschäftigungszahlen im Vorjahresvergleich auf. Die Beschäftigung bei den sonstigen Dienstleistungen (Rückgang der Lücke zum Vorjahr auf -16,0 Prozent) und vor allem im Bergbau (-6,3 Prozent), der Bauwirtschaft (-2,6 Prozent) und im Handel (-7,5 Prozent) nahm vergleichsweise stärker zu. Branchen wie die Land- und Viehwirtschaft, die öffentliche Verwaltung, das Erziehungs- und Gesundheitswesen, die Elektrizitäts-, Gas- und Wasserversorgung erreichten bereits im 4. Quartal 2020 das Beschäftigungsniveau des gleichen Vorjahreszeitraums.

Der vergleichsweise geringe Wiederanstieg der Zahl der Lohnarbeiter*innen hatte zum Teil mit der Nutzung der Mechanismen zu tun, die während der ersten Welle der Pandemie ihren Fall abbremste. So kehrte zunächst ein beträchtlicher Teil der „abwesend Beschäftigten“ in den jeweiligen Arbeitsprozess zurück. Zum Beispiel sank der Anteil dieser Beschäftigtengruppe unter den Lohnabhängigen in Argentinien zwischen dem 2. und dem 4. Quartal 2020 von 21,2 Prozent auf 6,3 Prozent und in Mexiko zwischen April und Dezember 2020 von 27,0 Prozent auf 3,0 Prozent. Auch Brasilien, Chile und Uruguay verzeichneten deutliche Rückgänge der „abwesend Beschäftigten“.[13]

Gleichzeitig nahm auch die Telearbeit wieder ab. Zum Beispiel sank der Anteil der Beschäftigten mit Telearbeit in Uruguay von 19,3 Prozent im April 2020 auf 11,3 Prozent zum Jahresende, und in Chile nahm der Anteil der Beschäftigten, die zu Hause arbeiten, von 19,8 Prozent im 2. und 21,2 Prozent im 3. Quartal 2020 auf 13,9 Prozent im 1. Quartal 2021 ab. Es ist allerdings festzuhalten, dass der Anteil der Telearbeit weiterhin deutlich über dem vorpandemischen Niveau lag. Zum Beispiel arbeiteten im 1. Quartal 2020 in Argentinien nur 2,6 Prozent der Lohnabhängigen mit eigenem Arbeitsgerät, während es ein Jahr später, auch nach dem Rückgang gegenüber dem Maximum von 16,1 Prozent im 3. Quartal 2020, im 1. Quartal 2021 noch 11,5 Prozent waren. In Costa Rica belief sich der Anteil der Telearbeit im 1. Quartal von 2020 und 2021 auf 1,5 Prozent,

13 Zu Beginn des Jahres 2021 stieg in mehreren Ländern dieser Prozentsatz wieder an, allerdings hauptsächlich, weil es sich um die Haupturlaubszeit handelt.

bzw. 10,2 Prozent. Diese anhaltend hohen Quoten liegen zum einen an Restriktionen, die zum Teil wieder verschärft wurden – in Chile und Uruguay nahm der Anteil der Telearbeit im 1. Quartal 2021 gegenüber dem 4. Quartal 2020 wieder zu –, zum Teil auch daran, dass Unternehmen und Beschäftigte Vorteile der Telearbeit feststellten, die pandemieunabhängig sind (CEPAL 2021).

3. *Arbeitsmarkttendenzen und Covid-19*

Die weitere Entwicklung der lateinamerikanischen Arbeitsmärkte hängt zum Teil von der Reaktivierung des Produktionsapparates und dementsprechend vom Wirtschaftswachstum ab. Wenngleich nach dem starken Rückgang des regionalen BIP in 2020 die Wirtschaft der Region im Jahr 2021 expandierte, hängt das Ausmaß dieser Reaktivierung unter anderem vom schwer vorauszusehenden weiteren Verlauf der Pandemie ab. Nicht nur traf viele lateinamerikanische Länder in den ersten Monaten 2021 ein neuer Anstieg von Ansteckungs- und Todesfällen, sondern die Ungewissheit bezüglich der Auswirkungen neuer Mutationen von SARS-CoV-2 erschwert Projektionen bezüglich des Wirtschaftswachstums für 2021 und die folgenden Jahre.[14]

Diese Ungewissheit droht auch das längerfristige Wachstum zu mindern, da sie Privatinvestitionen hemmt. Gleichzeitig ist der Spielraum für öffentliche Investitionen in vielen Ländern durch den Anstieg der Staatsverschuldung im Kontext der Pandemie eingeschränkt. All dies bremst die Schaffung neuer Arbeitsplätze im formellen Sektor, und es ist davon auszugehen, dass die Informalitätsrate der meisten Ländern in den nächsten Jahren steigen wird.

Außerdem wird sich die Erwerbsquote graduell erholen, vor allem, wenn in den Schulen wieder weitgehend Präsenzunterricht betrieben werden kann. Daher dürfte die begrenzte Schaffung von (formellen und informellen) Arbeitsplätzen kaum ausreichen, die Arbeitslosigkeit spürbar zu senken. Gleichzeitig ist ungewiss, ob – wie in den letzten Jahrzehnten – die Lücke der Erwerbsquote zwischen Männern und Frauen sich wieder

14 Die CEPAL projiziert ein Wirtschaftswachtum von 5,9 Prozent für 2021 und 2,9 Prozent für 2022 (CEPAL 2021).

reduziert, nachdem diese Tendenz während der Pandemie umgekehrt wurde.[15]

Außerdem beschleunigten sich im Kontext der Pandemie verschiedene Tendenzen, die im Zusammenhang mit digitalen Technologien stehen, speziell die Automatisierung, die Arbeit für digitale Plattformen und die Telearbeit (Weller 2020; McKinsey Global Institute 2021). Diese Tendenzen dürften die lateinamerikanischen Arbeitsmärkte in der Zukunft verstärkt prägen.

Aufgrund struktureller Eigenheiten der lateinamerikanischen Produktionsstrukturen und Arbeitsmärkte ist das Automatisierungspotential in der Region aber deutlich geringer als in entwickelten Ländern (Weller et al. 2019). Wenngleich keine genauen Daten vorliegen, weisen punktuelle Informationen allerdings darauf hin, dass die Pandemie die Automatisierungsprozesse auch in Lateinamerika beschleunigt. So erklärten zwischen 56 Prozent (in Argentinien) und 84 Prozent (in Mexiko) der für das *World Economic Forum* (2020) befragten Großunternehmen, dass sie als Reaktion auf die Pandemie die Automatisierung stärker vorantreiben.

Speziell der Onlinehandel expandierte während der Quarantänephasen. Auch wenn der Präsenzhandel danach wieder zugenommen hat, ist zu erwarten, dass ein beträchtlicher Anteil der während der Pandemie neuen Kunden des elektronischen Handels diesen nicht wieder vollständig aufgeben werden und der Onlinehandel tendenziell an Bedeutung gewinnt. Entsprechend entstehen neue Beschäftigungsmöglichkeiten, begleitet von einem Arbeitsplatzabbau im Präsenzhandel.

Wie erwähnt, nahm in diesem Zusammenhang vor allem die Beschäftigung über digitale Lieferservice-Plattformen während der Quarantänephasen deutlich zu. Auch die globale Nachfrage für digitale Arbeiten, die auch für Beschäftigungsmöglichkeiten lateinamerikanischer qualifizierter Dienstleister relevant ist, beschleunigte sich während der Pandemie – wenn auch mit starken, von den verschiedenen Phasen der Pandemie beeinflussten, Schwankungen (CEPAL 2021). Auch in diesem Fall ist nicht zu erwarten, dass die entsprechenden Arbeitsmöglichkeiten auf das Vor-Pandemieniveau zurückfallen. Gleichzeitig ging zwar die Nachfrage nach plattformvermittelten Präsenzdienstleistungen (v.a. Personentransport) zu-

15 Zwar argumentieren z.B. Alon et al. (2020), dass eine Quarantänesituation die häusliche Arbeitsteilung verändern könnte; allerdings modifizierte die Pandemie z.B. in Italien traditionelle Geschlechterrollen nicht einmal, wo Männer einen größeren Anteil der Hausarbeit übernahmen (Del Boca et al. 2021). Zukünftige Studien werden zeigen, welche Rolle die Pandemie diesbezüglich in Lateinamerika spielt.

rück; aber dies ist vermutlich nicht dauerhaft, da häufig speziell die öffentlichen Transportmittel als Risikoumfeld potenzieller Ansteckung gewertet werden.

Gleichzeitig beschleunigte die Pandemie die Anwendung von Telearbeit. Wie auch in anderen Regionen stellt sich die Frage nach den zukünftigen Charakteristiken dieser Arbeitsmodalität, die sowohl für die Arbeitnehmer als auch für die Unternehmen potenzielle Vor- und Nachteile mit sich bringt (CEPAL 2021; Maurizio 2021).

Schließlich hat die Pandemie globale Wertschöpfungsketten getroffen, deren Expansion bereits vorher aus unterschiedlichen Gründen gebremst worden war.[16] Es ist zu erwarten, dass die in diesem Zusammenhang ergriffenen Maßnahmen, darunter die Beschleunigung von Automatisierungsprozessen, fortgeführt werden (Valenzuela/Reinecke 2021).

4. *Schlussbemerkungen*

Die Covid-19 Pandemie hat die lateinamerikanischen Arbeitsmärkte in die tiefste Krise gestürzt, seit es systematische Datenerhebungen gibt. Anders als bei Krisen, die einen wirtschaftlichen Ursprung haben, hat in dieser Situation der informelle Sektor keine „Pufferwirkung" entwickeln können. Vielmehr trafen ihn die Maßnahmen zur Eindämmung der Pandemie stärker als den formellen Sektor, da in ihm Aktivitäten überwiegen, die persönliche Präsenz erfordern und technologisch mögliche Alternativen wie Telearbeit aus verschiedenen Gründen meist nicht in Frage kommen.

Ein weiterer Unterschied zu Krisen wirtschaftlichen Ursprungs war der Rückzug eines beträchtlichen Teils der Erwerbsbevölkerung vom Arbeitsmarkt. Daher war der Anstieg der offenen Arbeitslosigkeit deutlich geringer, als der Rückgang der Zahl Erwerbstätiger impliziert hätte.

Der massive Verlust von Arbeitseinkommen, der im 2. Quartal 2020 seinen Höhepunkt hatte und in den folgenden Quartalen nur langsam rückgängig gemacht werden konnte, vertiefte bestehende Ungleichheiten auf dem Arbeitsmarkt, da neben den informell Beschäftigten Frauen, junge Menschen, Personen mit relativ niedrigem Bildungsniveau und Migranten besonders stark von ihm betroffen waren.

Ab dem 3. Quartal 2020 erholten sich die lateinamerikanischen Arbeitsmärkte langsam und nachdem die Erwerbstätigenquote im 2. Quartal 2020

16 Zum Beispiel musste die Handyproduktion in Brasilien aus Mangel an Zwischenprodukten zeitweise eingestellt werden (Valenzuela/Reinecke 2021).

einen Fall von 10,0 Prozentpunkten gegenüber dem Vorjahresniveau erlitt, lag sie im 1. Quartal 2021 3,3 Prozentpunkte unter dem Niveau des 1. Quartals 2020, wobei sich der Anstieg des Beschäftigungsniveaus auf informelle Arbeitsverhältnisse konzentrierte.

Die Maßnahmen zur Eindämmung der Pandemie beschleunigten einige schon bestehende Tendenzen auf dem Arbeitsmarkt, vor allem Automatisierungsprozesse, Telearbeit und von digitalen Plattformen organisierte Arbeitsverhältnisse. Dies forciert zum Teil die Prekarisierung des Arbeitsmarktes. Die politischen Prioritäten in diesem Bereich müssen in diesem Zusammenhang die Förderung neuer formeller Arbeitsplätze, die effektive und inklusive produktive Nutzung neuer Technologien und die angemessene, partizipativ zu entwickelnde Regulierung der neu entstehenden Beschäftigungsverhältnisse sein.

Literatur

Alba Vega, Carlos; Bensusán, Graciela; Vega, Gustavo (2021): *El trabajo del futuro con derechos laborales: diagnóstico y estrategia de política pública para el reconocimiento de derechos laborales de personas trabajadoras por plataformas digitales*, Ciudad de México: El Colegio de México.

Alon, Titan M.; Doepke, Matthias; Olmstead-Rumsey, Jane; Tertilt, Michèle (2020): *The Impact of COVID-19 on Gender Equality*, NBER Working Paper Series, Working paper 26947.

BID (2021): *Convivir con el Coronavirus. ¿Proteger el empleo o los ingresos de los trabajadores?*, Washington, D.C.

Carella, Francesco; mit Frean, Silvi und Velasco, José Jacobo (2021): Migración laboral, movilidad, en el mundo del trabajo ante la pandemia de la COVID-19 en América Latina y el Caribe, Panorama Laboral en tiempos de la COVID-19, in: *Nota Técnica*, OIT, Lima.

CEPAL (2021): *Estudio económico de América Latina y el Caribe 2021*, Santiago de Chile: CEPAL

CEPAL (2020a): *Balance preliminar de las economías de América Latina y el Caribe 2020*, Santiago de Chile: CEPAL

CEPAL (2020b): *Universalizar el acceso a las tecnologías digitales para enfrentar los efectos del COVID-19*, Santiago de Chile: CEPAL.

CEPAL; OIT (2021): Trabajo decente para los trabajadores de plataformas en América Latina, in: *Coyuntura Laboral en América Latina y el Caribe*, 24. Santiago de Chile: Naciones Unidas/OIT.

CEPAL; OIT (2020): La dinámica laboral en una crisis de características inéditas: desafíos de política, in: *Coyuntura Laboral en América Latina y el Caribe*, 23. Santiago de Chile: Naciones Unidas/OIT.

Del Boca, Daniela; Oggero, Noemi; Profeta, Paola; Rossi, Maria Cristina (2021): Did Covid-19 Affect the Division of Labor within the Household? Evidence from Two Waves of the Pandemic in Italy, in: *IZA DP*, 14453.

Delaporte, Isaure; Escobar, Julia; Peña, Werner (2021): *The Distributional Consequences of Social Distancing on Poverty and Labour Income Inequality in Latin America and the Caribbean*, GLO Discussion Paper, No. 682.

ILO (2021): *ILO Monitor: COVID-19 and the world of work*. Seventh edition, Updated estimates and analysis, Geneva: ILO.

Maurizio, Roxana (2021): *Desafíos y oportunidades del teletrabajo en América Latina y el Caribe*, Lima: OIT.

McKinsey Global Institute (2021): *The Future of Work after COVID-19*, [https://www.mckinsey.com/featured-insights/future-of-work/the-future-of-work-after-covid-19], letzter Aufruf 30.12.2012.

OIT (2020): *Panorama Laboral 2020*, Lima: Organización Internaitonal del Trabajo.

Valenzuela, María Elena; Reinecke, Gerhard (2021): Impacto de la COVID-19 en cadenas mundiales de suministro en América Latina: Argentina, Brasil, Chile, Paraguay y Uruguay, in: *Nota técnica*, OIT, Lima.

Weller, Jürgen (2020): *La pandemia del COVID-19 y su efecto en las tendencias de los mercados laborales*, Documentos de Proyectos, Santiago de Chile: CEPAL.

Weller, Jürgen; Gontero, Sonia; Campbell, Susanna (2019): Cambio tecnológico y empleo: una perspectiva latinoamericana. Riesgos de la sustitución tecnológica del trabajo humano y desafíos de la generación de nuevos puestos de trabajo, in: *serie Macroeconomía del desarrollo, 201*, Santiago de Chile: CEPAL.

World Economic Forum (2020): *The Future of Jobs Report 2020*, Geneva.

Sorge im Zentrum: Die Folgen der Corona-Krise in Lateinamerika aus Geschlechterperspektive

Caroline Kim

„Die Pandemie hat den Topf geöffnet, in dem seit Langem Ungleichheiten, Ungerechtigkeiten und Asymmetrien brodeln, die die Welt mit Gewalt ordnen."[1]
(Colectivo Mapeos Feministas 2021: 38)

Seit Anfang 2020 beherrscht die Corona-Krise das Leben der Menschen weltweit. Sie hat nicht nur das komplette Alltagsleben verändert, sondern auch die Schwäche des kapitalistischen Systems offenbart. Die costa-ricanische Anthropologin Montserrat Sagot argumentiert, dass die Corona-Krise mit Blick auf Lateinamerika mehr ist als eine bloße Gesundheitskrise. Sie spricht stattdessen von einer „zivilisatorischen Krise" mit Auswirkungen auf alle Bereiche des menschlichen Lebens (Montserrat 2020: 02:40). Auch internationale Organisationen wie die Frauenorganisation der Vereinten Nationen, *UN Women*, bezeichnen die Covid-19 Pandemie als einer der schlimmsten gesundheitlichen, wirtschaftlichen, sozialen und humanitären Krisen in der Region Lateinamerika und Karibik in diesem Jahrhundert (Naciones Unidas 2020: 8).

Dabei ist die Corona-Krise nicht jener Ausnahmezustand, als welcher er oft dargestellt wird. Vielmehr wird durch die Pandemie die Krise des Alltags sichtbar: „Wir leben", wie die italienische Philosophin Silvia Federici sagt, in einer „permanenten Krise", einer „alltäglichen Krise des Lebens" (Federici 2020: 19:37). Die bestehenden Ungleichheiten wurden auf dramatische Weise ins Licht gerückt, die Corona-Krise ist eine „Röntgenaufnahme aller Probleme unserer Gesellschaft" (Federici 2020: 01:49:25). Die Notlage, die seit Anfang 2020 noch deutlicher geworden ist – die Prekarität der Arbeit, die kollabierten Gesundheitssysteme, die explodierte Sorgelast, die implodierten Haushalte – ist Teil der Logik eines Systems, das einerseits Wirtschaft und Profit in den Vordergrund stellt und andererseits das Leben strukturell abwertet. *La vida*, das Leben, wird hier als ein Konzept gefasst, das (nicht nur) lateinamerikanische Feminist*innen seit

1 In diesem Beitrag werden für spanisch- und englischsprachige Originalquellen eigene Übersetzungen verwendet.

Langem ins Zentrum stellen und für das sie im Konflikt „Kapital vs. Leben" mit kollektiven Alternativen zur kapitalistischen Inwertsetzungslogik streiten.

Dieser Beitrag soll einen Einblick in die feministischen Debatten um die Corona-Krise in Lateinamerika geben und dabei die Folgen aus Geschlechterperspektive in den Blick nehmen. Die Debatten zeigen, wie sehr die aktuelle Krise mit der Krise der Sorgearbeit und mit der geschlechtlichen Arbeitsteilung als einem der Grundpfeiler der geschlechtlichen Ungleichheit verbunden ist. An diesem Grundpfeiler anzusetzen ist aus feministischer Analyse unabdingbar, um Ungleichheit im Zusammenhang mit der Krise und darüber hinaus anzugreifen. Daher sollen schließlich Ideen und Praxen rund um die kollektive Reorganisation von Sorge aufgezeigt werden, die als soziale Transformationsstrategie Zukunftspotenzial haben.

Feministische Perspektiven auf Leben und Sorge

Viele der Themen, die seit Langem feministische Debatten bestimmen, sind in der Corona-Krise neu beleuchtet worden: das Zuhause (welches Zuhause?), familiäre Beziehungen (was ist Familie?), Gemeinschaft (wie konstruieren wir sie?), soziale Reproduktion (welche Tätigkeiten sind wirklich systemrelevant und wie definieren wir Arbeit?), geschlechtliche Arbeitsteilung (wer erfüllt diese Aufgaben?) und das Leben selbst (welches Leben ist es wert, geschützt zu werden?).

Das Virus hat die tödlichen Mechanismen des Neoliberalismus klarer gemacht: Jahrzehnte der Kürzungen im öffentlichen Gesundheitssektor, Privatisierungen und Externalisierung der gesundheitlichen Dienste, systematischer Abbau und Merkantilisierung sozialer Infrastruktur sind verantwortlich für das kollabierte Gesundheitssystem und die hohen Todeszahlen durch das Coronavirus in Lateinamerika. Damit im Zusammenhang steht die Überausbeutung von prekärer und migrantischer Arbeit, der Abbau von Arbeitsrechten, die Krise des Wohnraums und die explodierende Verschuldung der Haushalte. Das Bild des „*despojos*", einer geplünderten öffentlichen Infrastruktur, einem verwüsteten Feld, in dem die Bedingungen zum Überleben von eigenen Ressourcen abhängen, scheint geeignet für diesen Zustand. Die argentinischen Soziologinnen Verónica Gago und Lucía Cavallero schreiben, dass jeder einzelne Kampf gegen Prekarität ein Kampf in der großen „Schlacht des Kapitals gegen das Leben" (Gago/Cavallero 2020) ist. Die analytische Idee des Konflikts Kapital-Leben erklärt die Ordnung des aktuellen sozio-ökonomischen Systems, das verschiedene Leben entlang intersektionaler Achsen hierarchisiert. Zur Erfüllung der

Interessen einiger privilegierter Leben werden die Leben anderer, die Erde und ihre Ressourcen geplündert und die kollektive Reproduktion in private Formen der „Produktion" von Kapital verwandelt (vgl. Colectiva XXK 2020: 24). Der Konflikt Kapital-Leben trägt sich auf verschiedenen Territorien aus (die z.B. Körper, Wohnraum, Ernährung oder Sorgearbeit sein können), in denen bestimmte Leben – vor allem die Leben von Menschen im Globalen Süden – gezielt vom Kapital angegriffen werden.

Das (nicht) diskriminierende Virus: Folgen der Pandemie für Menschen in radikal ungleichen Verhältnissen

„Jahrzehnte des Neoliberalismus explodieren in den immer gleichen Körpern" (Colectivo Mapeos Feministas 2021: 37) heißt es im Dossier zu „Sorgearbeit in der Krise" des *Instituto Tricontinental de Investigación Social*, einem sozialwissenschaftlichen Institut, das sich einer bewegungsorientierten Forschung in Afrika, Lateinamerika und Asien widmet. Die Autor*innen des Dossiers beziehen sich vor allem auf feminisierte, queere, migrantisierte, rassifizierte und arme Körper, für die die Auswirkungen der Krise am deutlichsten zu spüren sind. Denn die Krise betrifft alle, aber nicht alle gleich. Das Virus selbst diskriminiert nicht, schreibt die deutsche Philosophin Eva von Redecker. Dass menschliche Verletzbarkeit und Sterblichkeit überhaupt wieder als geteiltes Schicksal erfahren worden sind, war ein „Ereignis", aber diese Verletzbarkeit werde kaum mehr als nur für einen flüchtigen Moment geteilt. Als sozialer Prozess der Ansteckung diskriminiert das Virus sehr wohl (vgl. von Redecker 2020: 150). Welche Leben letztlich betroffen sind, ist auf radikale Weise ungleich, je nachdem, an welchem Ort der Welt und in welcher sozialen Position sie sich befinden. Denn Covid-19 trifft dort am stärksten, wo es am meisten Armut und kein sauberes Wasser gibt, wo die Menschen eng zusammenwohnen und arbeiten. Auch die Fähigkeit auf die Krise und das Virus zu reagieren ist nicht die gleiche für alle, wie die politischen Maßnahmen zur Eindämmung der Pandemie zeigen: Wenn gleiche Maßnahmen in einer ungleichen gesellschaftlichen Realität angewendet werden, werden soziale Ungleichheiten vervielfacht (vgl. Orozco 2020: 7:15). Eine Ausgangssperre für alle hat ungleiche Auswirkungen abhängig von den Lebensbedingungen der Menschen. Nicht alle haben ein Dach über dem Kopf, nicht für alle ist das Zuhause sicher. Der Aufwand die Maßnahmen zur sozialen Isolation einzuhalten, ist unterschiedlich hoch. Entscheidend ist, ob sie trotzdem ein Einkommen haben, wenn sie zuhause bleiben, welche Geschlechterrollen in den Haushalten wirken, welcher Gewalt Menschen in ihrem Zuhause ausgesetzt sind und ob das Zuhause zugleich zur Schule und zum Büro, zum Isolierungsort oder aufgrund häuslicher Gewalt zum Gefängnis wird.

Soziale Ungleichheiten waren schon vor der Krise extrem – mit der Krise potenzieren sie sich entlang bekannter Kategorien wie Geschlecht, *race* und Klasse. Laut Schätzungen der UN-Wirtschaftskommission für Lateinamerika und die Karibik CEPAL ist die Zahl der von Armut betroffenen Menschen in Lateinamerika und der Karibik von 2019 auf 2020 auf 209 Millionen Menschen (ein Plus von 22 Millionen) angestiegen. Das ist ein Niveau, das es nach Jahrzehnten der Armutsbekämpfung zuletzt vor 20 Jahren gegeben hat (CEPAL 2021a: 72f.). Die Zahl der Menschen in einer ernsthaften Hungersituation ist um 269 Prozent angestiegen. Zur gleichen Zeit hat sich die Zahl der Multimilliardär*innen in der Region um 31 Personen erhöht. Die nun 107 reichsten Menschen der Region haben ihren Besitz während des ersten Krisenjahrs noch um 40 Prozent steigern können, ein Vermögen, das in etwa der Wirtschaftsleistung von Ecuador entspricht (vgl. López-Calva 2021).

Sorgearbeit: Die Infrastruktur, die das kollektive Leben aufrechterhält

Die Corona-Krise hat die Grenzen des Kapitalismus aufgezeigt. Der Markt, der vermeintlich alles regelt, ist nicht imstande gewesen globale Antworten auf die globale Krise zu geben. Die zur Überwindung der Krise systemrelevante Infrastruktur wird insgesamt nur durch feminisierte, prekarisierte und migrantische Arbeit un- oder unterbezahlt aufrechterhalten. Wie keine andere Krise zuvor, ist diese Krise mit der Krise sozialer Reproduktion und Sorgearbeit verwoben. Der explodierte Gesundheitsnotstand zeigt die Notwendigkeit von Sorge für die Gesellschaft: Die gesellschaftliche Abhängigkeit von Sorge und ihre Relevanz für das Funktionieren des Systems ist deutlicher denn je geworden. Die alltägliche Reproduktion des Lebens ist zudem die Infrastruktur, die das kollektive Leben aufrechterhält (vgl. Gago/Cavallero 2020). Hierzu zählt all das, was getan werden muss, um das (soziale) Leben jeden Tag neu zu ermöglichen: sorgen, betreuen, erziehen, pflegen, ernähren, kochen, waschen, putzen, organisieren, haushalten, trösten, lieben, lösen. Die alltägliche Reproduktion ist daher der Bereich, in dem die Krise am intensivsten gelebt wird und der von entscheidender Bedeutung für eine gesellschaftliche Transformation ist, vor allem für Frauen (vgl. Federici 2020: 26:36).

Die reproduktiven Aktivitäten sind die, die auch während der Krise nicht gestoppt werden *können*, weil sie mit den Grundbedürfnissen des menschlichen Überlebens zu tun haben. Dabei gibt es eine naturalisierte, d.h. eine generelle, am biologischen Geschlecht festgemachte Anforderung, Sorgetätigkeiten zu übernehmen, verbunden mit einer vermeintlichen „Opferbereitschaft", beispielsweise des Mutterseins. Diese Aufgaben werden nicht entlohnt, sind unsichtbar und zugleich systemrelevant. Sie erfordern Anerkennung und sind grundlegend, um die Reproduktion des Lebens zu ermöglichen, also *das Leben* zu erhalten. Und nicht nur das Leben selbst, auch die kapitalistische Produktion und der Markt sind abhängig von einer konstanten Arbeit der Reproduktion, die nie endet und die zu einem Großteil von Frauen verrichtet wird.

Feministische Bewegungen in Lateinamerika und weltweit blicken auf einen langen Kampf für die Anerkennung der reproduktiven Tätigkeiten zurück, in dem sie die Politisierung der Sorgearbeit vorangetrieben haben. Für die Analyse der Corona-Krise aus feministischer Sicht ist die Einsicht über die Verwundbarkeit des menschlichen Lebens und die gegenseitige Abhängigkeit voneinander als „Grundbedingung unserer Existenz" (Colectiva XXK: 18) zentral. So sind alle Menschen zeitweise Sorgende und von Sorge Abhängige. Sie brauchen sich gegenseitig, sie brauchen Gemeinwohl und soziale Dienstleistungen. Leben wird erst durch das Geben und Erhalten von Fürsorge, Arbeit, Zeit, Wissen, Zuneigung, etc. möglich (Colectiva XXK: 18).

Sorgearbeit in Lateinamerika: Feminisiert und familiarisiert

Die Ungleichheiten, die aus der geschlechtlichen Arbeitsteilung und aus der gesellschaftlichen Nicht-Anerkennung von Sorgearbeit als geteilte Verantwortung resultieren, vertiefen sich mit der Corona-Krise. Es wird deutlich, welche ungleichen Auswirkungen die aktuelle Krise auf die Leben von Frauen, trans und inter Personen hat, die den überwiegenden Teil der bezahlten und unbezahlten Sorgearbeit schultern.[2] Diese ungleich ver-

2 Die in diesem Beitrag zitierten Zahlen verschiedener Datenerhebungen unterscheiden zwischen zwei Geschlechtern: Männern und Frauen. Zahlen für nicht-binäre oder inter* Personen tauchen nicht in den Statistiken auf. Oftmals übernehmen aber Menschen außerhalb der binären Geschlechterordnung ähnliche Aufgaben und Rollen, die Frauen zugeschrieben werden. In der lateinamerikanischen Literatur wird oft von „feminisierten Körpern" gesprochen, als Körper von Menschen, die nach den geltenden Normen als Frauen wahrgenommen werden, die aber ihre geschlechtliche Identität nicht als weiblich definieren. Sie sind vielleicht keine Frauen, ihre Körper werden aber als weiblich gelesen und haben einen ähnlichen

teilte Sorgelast hat sich während der Corona-Krise noch erhöht. Zu den gewohnten Tätigkeiten kamen durch die Schließung der Bildungseinrichtungen zusätzliche Betreuungs- und Erziehungsaufgaben wie Home Schooling hinzu, die wieder überwiegend von Frauen übernommen wurden (vgl. Batthyány 2020: 24:00–26:06): In Uruguay z.B. gehen bei einer Befragung von *UN Women* im Jahr 2020 73 Prozent der Befragten davon aus, dass Mütter für die Betreuung der Schulkinder zuständig sind, im Gegensatz zu nur zehn Prozent, die Väter in die Verantwortung nehmen. Die nicht bezahlten Arbeitsstunden von Frauen stiegen in der Pandemie von 6,9 auf 8,1 Stunden täglich (Männer 3,9 auf 4,6 Stunden). In Chile haben Frauen während der Pandemie im Durchschnitt 5,4 Wochenstunden extra für Schulaufgaben ihrer Kinder aufgewandt, Männer im gleichen Zeitraum 2,4 Stunden die Woche (vgl. CEPAL 2021a: 206f.). Die Naturalisierung von Frauen als sorgende und pflegende Personen, die mit ihren Körpern automatisch und eher unbeachtet die Krise bewältigen, kommt in vorherrschenden Geschlechterrollen und heteropatriarchalen Familienstrukturen zum Tragen, die in der Krise reaktiviert werden.

Im Rahmen der Corona-Krise hat es mitunter eine soziale (und moralische) Wertschätzung für sorgende und pflegende Tätigkeiten gegeben, z.B. für Pflegepersonal. Auch das Wissen um die Abhängigkeit von Sorge hat Eingang in einen Common Sense gefunden. Materielle Konsequenzen dieser Anerkennung sind jedoch überall ausgeblieben. Verónica Gago plädiert daher dafür, dass dieser gesellschaftliche Moment der „Hypervisibilisierung und Überausbeutung“ (Gago 2020: 09:45) von Frauen und feminisierten Körpern dafür genutzt wird, dass diese einen materiellen Ausgleich für die investierte Zeit und Arbeit für Reproduktionsaufgaben bekommen. Die Forderung lautet daher, dass symbolische Anerkennung mit Rechten und Entlohnung für diese Arbeit verbunden werden muss.

Die Arbeitsgruppe Sorgearbeit und Geschlecht (*Grupo de Trabajo Cuidados y Género*) des Zusammenschlusses der lateinamerikanischen Sozialwissenschaften (*Consejo Latinoamericano de Ciencias Sociales*, CLACSO) hat mehrfach betont, dass sich Sorgearbeit in Lateinamerika dadurch auszeichne, dass sie feminisiert und familiarisiert ist. Die hauptsächliche Sorgelast

---

sozialen Status wie Frauen innerhalb der binären Geschlechternorm, d.h. oft erleben auch sie eine ähnliche Ungleichbehandlung. Die (oft abwertenden) Eigenschaften und unbezahlten Aufgaben der Sorgearbeit, die gesellschaftlich mit Frauenrollen verbunden werden oder ihnen zufallen, kommen auch bei feminisierten Körpern zum Tragen. In der Analyse der Zahlen ziehe ich Frauen, trans und inter* Personen, feminisierte Körper und queere Menschen mit ein, die zitierten Zahlen beziehen sich mangels Daten nur auf cis-Frauen und cis-Männer.

fällt auf pflegende Angehörige, die zu einem Großteil Frauen sind. Die geschlechtliche Arbeitsteilung führt zu einer ungleichen Verteilung der Verwendung von Zeit zwischen Frauen und Männern: Bereits vor der Pandemie widmeten Frauen in Lateinamerika und der Karibik zwischen 26 und 40 Wochenstunden der Sorge- und Hausarbeit, eine komplette „Vollzeitstelle" und durchschnittlich drei Mal mehr Zeit, als Männer denselben Tätigkeiten widmen. Nur 27 Prozent der gesamten auf unbezahlte Sorgearbeit verwendeten Zeit wird von Männern übernommen. Im internationalen Vergleich liegt die Region damit deutlich zurück, in den USA sind es 38, in Schweden 44 und in China 39 Prozent (Batthyány 2020: 04:40–05:15). Bereits vor der Pandemie (2018) konnten laut Zahlen der Internationalen Arbeitsorganisation (ILO) im regionalen Durchschnitt 42 Prozent der Frauen im arbeitsfähigen Alter aufgrund von familiären Sorgeverpflichtungen keiner Lohnarbeit nachgehen, im Gegensatz zu nur fünf Prozent der Männer (Batthyány 2021: 14:40). Obwohl Sorgearbeit ein struktureller Knotenpunkt der geschlechtlichen Ungleichheit ist, wird sie weiterhin als private Angelegenheit und nicht als öffentliches Feld betrachtet, das einer staatlichen Lösung und Verantwortung bedarf. Anstatt Sorge und die Verantwortung für Sorge zu kollektivieren, wird sie vereinzelt. Die Last, (immer prekärere) Lebensbedingungen zu bewältigen, wird privatisiert und auf das Individuum bzw. die Kleinfamilie verlagert, anstatt öffentliche Strukturen dafür zu schaffen. Es gibt in der Region kaum institutionalisierte Pflegesysteme oder integrierte Politikprogramme, die sich dem Thema Sorge ganzheitlich widmen und Lösungen anbieten, die die Ungleichheit systematisch angehen. Unter 400 pandemiebedingten Unterstützungsmaßnahmen der lateinamerikanischen Regierungen bis Oktober 2020, die die uruguayische Soziologin Karina Batthyány analysiert hat, haben nur die wenigsten eine Geschlechterperspektive mitgedacht – etwa bezüglich der Folgen der Lockdowns hinsichtlich geschlechtsspezifischer und häuslicher Gewalt. Öffentliche Maßnahmen, die die zentrale Frage der zusätzlichen Sorgelast für Frauen adressiert hätten, waren praktisch abwesend (vgl. Batthyány 2021a, 2021: 51:30).

Zudem treffen gleiche Maßnahmen für alle auf die absolute Ungleichheit der Haushalte und auf eine innerhalb der Haushalte ungleiche Arbeitsteilung zwischen Geschlechtern. Einerseits ist die Sorgelast in Haushalten mit geringem Einkommen größer – mehr Mitglieder in einem Haushalt bedeuten auch mehr zu betreuende oder zu pflegende Menschen. Andererseits können reichere Familien ihre Sorgeverpflichtungen aufgrund ihrer finanziellen Möglichkeiten an Dritte, meist informell angestellte Hausarbeiter*innen auslagern und haben in der Regel einen besseren Zugang zu professioneller Pflege.

Unbezahlte Arbeit: das „unsichtbare Rückgrat" der kapitalistischen Gesellschaft

Die Direktion für Wirtschaft, Gleichstellung und Gender im argentinischen Wirtschaftsministerium hat eine Studie veröffentlicht, die den monetären Wert der unbezahlten Sorge- und Hausarbeit in Argentinien für das Jahr 2020 bemisst (vgl. D'Alessandro et al. 2021). Ziel der Studie ist es, den Wert eines Wirtschaftssektors zu quantifizieren, der grundlegend für alle sozialen, wirtschaftlichen und produktiven Aktivitäten ist. Die Ergebnisse zeigen, dass unbezahlte Sorgearbeit bei einer Vergütung mit Durchschnittslohn[3] 15,9 Prozent des argentinischen BIP ausmachen würde (entsprechend 67,438 Millionen US-Dollar) und damit den größten Wirtschaftssektor des Landes darstellt. Zu 75,7 Prozent wird diese Arbeit von Frauen getätigt, was 96 Millionen Stunden unbezahlter Arbeit im untersuchten Jahr entspricht. Der Umfang unbezahlter Arbeit ist in der Pandemie um weitere 5,9 Prozent angestiegen und macht für das Jahr 2020 21,8 Prozent des BIP aus. Diese Berechnungen belegen die strategische Bedeutung von Sorgearbeit. Trotzdem bleibt sie sozial und wirtschaftlich unsichtbar.

Die unbezahlte Arbeit stellt also das „unsichtbare Rückgrat" (D'Alessandro et al. 2021) der kapitalistischen Gesellschaft dar. Sie ermöglicht Menschen, sich zu ernähren, ihre Sorgebedürfnisse zu befriedigen, in wohnbaren Bedingungen zu leben, alltägliche Aktivitäten durchzuführen, sich zu ernähren, arbeiten zu gehen, zu studieren. In Argentinien machen neun von zehn Frauen diese Arbeit an 6,4 Stunden pro Tag. Dies entspricht dem regionalen Durchschnitt, in dem Frauen drei Mal so viel Zeit wie Männer auf unbezahlte Sorgearbeit verwenden. In anderen Worten, so die Studie, tragen Frauen drei Mal mehr zum relevantesten Sektor der argentinischen Volkswirtschaft bei als Männer. Investitionen in Sorgearbeit sind nicht nur nötig, um berufliche Chancen für Frauen und ihre Lebensqualität zu verbessern, sondern auch um Sorge zu professionalisieren und sozial aufzuwerten.

Nie war der Druck auf eine gesellschaftliche Umstrukturierung und Neuorganisation der Sorgearbeit so groß wie heute, dennoch hat es auch während der Krise nicht die notwendige politische Anerkennung gegeben. Die Regierungen haben mittels Transferleistungen versucht, negative Aus-

3 Der für die Studie errechnete Durchschnittslohn für bezahlte Hausarbeit im vierten Quartal 2019 betrug 86,3 Argentinische Pesos (derzeit etwa 1,30 €). Ein konservativ errechneter Wert, der darauf schließen lässt, dass der errechnete Gesamtwert des Sektors niedriger ausfällt (vgl. D'Alessandro et al. 2021: Methodology).

wirkungen von Lockdowns und Ausgangssperren auf die Sorgelast abzumildern. Das hilft temporär, schafft aber keine langfristigen Lösungen. Anstatt, wie von unterschiedlichen Stellen gefordert, Sorge mit einer generellen Politik als Recht anzuerkennen und allen die Möglichkeit für außerfamiliäre Sorge zu ermöglichen, greifen die lateinamerikanischen Regierungen nur mit einzelnen Unterstützungsleistungen ein, die wiederum verbunden sind mit bestimmten Familienmodellen oder nur zugänglich für formal Beschäftigte. Eine umfassende Sorgepolitik sollte verschiedene Leistungen vereinen. Hierzu gehören u.a. gleichberechtigte Elternzeiten, flexible Teilzeitvereinbarungen, Zugang zu Betreuungsangeboten, die Professionalisierung der Pflege, die Verbesserung der Arbeitsbedingungen für Pflegende und die Förderung kultureller Veränderungen, die es ermöglichen, die Verknüpfung von Sorge und Geschlecht aufzubrechen und klarzumachen, dass Sorge eine intergenerationale Aufgabe *aller* ist (vgl. Batthyány 2020a: 54:53–56:00). Hierzu gehört aber auch ein „feministisches Grundeinkommen", ein Lohn für Haus- und Sorgearbeit, der allen ermöglicht das (Über-)Leben im Alltag ohne permanente Krise zu organisieren.

Nicht nur das argentinische Wirtschaftsministerium, auch internationale Organisationen und akademische Studien fordern eine Neustrukturierung der Sorgearbeit, eine Anerkennung der reproduktiven Tätigkeiten, eine Umverteilung der Sorgelast und eine verbesserte Infrastruktur für Sorge (vgl. u.a. CEPAL 2021a: 206ff.). In einer notwendigen Neuorganisation der Arbeitsteilung muss das Kollektive eine größere Rolle spielen. Das Bewusstsein dafür, in welchem Grad die Welt von Sorge abhängig ist, sollte sich in der Verteilung der Ressourcen für diesen systemrelevanten Bereich widerspiegeln.

„Systemrelevante", aber prekäre Arbeit: Feminisierung der Armut

Die meisten in der Krise als „systemrelevant" definierten Arbeiten sind feminisiert: Frauen stellen die Mehrheit der Pfleger*innen, des Krankenhauspersonals[4], der Reinigungskräfte, der Lehrer*innen[5], der Angestellten in der Lebensmittelindustrie, der Kassierer*innen im Supermarkt. Und sie

4 72,8 Prozent der Beschäftigten im Gesundheitssektor sind Frauen (vgl. Naciones Unidas 2020: 13).

5 70,4 Prozent der Arbeitsplätze im Bildungsbereich war im Jahr 2019 in der Region von Frauen besetzt (vgl. CEPAL 2021a: 210).

stellen die Mehrheit der prekär Beschäftigten (vgl. CEPAL 2021: 4,11), die in der Krise zuerst ihre Arbeit verloren haben, ohne jegliche soziale Absicherung. 78 Prozent der berufstätigen Frauen in Lateinamerika sind im informellen Arbeitsmarkt und Dienstleistungssektor beschäftigt (vgl. Naciones Unidas 2020: 11). Informelle oder prekäre Beschäftigung bedeutet niedrige Löhne, hohe Instabilität, keine Arbeitssicherheit, Krankenversicherung oder Rentenvorsorge und keinen Schutz vor Arbeitslosigkeit. In der Corona-Krise waren es vor allem die Jobs in der „informellen" Wirtschaft, die zuerst weggefallen sind, da sie Präsenz erfordern und keine Infrastruktur für „Homeoffice" ermöglichen, wie z.B. die Arbeit im Straßenverkauf oder als bezahlte Hausarbeiter*innen. 11,4 Prozent der beschäftigten Frauen in der Region arbeiten als Hausarbeiter*innen, 91,5 Prozent der etwa 13 Millionen Hausarbeiter*innen sind Frauen und mindestens 76 Prozent davon sind informell angestellt (vgl. CEPAL 2020: 3; 2021a: 211). Auch in anderen Wirtschaftszweigen, die besonders stark vom Lockdown betroffen waren[6], so z.B. in Gastronomie, Hotelgewerbe, Einzelhandel und Tourismus sind Frauen überrepräsentiert und stellen etwa 60 Prozent der Beschäftigten (vgl. Naciones Unidas 2020: 10).

Auch aus diesen Gründen gehen wirtschaftliche Krisen mit der Feminisierung von Armut einher. Es sind oft Frauen, die die höchste Last der Veränderungen im Alltagsleben tragen und zusätzliche Sorgetätigkeiten übernehmen müssen. Armut und Geschlecht überlagern sich aufgrund von patriarchaler und geschlechtsspezifischer Arbeitsteilung.[7]

Fortschritte hinsichtlich der Eingliederung von Frauen in den formalen Arbeitsmarkt aus den letzten Jahrzehnten wurden durch die Pandemie und die pandemiebedingten Maßnahmen zunichtegemacht. Mit einer Neuverteilung der Verantwortung für die Sorgearbeit waren die meist neoliberalen Beschäftigungspolitiken der vergangenen Jahre nicht einhergegangen. Eine umgekehrte Eingliederung von Männern (oder Unternehmen!) in die Verteilung der Haus- und Sorgearbeit hat nie stattgefunden,

6 Die ILO verzeichnet für acht Länder der Region, in denen sie vergleichbare Daten hat, einen Rückgang von 17,6 Prozent im Hotelgewerbe und 12 Prozent für Einzelhandel. In Chile und Costa Rica hat ein Fünftel der Angestellten in der Hotelerie im ersten Quartal 2020 seine Arbeit verloren, in Peru etwa drei von zehn Angestellten im Einzelhandel (vgl. ILO 2021: 48).

7 Bereits vor der Pandemie waren Frauen in Lateinamerika stärker von Armut betroffen als Männer: im Jahr 2018 kamen auf 100 Männer in der Region 113 Frauen (vgl. Naciones Unidas 2020: 13). Diese Ungleichheiten vertiefen sich in der Krise, vor allem in den unteren Einkommensklassen und in Haushalten, in denen Frauen Hauptverdiener*innen sind.

was bereits vor der Pandemie einen doppelten Arbeitstag für die meisten Frauen zur Folge hatte. Die CEPAL schätzt nun, dass die Pandemie bezüglich der Beteiligung von Frauen am Arbeitsmarkt einen Rückfall auf das Niveau von vor zehn Jahren auslösen wird (CEPAL 2021: 2). Dieser Trend wird langfristige Auswirkungen haben und die Rückkehr von Frauen in die Erwerbstätigkeit ist laut Aussagen der ILO in starkem Maße von der Bereitstellung von öffentlichen Sorgesystemen abhängig (OIT 2020: 11, 37).

Schulden machen, um den Alltag zu zahlen

Laut einer Studie des UN-Entwicklungsprogramms (UNDP) für Chile mussten sich 40 Prozent der Haushalte während der Pandemie neu verschulden und zudem ihre Ausgaben, die in Gesundheit, Medikamente und Ernährung fließen, kürzen (UNDP 2020). Die feministischen Theoretikerinnen Veronica Gago und Silvia Federici argumentieren (vgl. u.a. Gago 2020: 16:08–26:58, Federici 2020: 01:25:45–01:29:44), dass sich die Privatverschuldung von Haushalten in der Krise noch verstärkt und zu einem Mechanismus geworden ist, um soziale Reproduktion überhaupt erst möglich zu machen. Das bedeutet Menschen müssen sich notwendigerweise verschulden, um ganz grundlegende Tätigkeiten des Alltags – das Überleben – aufrechtzuerhalten, da die Einnahmen (Lohn, Ersatzleistungen, Sozialhilfen) nicht ausreichen, um die laufenden Kosten für Wohnen, Ernährung, Gesundheit oder z.B. auch Datenvolumen für die Handys zu tilgen.

Die private Verschuldung breitet sich dort aus, wo die Menschen am meisten unter der Krise leiden, wobei Frauen in der Krise aufgrund ihrer Zahlungsmoral und ihrer Netzwerke als Ziel der Kreditgebenden explizit angesprochen werden. Gago spricht hier vom finanziellen Exktraktivismus und der Verschuldung als ein „Dispositiv der Kolonialisierung der sozialen Reproduktion" (Gago 2020: 24:30), da sie in die grundlegenden und notwendigen Aktivitäten der alltäglichen Reproduktion eingedrungen sind: Schulden machen, um den Alltag zu zahlen. Verschuldung wird zum neuen Mechanismus der Ausbeutung in den prekarisierten Teilen der Gesellschaft. Privatverschuldung wird als individuelle „Lösung" aus der Krise präsentiert, ist aber verbunden mit Privatisierung, Austeritätspolitiken und immer prekäreren Lohnpolitiken, also natürlicherweise Folge einer makroökonomischen Wirtschaftspolitik und nicht – wie es oft dargestellt und empfunden wird – des privaten Versagens oder schlechten Haushaltens. Verschuldung ist, so die Theoretikerinnen, eine Form der Disziplinierung und Kontrolle von Frauen in der Zukunft, ein Gehorsamsversprechen, was verschuldete Menschen dazu zwingt, immer noch prekärere Ausbeutungsverhältnisse einzugehen (vgl. Federici 2020: 01:27:54). Alternative Politiken der Entschuldung der privaten Haushalte sind dringend notwendig, um der Verschuldungsspirale zu entgehen.

Kollektive Infrastruktur von unten: Alternativen in der Krise

Die Krise hat die Notwendigkeit von kollektiven Strategien und Netzwerken deutlich gemacht, die während des Lockdowns in Abwesenheit des Staates Grundbedürfnisse erfüllt haben. In diesen Netzwerken ist als Antwort auf die Krise eine kollektive Infrastruktur von unten entstanden, in der Aufgaben übernommen wurden, die damit zu tun haben, die soziale Reproduktion zu organisieren und die Krise zu managen. Durch solidarische Beziehungen haben vor allem Frauen und Queers die fehlenden Antworten des Staates mit autonomen Aktionen ersetzt, haben wirtschaftliche Überlebensstrategien er- und gefunden, um sich, ihre Familien und Netzwerke zu versorgen. Wie viele beispielhafte Beschreibungen der Krise aus den marginalisierten Stadtvierteln Lateinamerikas schildern (vgl. Baron et al. 2020), sind diese neu entstandenen oder aufgelebten Netzwerke mehr als nur Überlebensstrategie. Durch kreative Prozesse ist ein Raum geschaffen worden, um zu diskutieren, Gemeinschaft zu leben, politische Strategien zu entwickeln und „zärtliche Netzwerke zum Überleben" (Colectivo Mapeos Feministas 2021: 7) aufzubauen. Die Notwendigkeit zusammenzuhalten, Ressourcen und Kräfte zu kollektivieren, gegenseitig Unterstützung anzubieten, ist die Antwort der Basis auf die Krise. Gemeinschaft dient in der „Schlacht Kapital vs. Leben" sozusagen als Widerstand, gedacht als Ausdruck selbstorganisierter Formen des Aufbaus von sozialen und wirtschaftlichen Beziehungen, die auf Anerkennung und Wertschätzung von gegenseitiger Abhängigkeit basieren. Für die grundlegendsten Bedürfnisse der Gesellschaft finden sich in der Gemeinschaft kollektive Lösungen, die Wirtschaft und Gesellschaft solidarisch gestalten und die materiellen Voraussetzungen für ein Leben in Würde, ein „lohnenswertes Leben" schaffen (vgl. Colectiva XXK 2021: 37f.). Die reproduktiven Tätigkeiten bleiben, wie Verónica Gago erklärt, nicht nur auf die Haushalte, das Zuhause, das Innere und das Private beschränkt, sondern das „Häusliche" hat sich auf die Gemeinschaft, auf die Straße und die Viertel erweitert (Gago 2020: 3:30). Sie finden auch in Kiezinitiativen, Stadtteilorganisierungen, gemeinschaftlichen Aktivitäten, Räumen und Netzwerken statt. In der Versorgungsstruktur für Lebensmittel durch kleine Produzent*innen und Kooperativen aufgrund von Lieferengpässen, beim Aufräumen und Saubermachen der Viertel, wo die Müllabfuhr nicht hinkommt, dem Organisieren der Nachbarschaftshilfe und Suppenküchen, die während des Lockdowns aus dem Boden geschossen sind und in Argentinien zeitweise 11 Millionen Menschen mit Essen versorgt haben. Essen kochen, aber auch Probleme lösen und über den Umgang mit neuen Ansteckungsfällen in der Nachbarschaft informieren, gehörten zu den Aufgaben dieser Überlebensnetzwerke, ebenso wie Einkäufe und Medikamente organisieren und nach älteren Nachbar*innen zu sehen. Es wurden feministische Notfallpläne, Leitlinien und Warnsysteme für den Umgang mit geschlechtsspezifischer Gewalt entwickelt und gemeinschaftliche und plurinationale Sorgesysteme entworfen (vgl. Coordinadora 8M 2021: 2ff., Manzi 2020). Auf viele verschiedene Weisen haben sich Leute zusammengefunden und organisiert, während die Hilfe des Staats oftmals ausgeblieben ist.

„Ein Riese auf wackeligen Füßen": Lektionen aus der Krise

Auch wenn ein Ende der Krise vor allem für die Länder Lateinamerikas und der Karibik noch lange nicht in Sicht ist, werden vielerorts Auswege aus der Krise und Post-Covid Szenarien diskutiert. Lektionen aus der Krise sollten auch nach der Pandemie gelten: ein Zurück in die vermeintliche „Normalität" ist aus feministischer Perspektive nicht möglich. Der zurückersehnte Normalzustand wird getragen von einem System, das Ungleichheit produziert und diese normalisiert als wäre sie ein natürliches, kein politisches, Phänomen (vgl. Gomez Alcorta 2020: 3). Es ist deutlich geworden, dass die als fortschrittlich gepriesene, globalisierte Gesellschafts- und Wirtschaftsordnung stark krisenanfällig ist. Das kapitalistische System ist nicht in der Lage, Antworten auf globale Krisen zu geben und Leben ausreichend zu schützen. Es ist verwundbar. Es ist zerbrechlich. Ein „Riese auf wackeligen Füßen", wie die spanische Wirtschaftswissenschaftlerin Amaia Orozco es formuliert (Orozco 2021: 07:57). Zu wissen, dass das System nicht „normal" ist, dass die Prekarität des Lebens politisch ist, bedeutet eine prinzipielle Veränderung ist möglich. Was die Krise deutlich zeigt, ist, dass sich viele der bestehenden und verschärften Ungleichheiten an der Frage nach Sorge aufzeigen lassen und die Reorganisation der Arbeit und Sorgearbeit als gesellschaftliche Transformationsstrategie ernst genommen werden muss – nicht nur in Lateinamerika, sondern global. Klar ist dabei geworden, dass eine Veränderung der sozialen Reproduktion des Lebens hin zu kollektiven Strukturen notwendig ist: dass Sorgearbeit anerkannt und entlohnt, heraus aus der Isolation der privaten Haushalte geholt und vergemeinschaftlicht werden muss. Reichtum muss dazu anders verteilt, in den „Dienst des Lebens“ gestellt werden, wie Silvia Federici sagt. Reichtum sollte in Häuser und Gesundheit investiert werden, und darein, es allen möglich zu machen das alltägliche Leben zu reproduzieren ohne Ungleichheit, ohne Ausbeutung und ohne Elend (vgl. Federici 2020: 29:36–31:36).

All dem liegt die Idee zugrunde, statt dem patriarchalen, globalen Kapitalismus das Leben, die Solidarität und die Sorge ins Zentrum zu holen und darüber Alternativen für eine Welt in der Krise zu finden. Das bedeutet kollektive Antworten einer sozialen, solidarischen, feministischen Ökonomie auf die Krise der sozialen Reproduktion. In diesen Prozessen, wie sie die Corona-Krise nun vielfach zu Tage gebracht hat, entsteht mehr als Sorge. Es entstehen Räume, in denen die heutige Art zu leben problematisiert wird. Es entstehen neue Formen des Widerstands, die die kapitalistische Produktionsweise infrage stellen.

Literatur- und Quellenverzeichnis

Barón, Camila; Bascuas, Maisa; Bustos, Ana Julia; Roco, Josefina; Rosales, Josefina; Roggi, Magdalena (2020): *Destapar la Crisis: Guardianas de la Comunidad*, in: *Lado A+B*, [Podcast] [https://spoti.fi/3hnFp7u], letzter Aufruf 05.09.2021.

Batthyány, Karina (2020, 28.04): *Las desigualdades de géneros y cuidados ante la pandemia*, in: *CLACSOTV*, [Video] [http://youtu.be/89u2C5WYLws], letzter Aufruf 05.09.2021.

Batthyány, Karina (2020a, 29.04.): Conferencia Pandemia Global, in: *Vicerrectoría De Desarrollo Humano*, [Video] [https://bit.ly/2YQhuah], letzter Aufruf 05.09.2021.

Batthyány, Karina (2021, 15.03): A un año de la pandemia ¿Qué ocurre con los cuidados en clave de género?, in: *CLACSO TV*, [Video] [http://youtu.be/vn6EIW0Phis], letzter Aufruf 05.09.2021.

Batthyány, Karina (2021a, 03.05.): Esta pandemia llega a América Latina y el Caribe en una alta desigualdad, vulnerabilidad y debilitamiento social, in: *CLACSO*, [Online] [https://bit.ly/3nvlkzN], letzter Aufruf 05.09.2021.

CEPAL (2020): *La pandemia del COVID-19 profundiza la crisis de los cuidados en América Latina y el Caribe* [PDF] [https://bit.ly/3z4SFE2], letzter Aufruf 05.09.2021.

CEPAL (2021a): *Panorama Social de América Latina 2020*, Santiago de Chile: CEPAL.

CEPAL (2021): *La autonomía económica de las mujeres en la recuperación sostenible y con igualdad*, [PDF] [https://bit.ly/3k7zcyh], letzter Aufruf 05.09.2021.

Colectiva XXK & Sempreviva Organização Feminista (2021): *Vereint und rebellisch: Auf Entdeckung der Territorien der feministischen Ökonomie*, [PDF] [https://bit.ly/3lfpfOx], letzter Aufruf 05.09.2021.

Colectivo Mapeos Feministas (2021): Destapar la Crisis: Trabajos de Cuidados en Tiempos de Coronavirus, in: *Dossier n°38, Instituto Tricontinental de Investigación Social*, [PDF] [https://bit.ly/3k5fjrC], letzter Aufruf 05.09.2021.

Coordinadora 8M (2021): Juntas avanzamos hasta dignificar los trabajos de cuidado, in: *La Primera* vom 08.05.2021, [PDF] [https://bit.ly/3lhsjtq], letzter Aufruf 05.09.2021.

D'Alessandro, Mercedes; O'Donell, Victoria; Prieto, Sol; Tundis, Florencia; Zanino, Carolina (2021): *The Value of Care: A Strategic Economic Sector: A Measurement of Unpaid Care and Domestic Work in the Argentine GDP*, [PDF] [https://bit.ly/3EbcywF], letzter Aufruf 05.09.2021.

Federici, Silvia (2020, 29.07.): *Desafíos feministas en tiempos de pandemia*, [Video] [https://youtu.be/unu-xGO8JiQ], letzter Aufruf 05.09.2021.

Gago, Verónica (2020, 20.08.): VIRAL. Proyecciones de una Argentina Post-Pandemia. Entrevista con Verónica Gago, *ADiUC*. [Video] [https://bit.ly/2YRJHgT], letzter Aufruf 05.09.2021.

Gago, Verónica; Cavallero. Lucía (2020): Deuda, Vivienda y Trabajo: Una Agenda feminista para la Pospandemia, in*: Revista Anfibia*, [online] [https://bit.ly/3htwdOL], letzter Aufruf 05.09.2021.

Gomez Alcorta, Eli (2020): *Prefacio*, In: Instituto Tricontinental de Investigación Social, Coronashock y Patriarcado, [PDF] [https://bit.ly/3EaiDcK], letzter Aufruf 05.09.2021.

López-Calva, Luis Felipe (2021): *COVID-19 y la riqueza en la cima: más multimillonarios y más ricos en ALC tras la crisis*, [online] [https://bit.ly/3nnIicd], letzter Aufruf 05.09.2021.

Manzi, Javiera (2020): Wir haben uns das Leben zu eigen gemacht, in: *Lateinamerika Nachrichten 551, Online Ausgabe*, [Online] [https://bit.ly/3Ea1kbY /], letzter Aufruf 05.09.2021.

Naciones Unidas (2020): *Informe: El impacto del COVID-19 en América Latina y el Caribe*, [PDF], [https://bit.ly/394PWjj], letzter Aufruf 05.09.2021

OIT (2020): *PANORAMA LABORAL 2020: América Latina y el Caribe*, [PDF] [https://bit.ly/3lhE6YJ], letzter Aufruf 05.09.2021.

Orozco, Amaia (2020): Destapar la crisis: Ese gigante de pies de barro, in: Lado A, [Podcast] [https://spoti.fi/2Vzf66o], letzter Aufruf 05.09.2021

Sagot, Montserrat (2020, 20.04.): Estamos viviendo una crisis civilizatoria, in: *CLACSOTV*, [Video] [https://youtu.be/f9nr-BdZo5w], letzter Aufruf 05.09.2021.

UNDP (2020): *Impactos socioeconómicos de la pandemia en los hogares de Chile*, [PDF] [https://bit.ly/3hquslu], letzter Aufruf 05.09.2021.

Von Redecker, Eva (2020): *Revolution für das Leben: Philosophie der neuen Protestformen*, 2. Aufl., Frankfurt a.M.: S. Fischer Verlag.

Ungleichheit in Zeiten von Corona oder – Lateinamerikas Wege in die Zukunft

Hans-Jürgen Burchardt

Corona hat die menschliche Zivilisation vor enorme Herausforderungen gestellt. Es ist jedoch nicht nur das Virus, das tötet. Covid-19 frisst sich vielerorts in gesellschaftliche Strukturen ein, die bereits durch starke soziale Zerklüftungen gekennzeichnet sind, in denen oft große Teile der Bevölkerung verarmt und soziale Dienste stark fragmentiert sind oder gar nicht existieren. Corona ist nicht nur ein Virus. Es ist auch ein sozialer Marker, der Elend und soziale Ungleichheiten ausleuchtet. Dies trifft insbesondere auf Lateinamerika zu, die Region mit den größten sozialen Ungleichheiten weltweit.

Die Pandemie stellt die lateinamerikanischen Gesellschaften seit ihrem Ausbruch in der Region im Februar 2020 vor extreme Herausforderungen. Es geht nicht nur um eine weitere Krise, es geht um grundsätzliche Fragen: nach dem Entwicklungsmodell, der zukünftigen Rolle des Staates, der Demokratie sowie der Bedeutung der öffentlichen Dienstleistungen und Güter. Die Corona-Pandemie macht deutlich, was systemrelevant ist: ein funktionierendes Gesundheitssystem, eine breite, für allen zugängliche Daseinsvorsorge. Diese Erkenntnis sollte zur Richtschnur für die weitere Entwicklung der lateinamerikanischen Gesellschaften werden (vgl. Burchardt 2021).

Der folgende Beitrag beschreibt mehrere lateinamerikanische Facetten der Pandemie unter der Perspektive sozialer Ungleichheiten. Zuerst wird das soziale Panorama in der Region beschrieben. Auf dieser Basis folgen Empfehlungen, wie die Corona-Pandemie in eine konkrete Politik münden könnte, um die Krise zu überwinden und die Region für die nächste Katastrophe wie z.B. den Klimawandel zu wappnen.

Covid-19 in Lateinamerika: Das soziale Panorama

Schon 2020 hatte sich Lateinamerika zu einem Pandemie-Hotspot entwickelt. Brasilien und Peru wurden zu komplexen Epizentren. Im weiteren Verlauf kam es zu einer deutlichen Zunahme des Infektionsgeschehens auch in so genannten *middle income* Ländern wie Argentinien, Chile, Mexiko und Kolumbien. Mitte 2021 zählt Lateinamerika offiziell fast 35 Millionen Infizierte und mehr als 1,2 Millionen Tote, mehr als die Hälfte davon alleine in Brasilien. Die Region repräsentiert zwar nur 8,4 Prozent der Weltbevölkerung, stellt aber nach Angaben internationaler Organisationen gut ein Viertel der globalen Todesopfer. Allerdings ist bis heute unklar, wie aufschlussreich die veröffentlichten Zahlen über Infektionen und Todesfälle in der Region sind. Es kann davon ausgegangen werden, dass die offiziellen Zahlen nur ein sehr unvollständiges Bild des Infektionsgeschehen wiedergeben. Ein Beispiel: In Mexiko hat sich nach Studien der Regierung bis Mitte 2021 rund ein Viertel der Bevölkerung mit dem Coronavirus infiziert; das wären mehr als 30 Millionen Mexikaner und Mexikanerinnen. Die Zahl der bestätigten Infektionen beläuft sich aber nur auf rund 2,5 Millionen Menschen. Die offizielle Zahl der Todesopfer liegt bei knapp 230.000. Hier dürfte die tatsächliche Zahl nach Schätzungen mindestens 60 Prozent höher sein (Cham et al. 2021).

Ein Grund für diese hohen Schwankungen sind die begrenzten Testkapazitäten auf dem Land sowie in den armen Stadtvierteln. Ländliche Gebiete sind in Lateinamerika traditionell von extremer Armut und fehlender Gesundheitsversorgung gekennzeichnet. In großen Städten hingegen existiert das Phänomen einer Hyper-Urbanisierung mit hoher Bevölkerungsdichte und geringen hygienischen Standards; dafür gibt es häufig Gesundheitsbelastungen durch starke Schadstoffkonzentrationen. Nach verschiedenen Studien lebt ein Fünftel der lateinamerikanischen Bevölkerung in informellen oder prekären urbanen Siedlungen, in denen es oft an allem fehlt. Häufig gibt es zu wenig sanitäre Versorgung sowie unzureichende Wasser-, Energie- und Stromversorgung. Viele Wohnungen sind unangemessen ausgestattet und mit mehr als drei Personen pro Schlafraum belegt. Der öffentliche Nahverkehr ist prekär und beengt. Ideale Voraussetzungen für die Verbreitung des Virus. All dies erschwert in vielen Ländern sowohl die Erfassung und Nachverfolgung von Infektionen wie auch die Seuchenbekämpfung. Dazu kommen in manchen Ländern politische Befindlichkeiten wie die Verharmlosung des Virus in Brasilien oder das Leugnen von Infektionsdynamiken wie in Nicaragua (s. Vestena und Krawinkel in diesem Band).

Weiß man in Lateinamerika zu wenig über das reale Infektionsgeschehen, sind die Gründe für die Verbreitung des Virus seit langem wohlbekannt: dazu zählen als erstes die mit Personal und Ressourcen zu schwach ausgestatteten, oft teilprivatisierten und darum signifikant fragmentierten Gesundheitssysteme der Region. Allein die Schätzungen der panamerikanischen Gesundheitsorganisation *Pan Amercian Health Organization* (PA-

HO) verdeutlichen dies eindrücklich: Die PAHO hält eine Bereitstellung von 6 Prozent des regionalen Bruttoinlandsprodukts (BIP) für erforderlich, um in Lateinamerika eine universelle solide Gesundheitsversorgung zu gewährleisten. Die meisten Länder investieren aber durchschnittlich nur 2,4 Prozent des BIP in die Gesundheit; die einzigen Ausnahmen sind Kuba, Argentinien und Costa Rica (CEPAL 2019a: 139–140).

Zusätzlich leidet die Bevölkerungsmehrheit Lateinamerikas unter prekären Einkommensverhältnissen, die die soziale Krise weiter verschärfen, aber auch die Einhaltung von Pandemievorschriften erschweren: 2019 verfügten 77 Prozent der lateinamerikanischen Bevölkerung (470 Millionen Menschen) über ein niedriges oder mittleres Einkommen. Diese Mehrheit hat kaum Ersparnisse, um die aktuellen Krisenkosten abzufedern (CEPAL 2019b; 2020a). Die Internationale Arbeitsorganisation *International Labour Organization* (ILO) befürchtet, dass zusätzlich mehr als die Hälfte der formell Beschäftigten der Region von Arbeitsplatzverlusten betroffen sein wird (ILO 2020a: 14). Viele dieser von Arbeitslosigkeit Bedrohten haben kaum oder keinen Anspruch auf Sozialversicherungen oder Renten. Nur elf der 33 Länder in der Region kennen überhaupt eine Arbeitslosenversicherung und ein Drittel der erwerbstätigen Personen, die in Haushalten mit niedrigem und unterem bis mittlerem Einkommen leben, ist rentenversichert (CEPAL 2020b). Noch schlimmer ist Lage für die informell Beschäftigten, also über 50 Prozent aller Erwerbstätigen. Hier ist die Pandemie meist existenzbedrohend: Die regelmäßigen Lockdowns und anderen Auflagen zur Sicherung physischer Distanz führen zu signifikanten Beschäftigungs- sowie massiven Einkommensverlusten. Dies betrifft über 160 Millionen Personen; viele von ihnen sind junge Menschen und Frauen, die auf der Suche nach einem täglichen Broterwerb durch die Straßen ziehen (ILO 2020b; vgl. Weller in diesem Band). Die Mehrheit dieser Schutzbedürftigen können hygienische Mindeststandards nicht einhalten, grundlegende Maßnahmen wie Händewaschen oder Vermeiden von Körperkontakt sind für sie schwierig oder unmöglich. *Social distancing* ist nicht durchsetzbar und würde den Hungertod bedeuten.

Die Krise trifft die Armen und Vulnerablen also am stärksten. Für sie bedeutet nicht nur das Virus, sondern auch ein Lockdown oft Elend oder im Extremfall sogar Tod. Wie in den meisten Ländern des Globalen Südens ist auch in Lateinamerika das pandemiebedingte „zu Hause bleiben" ein Luxus, den sich nur eine Minderheit leisten kann.

Die Armutszahlen der Region lassen jetzt schon erahnen, welche schwere soziale und wirtschaftliche Krise die Pandemie provozieren wird: Laut der UN-Wirtschaftskommission für Lateinamerika (*Comisión Económica para América Latina y el Caribe*, CEPAL) waren vor der Pandemie 2018 rund ein Drittel der Bevölkerung in der Region arm, fast die Hälfte dieser Armut konzentrierte sich auf die ländlichen Gebiete. Vor allem unter von Arbeitslosigkeit und Nichterwerbstätigkeit betroffenen Menschen ist die Armut hoch. In dieser Gruppe gelten 41,6 bzw. 29,8 Prozent als arm, gefolgt mit 29,4 Prozent Armut bei den sogenannten „Selbstständigen und unbezahlten Familienmitgliedern" (CEPAL 2019c: 19). Seit der Pandemie ist diese Armut sprunghaft angestiegen und wird nach allen Prognosen weiter steigen. Eng verbunden mit der Armut ist das dramatische Ansteigen der sozialen Ungleichheit. Während es hier in den ersten 15 Jahren dieses Jahrhunderts in der Region eine diskrete, aber doch sichtbare Verringerung gab, hat sich diese Dynamik mit der Pandemie vollständig umgekehrt: Ungleichheiten steigen wieder stark an.

Tabelle: Lateinamerika (17 Länder): Prognostizierte Veränderung des GINI-Index im Jahr 2020

1,0% bis 2,9%	3,0% bis 4,9%	5,0% bis 6,9%	Mehr als 7,0%
Guatemala	Bolivien (Plurinationaler Staat)	Brasilien	Argentinien
Honduras	Costa Rica	Chile	Ecuador
Nicaragua	Panama	Kolumbien	Peru
Paraguay	Dominikanische Republik	El Salvador	
		Mexiko	
		Uruguay	

Quelle: CEPAL (2021a: 44).

Viele Beobachterinnen und Beobachter gehen davon aus, dass sich die sozialen Zerklüftungen in der Region mit und nach der Pandemie weiter vertiefen und für große Bevölkerungsschichten lang anwachsende soziale und wirtschaftliche Unsicherheiten provozieren. Die CEPAL (2020a) befürchtet, dass Lateinamerika im Feld der sozialen Entwicklung um mehr als ein Jahrzehnt zurückfallen wird. Covid-19 raubt also nicht nur vielen Menschen die Gesundheit oder das Leben. Der Virus hat auch das Potenzial, die Gesellschaften Lateinamerikas über Jahre hinaus zu schwächen oder sogar zu zerreißen. Dies stellt auch für die relativ gefestigten Demokratien der Region eine wachsende Bedrohung dar. Und schlimmer: Armut und Misere sind ein exzellenter Nährboden für das Virus. In lokalen Räumen kann es gut gedeihen, sich weiterentwickeln und sich mit neuen Mutationen in immer neuen Wellen in ganz Lateinamerika und der Welt ausbreiten.

Von Corona lernen: Wege in die Zukunft

Wenn die lateinamerikanischen Gesellschaften die aktuelle Covid-19-Krise überwinden und zusätzlich verhindern wollen, dass die nächste Pandemie oder die Klimakrise die Region in gleicher Weise oder sogar noch härter treffen, müssen sie von Corona lernen. Die Lektion ist einfach: Die sozialen Ungleichheiten sind entschlossen zu verringern und zwar nicht nur durch neue Kampagnen zur direkten Bekämpfung von Armut. Armut ist immer eine Frage von Ungleichheit. Das Phänomen der persistenten sozialen Ungleichheit ist in Lateinamerika gut erforscht und ausgeleuchtet. Ursachen und Lösungen zur Überwindung der eklatanten Ungleichheiten sind seit langem bekannt, aber bisher fehlte es am politischen Willen die nötigen Strukturreformen einzuleiten. Dieser Befund trifft auch auf die progressiven Regierungen zu, die ab Ende der 1990er Jahre angetreten waren, um die soziale Frage zu bearbeiten (Burchardt 2020).

Bei einer genaueren Beschäftigung mit sozialer Ungleichheit in der Region wird deutlich, dass sich nicht nur die Oberschicht, sondern auch die Mittelschichten weitgehend mit den existierenden Ungleichheiten gut arrangiert haben und oft von ihnen profitieren. In Lateinamerika erwirtschaften gerade einmal 20 Prozent der Erwerbstätigen rund 40 Prozent des regionalen BIP. Diese Minderheit ist ökonomisch gut abgesichert und verfügt über einen Zugang zu exzellenten sozialen Dienstleistungen. Die mehr als 50 Prozent informellen Arbeitskräfte sind ökonomisch irrelevant, ihr Anteil am regionalen BIP beträgt gerade einmal 10 Prozent (CEPAL 2012). Mit anderen Worten: sie sind für die Entwicklung der Region gesamtwirtschaftlich kaum erforderlich.

Dieses Segment an prekär Arbeitenden und Lebenden hilft den Mittel- und Oberschichten hingegen ganz entschieden, ihr Leben noch komfortabler zu gestalten. So ist die wenig regulierte und schlecht bezahlte Hausarbeit seit langem einer der wichtigsten Stützen für das gute Leben der lateinamerikanischen Mittelschichten. Nach Südostasien werden in Lateinamerika weltweit die meisten Hausangestellten beschäftigt: Im Jahr 2016 machten 18 Millionen Pflegekräfte 7 Prozent der regionalen Erwerbstätigen aus, mehr als 90 Prozent davon waren Frauen und fast 80 Prozent waren informell beschäftigt, also ohne Arbeitsvertrag, ohne Sozialversicherung und mit niedrigen Löhnen (ILO 2016). Darüber hinaus sind Indigene und Schwarze in dieser Gruppe stark überrepräsentiert (Lextartza et al. 2016; zu Hausarbeit s. Weinmann 2020).

Mit Blick auf diese Strukturmerkmale der lateinamerikanischen Gesellschaften lassen sich drei Schritte identifizieren, mit denen der Verschärfung der Ungleichheit im Kontext der Corona-Krise in Lateinamerika begegnet werden kann.

Ausweitung der Daseinsvorsorge

Corona ist die Stunde für soziale Reformen. In Pandemiezeiten ist es am dringlichsten, die geschwächten und dysfunktionalen Gesundheitssysteme zu stabilisieren, um die Kranken adäquat behandeln und versorgen, sowie die Ausbreitung der Infektion eindämmen zu können. Daher sollten in einem ersten Schritt alle notwendigen Ressourcen mobilisiert werden, um die Gesundheitssysteme auf den international empfohlenen Standard zu bringen. Hierzu ist vor allem eine Aufstockung mit Personal erforderlich: Die Weltgesundheitsorganisation *World Health Organization* (WHO) (2017) schätzt, dass weltweit ein Minimum von 3,0 Personen im Gesundheitspersonal pro 1.000 Einwohner notwendig ist, um das Ziel Drei der nachhaltigen Entwicklungsziele (*Sustainable Development Goals*, SDGs) der Vereinten Nationen „Gesundheit und Wohlbefinden" zu erreichen. In Lateinamerika wird diese empfohlene WHO-Personaldichte nur von drei Ländern erreicht: Argentinien (3,96), Kuba (8,4) und Uruguay (5,05).

Doch im Gesundheitswesen geht es nicht nur um Ressourcen. Brasilien und Chile sind gute Beispiele dafür, dass sich die Qualität eines Gesundheitssystems nicht nur über hohe Ausgaben definiert, sondern auch über eine institutionelle Ausrichtung, die ein breite Gesundheitsvorsorge garantiert. In den beiden genannten Ländern sind die Gesundheitssysteme prinzipiell gut ausgestattet und verfügen über hinreichende Ressourcen. Sie zeichnen sich aber gleichzeitig durch eine starke vertikale (hauptsächlich städtische) Struktur aus, bei der es sehr gute, meist private Dienstleistungen für wenige, statt einer universellen Vorsorge und Betreuung für alle gibt. Corona hat dieses System zusammenbrechen lassen, indem es auch die exklusiven privaten Dienstleister überlastete. Die Erfahrungen in Kuba und Uruguay unterstreichen, dass ein Gesundheitswesen mit universeller Abdeckung, robuster Ausstattung und ausreichend Personal in der Lage ist ein Krisenszenario wie die Pandemie besser zu bewältigen. Es geht in Zukunft darum, den Zugang zur Gesundheitsversorgung zu erweitern; ein Schwerpunkt sollte hierbei in den städtischen Armutsvierteln und im ländlichen Raum liegen.

Corona macht als sozialer Marker weiterhin deutlich, dass sich die Pandemiebekämpfung nicht auf eine Verbesserung der Gesundheitsversorgung oder auf einen Impfstoff beschränken darf, sondern generell die miserablen Lebens- und Arbeitsbedingungen reduzieren muss. In den

Ländern mit schwachen Gesundheitssystemen, großer Armut und einem hohen Anteil informeller Wirtschaft und Arbeit bleibt als erste Notmaßnahme sicherlich nur die Option auf Sofort- und Direkthilfen für die Grundsicherung der gefährdeten Bevölkerung. Die Erfahrungen der letzten zwei Jahrzehnte mit der Umsetzung von Bargeldtransfers, den so genannten *cash transfers* wie in Brasilien, haben gezeigt, dass solche Maßnahmen ebenso billig wie effektiv sind: Sie erreichen direkt gefährdete soziale Gruppen, fördern deren materielle Existenzsicherung und haben geringe Kosten (im Durchschnitt weniger als 1 Prozent des nationalen BIP bzw. 0,25 Prozent des regionalen BIP) (Blofield/Filgueira 2020; CEPAL 2016, 2020b). Zur Stabilisierung der Region darf man aber bei solchen assistentialistischen Maßnahmen nicht stehen bleiben. Sie müssen in einen zügigen Ausbau einer breiten Daseinsvorsorge münden. Die Rede ist von einer flächendeckenden Versorgung mit sozialen Dienstleistungen für alle, die gleichzeitig als soziale Rechte abgesichert sind. Das Ziel muss es also sein für alle systemrelevanten Bereiche eine möglichst universelle öffentliche Infrastruktur aufzubauen.

Die CEPAL (2020a: 19) bringt hierbei als eine der wichtigsten Maßnahmen eine Einkommensgarantie über ein universelles Grundeinkommen in Spiel:

> „Die zentralen Aktionen sind die Einrichtung einer universellen Einkommensgarantie, insbesondere für informelle und prekäre Arbeiter sowie der universelle Zugang zu Tests und medizinischer Versorgung für alle, die sie benötigen. Dazu gehören grundlegende Dienstleistungen, Wohnraum, angemessene Ernährung und Bildung für Kinder, Jugendliche und junge Erwachsene. Mittel- und langfristig sollte die soziale Absicherung zu einer zentralen Politik für den Abbau von Ungleichheiten, für die Förderung von sozialer Inklusion und integrativen Wachstums und damit für den sozialen Zusammenhalt werden. Dafür ist es entscheidend, universelle soziale Schutzsysteme zu konsolidieren, einschließlich universeller Gesundheitssysteme, die auf einem Rechtsanspruch basieren und für Unterschiede sensibel sind. Zusätzlich sollten in der Erholungsphase Strategien für die Integration der Arbeitskräfte entwickelt werden" (Übersetzung des Autors).

Insofern sind massive Investitionen in die Gesundheitsinfrastruktur, die Pflege, die Bildung, die Grundversorgung, die zivile und öffentliche Sicherheit, den städtischen öffentlichen Nahverkehr, die Förderung der ländlichen Gebiete und der lokalen Wirtschaft erforderlich. Innerhalb dieser Maßnahmen müssen die reproduktiven Tätigkeiten der Pflege und Betreuung strukturell, aber auch kulturell besonders aufgewertet werden. Die

Pandemie hat weltweit deutlich gemacht, dass Sorgearbeit systemrelevant ist. Hierbei wurden auch die geschlechtsspezifischen Schieflagen sichtbar: Fast drei Viertel aller Beschäftigten im Gesundheits- und Pflegesektor (formell und informell) in Lateinamerika sind Frauen. Sie verdienen im Durchschnitt 25 Prozent weniger als Männer und sind gleichzeitig aufgrund der geschlechtsspezifischen Arbeitsteilung einem deutlich höheren Infektionsrisiko ausgesetzt (Kessler/ Benza 2020).

Maßnahmen zum Ausbau der öffentlichen Daseinsvorsorge würden sich schnell selbst tragen und legitimieren: Wenn Ausgaben bei Pflegediensten oder Bildung nicht mehr in der Verantwortung des Einzelnen liegen, sondern mit breitem Zugang und in hoher Qualität vom Staat gewährleistet werden, entscheiden sich viele Familien sicherlich nicht mehr für private Krankenversicherungen, versuchen Steuern zu vermeiden oder beschäftigen Hausangestellte informell und zu unwürdigen Bedingungen. Schließlich liegt es vor allem am hohen Anteil billiger Hausarbeit, dass es selbst bei ausreichend vorhandenen gesellschaftlichen Ressourcen in der Region bisher nicht erforderlich – oder durchsetzbar – war ein System hochwertiger öffentlicher Dienstleistungen zu schaffen, welches für die Mehrheit zugänglich ist. Eine Formalisierung – und somit Verteuerung – von Hausarbeit gekoppelt mit einer Neubewertung und staatlicher Förderung systemrelevanter Tätigkeiten in Pflege, Betreuung und Bildung wird die Entstehung eines öffentlichen Gemeinwohls signifikant unterstützen (dies trifft genauso auf Deutschland zu: Burchardt 2021).

Reduzierung der informellen Arbeit

Bei einer genaueren Analyse des lateinamerikanischen Infektionsgeschehens wird deutlich, wie stark die Existenz der informellen Ökonomie die Pandemiebekämpfung ausbremst oder einzelne Maßnahmen sogar ganz verhindert (ILO 2020a). Für viele prekär Erwerbstätige würde die Umsetzung aller pandemiebedingten Schutzmaßnahmen Hunger, Elend oder gar Tod bedeuten. Die informelle Arbeit wurde in Lateinamerika – sowie in großen Teilen des Globalen Südens – zum Brandbeschleuniger der Pandemie. Corona lehrt uns also, dass die Stärkung der gesellschaftlichen Krisenresilienz eine signifikante Reduzierung von informeller Arbeit erfordert:

> „Die COVID-19-Krise hat einmal mehr die Verwundbarkeit der Millionen von Menschen offengelegt, die ihren Lebensunterhalt in der informellen Wirtschaft verdienen und erinnert daran wie wichtig es ist den Übergang von der informellen zur formellen Wirtschaft zu einem

> Schwerpunkt der nationalen Politik zu machen. Ein wirtschaftlicher Aufschwung ist zwar notwendig, wird aber allein die Informalität nicht verringern; eine adäquate öffentliche Politik ist ebenfalls unerlässlich“ (ILO 2020a: 8, Übersetzung des Autors).

Doch die Existenz eines breiten Sockels informeller Arbeit erschwert nicht nur die Seuchenbekämpfung. Sie hat weitere beachtliche Auswirkungen auf die regionalen Volkswirtschaften, auf die sozialen und politischen Konstellationen sowie auf die Notwendigkeit der anstehenden sozial-ökologischen Transformation zur Eindämmung des Klimawandels und massiven Verlusts biologischer Vielfalt in der Region. Die Mehrheit der gering qualifizierten Arbeitsplätze steht nicht nur im Gegensatz zum Aufbau einer breit angelegten Sozialpolitik. Sie ist gleichzeitig das Haupthindernis für die Steigerung der Arbeitsproduktivität und blockiert somit die für Lateinamerika strategisch bedeutsame Option, über eine erhöhte Wertschöpfung durch Arbeit und Wissen die umweltschädliche Ausbeutung und den Export von Rohstoffen (wie Öl, Gas, Bergbau, aber auch Agrarprodukte) zu verringern.

So war selbst während des enormen Wirtschaftsbooms der letzten zwei Jahrzehnte in der Region kein Anstieg der Arbeitsproduktivität oder des Anteils der Lohnsumme am BIP (der den Anteil der nationalen Wertschöpfung durch Arbeit misst) zu verzeichnen (Burchardt et al. 2016). Nach Angaben der ILO (2013) ist die Arbeitsproduktivität in Lateinamerika nahezu unverändert halb so hoch wie der globale Durchschnittswert. Der Anteil der Lohnsumme am regionalen BIP ist sogar gesunken:

> „Die Arbeitsproduktivität, gemessen als produziertes BIP pro Arbeitsstunde, ist in den letzten zehn Jahren in Lateinamerika im Vergleich zu anderen, weiterentwickelten Ökonomien zurückgegangen. Im Jahr 2016 erreichte die Arbeitsproduktivität in Lateinamerika ein Drittel der USA-Durchschnitts, ein geringerer Anteil als noch vor 60 Jahren. Dies steht in krassem Gegensatz zur Entwicklung der wachstumsstarken asiatischen Länder wie Korea und in jüngerer Zeit China oder auch der Rohstoffexporteuren wie Australien, deren relative Produktivität stabil blieb“ (OECD et al. 2016: 65, Übersetzung des Autors).

Eine postpandemische Politik in der Region muss sich darum besonders auf eine Verringerung der informellen Ökonomie konzentrieren. Die dafür zu ergreifenden politischen Maßnahmen sind erforscht und bekannt (Burchardt et al. 2013): Erstens muss die traditionelle Politik, sich bei Sozialreformen auf eine vertikale Verbesserung der sozialen Dienstleistungen zu fokussieren, in eine Horizontalisierung, also eine Universalisierung der

Sozialleistungen münden. Konkreter: Heute ist die soziale Absicherung in Lateinamerika überwiegend den Angestellten wichtiger strategischer, meist formeller Sektoren vorbehalten, während die ärmsten 20 Prozent der Region nur 10 Prozent aller Sozialtransfers erhalten. Um diese Konstellation zu ändern, ist eine horizontale Ausweitung des Abdeckungsgrades der sozialen Dienste erforderlich, der gefährdete und/oder ausgegrenzte Bevölkerungsgruppen stärker einbezieht, insbesondere im Bereich der informellen, weiblichen und ländlichen Arbeit. Zweitens zeigen die Beispiele Brasiliens und anderer Länder im letzten Jahrzehnt, dass die alleinige Formalisierung der Beschäftigung durch Verträge nicht bessere Arbeitsbedingungen garantiert (Hecker 2020). Die Arbeitsmarktpolitik muss gleichzeitig die Qualität der Arbeitsbeziehungen verbessern, also Maßnahmen verfolgen, die sich auf Arbeitszeiten, Lohnstruktur, Arbeitsschutz usw. konzentrieren. Drittens arbeiten die durch die Pandemie am meisten gefährdeten Menschen in der informellen Wirtschaft. Die Rede ist von Frauen, Jugendlichen, Landarbeiterinnen und -arbeitern sowie ethnischen Gruppen, deren Arbeit nicht nur systemrelevant, sondern oft auch unsichtbar ist, da sie weder in Statistiken noch in der Politik auftauchen.

Zusätzlich kann die Politik diese Maßnahmen für ein Post-Corona-Szenario nutzen, welches die nachhaltige Steigerung der regionalen Arbeitsproduktivität und somit eine ebenso effiziente wie ökologisch verträgliche Wirtschaft zum Ziel hat. Auch in Lateinamerika sollte in Zukunft die Schaffung von Wohlstand nicht mehr primär von der Ausbeutung der Natur abhängen, sondern von Arbeit und Wissen. Menschenwürdige Arbeitsbedingungen durch sozialen Dialog, sozialen Schutz, Mitbestimmung sowie Rechtssicherheit und eine Ökologisierung der Wirtschaft sind hierfür erforderlich. Eine solche arbeits- und wirtschaftspolitische Ausrichtung würde nicht nur den Anforderungen des Klimawandels und nachhaltigerer Entwicklungsmodelle gerecht werden, sondern auch die verschiedenen sozial benachteiligten Gruppen in die Gesellschaft integrieren. Dieser Schritt ist unumgänglich, wenn nach der Pandemie die viel größere Herausforderung des Klimawandels in Lateinamerika bewältigt werden soll.

Faire Lastenverteilung – gerechte Gesellschaft

Die übliche Antwort auf die hier genannten Vorschläge – die zu Pandemiezeiten eigentlich Verpflichtungen sind – kennen alle: Wer soll das zahlen? Staat und Unternehmen haben doch nur begrenzte Mittel, um die millionenschweren Investitionen, die eine universelle Daseinsvorsorge oder die Verbesserung der Arbeitsbedingungen bedeuten würden, zu schultern? Mitnichten!

Corona zeigt uns, dass fehlende Entwicklung oder Armut keine Frage von Ressourcenknappheit ist, sondern vor allem in einer ungleichen Verteilung begründet liegt. Nicht nur die Armut ist seit Corona massiv angestiegen, auch der Reichtum: Mit Pandemiebeginn gab es allein 2020 in der Region alle zwei Wochen einen weiteren Milliardär, während schätzungsweise bis zu 52 Millionen Menschen im gleichen Jahr arm wurden und 40 Millionen ihre Arbeit verloren. Das Vermögen der Supermillionäre ist allein bis März 2020 um 17 Prozent gewachsen: 48,2 Mrd. US-Dollar, das entspricht 38 Prozent aller Konjunkturpakete, die die Regierungen Lateinamerikas im gleichen Zeitraum aktiviert haben, und ist neunmal so hoch die Notkredite des Internationalen Währungsfonds IWF für die Region (Ruiz 2020: 3).

Wenn man anerkennt, dass die Corona-Pandemie nur durch gemeinsame Anstrengungen überwunden werden kann, also durch Gemeinsinn und kollektive Verantwortung, wird klar: Sie ist nur durch eine faire Umverteilung zu beenden. Das Gebot der Stunde sind darum nicht nur Sozial- und Arbeitsreformen, sondern zusätzlich eine regionale Steuerreform, die die Krisenlasten auf alle Schultern verteilt. Hier ist einiges zu tun. Bis heute ist Lateinamerika eine der Regionen mit den niedrigsten Steuersätzen der Welt und somit eine Oase für Reiche: In einigen Ländern beträgt die Vermögenskonzentration 60 Prozent des nationalen BIP; auf diese gigantischen Vermögen werden kaum Steuern gezahlt (Alstadsæter 2018; Martorano 2018). In der Region entsprechen die staatlichen Einnahmen aus der Vermögenssteuer 1,8 Prozent des BIP; im Vergleich dazu liegen sie in der OECD bei 8,3 Prozent (ECLAC 2018: 8). Auch die progressiven Regierungen der letzten zwei Jahrzehnte haben es in keinem einzigen Land der Region geschafft, ein faires Steuersystem zu etablieren, welches die hohen Einkommen und großen Vermögen in die gesellschaftliche Pflicht nimmt (OECD 2019).

Abbildung: Steuereinnahmen in Prozent des BIP, Lateinamerika und Karibik und OECD im Vergleich 1990–2019

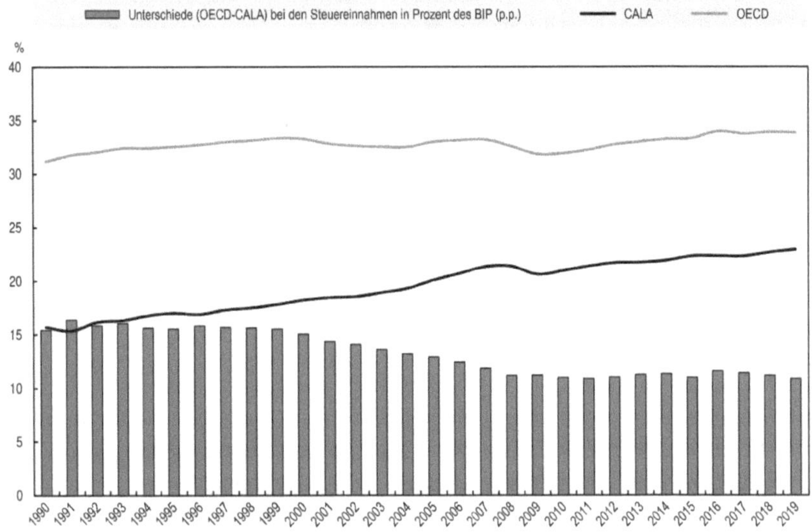

Quelle: OECD (2021: 71).

Eine Steuerreform, die effektiv höhere Einkommen und Vermögen besteuert, ist nicht nur eine Frage technischer Umsetzung, wie es in vielen nationalen Institutionen und internationalen Organisationen angenommen wird. Es geht vielmehr darum, Steuerlegitimität zu schaffen, d.h. die Ablehnung gegenüber Steuern bei wichtigen Teilen der Gesellschaft zu verringern. Dies lässt sich nicht nur mit Gesetzen oder effizienten Verwaltungen erreichen, sondern mit einem Staat, der hochwertige öffentliche Güter anbietet, die breit zugänglich sind. Eine Daseinsvorsorge, die nicht nur hilft die Pandemie kurzfristig zu überwinden, sondern auch garantiert, dass sich langfristig die Lebensqualität der Steuerzahler erhöht.

Corona bietet die Gelegenheit diese Legitimität zu erzeugen und dabei auch die reichsten 10 Prozent der Region zu einem Steuerbeitrag zu verpflichten. Denn viele von ihnen mussten lernen, dass man dem Virus nicht mit privaten Krankenversicherungen, durch die hohen Mauern von *Gated Communities* oder mit einer Flucht in den USA entkommen konnte.

Was Lateinamerika jetzt braucht ist eine gute, über Steuern finanzierte soziale Versorgung und ein Gemeinwohl für alle und mit allen.

Die regionalen Steuerreformen der letzten Jahrzehnte waren sowohl in Bezug auf die Gesamtsteuerlast als auch auf die Steuerkapazität wenig zufriedenstellend: Mit einem durchschnittlichen Steueraufkommen von 23 Prozent des BIP im Jahr 2018 ist die Region weit von dem Durchschnitt der OECD-Länder mit 34,3 Prozent entfernt. Insgesamt lässt sich sagen, dass die Steuersysteme in Lateinamerika stark regressiv ausgerichtet sind und/oder nicht genügend Ressourcen mobilisieren, um die aktuelle Gesundheits- und Wirtschaftskrise zu überwinden und eine inklusive und nachhaltige Entwicklung zu finanzieren.

Ein ausgewogenes Steuersystem kann politisch durch folgende Maßnahmen wirksam umgesetzt werden: Die Abschaffung pauschaler Steuerbefreiungen für hohe Einkommen und Vermögen könnte je nach Land zusätzliche Einnahmen zwischen 2 und 6 Prozent des BIP generieren (CEPAL/Oxfam 2019: 24). Bei der Einkommenssteuer gibt es viel Spielraum: Die Spitzensteuerbelastung liegt bei 25–40 Prozent, bei Finanz- und Kapitaleinkommen sogar nur bei 5–15 Prozent; eine Vermögenssteuer haben derzeit nur Argentinien, Uruguay und Kolumbien (CIAT 2018). Insgesamt zahlen die oberen 10 Prozent der Einkommen in Lateinamerika einen durchschnittlichen effektiven Steuersatz von nur 5,6 Prozent auf ihr Einkommen, in einigen Fällen sogar nur 1–3 Prozent (Amarante/Jimenez 2016: 62). Mit dem öffentlichkeitswirksamen Einsatz von Steuergeldern, zum Beispiel für den Bau von Krankenhäusern, kann die Steuerlegitimität auch bei den wirtschaftlichen Eliten Lateinamerikas erhöht werden (für weitere Vorschläge für neue Steuerreformen siehe auch: Ruiz 2020). Insofern stimmt es auch für Lateinamerika: Genug Ressourcen sind da. Es geht nur um ihre Mobilisierung und kluge Verteilung. Corona ist die Stunde der Politik.

Schluss: Die Zeit von Corona ist die Zeit der Veränderung!

Nach der Krise ist vor der Krise! Die Schockwellen, mit denen das Coronavirus das zersplitterte Lateinamerika zum Knirschen bringt, garantieren keine Veränderung. Krisen sind Prozesse, in denen soziale, ökonomische, kulturelle und politische Konstellationen erschüttert werden oder zerbrechen. Sie bieten die Chance auf neue Konstellationen; aber ebenso können die bestehenden Verhältnisse gestärkt werden. Wenn Lateinamerika nach der Krise in die alten Muster zurückfällt, werden bald die Banken und die großen Unternehmen wieder bestimmen. Dann werden eine neue Austeritätspolitik und Spardiktate die Oberhand gewinnen, die mehr Menschen als Corona das Leben nehmen. Die sozialen Dienste werden weiter abgebaut und bieten immer weniger Schutz. Wenn die nächste Pandemie – oder die Klimakrise, die ebenfalls keine Grenzen kennt – diese letzten

Reste der Menschheit treffen, ist es unwahrscheinlich, dass sich erneut Chancen für Veränderungen bieten.

Literatur

Alstadsæeter, Annette; Johannesen, Nils; Zucman, Gabriel (2018): Who owns the wealth in tax havens? Macro evidence and implications for global inequality, in: *Journal of Public Economics*, 162, 89–100.

Amarante, Veronica; Jiménez, Juan Pablo (2016): Distribución del ingreso e imposición a las altas rentas en América Latina, in: Cuadernos de Economía, 67, 39–73.

Blofield, Merike; Filgueira, Fernando (2020): *COVID-19 and Latin America: Social Impact, Policies and a Fiscal Case for an Emergency Social Protection Floor*, Buenos Aires: CIPPEC.

Burchardt, Hans-Jürgen; Peters, Stefan; Weinmann, Nico (2013): *Arbeit in globaler Perspektive: Facetten informeller Beschäftigung*, Frankfurt: Campus-Verlag.

Burchardt, Hans-Jürgen; Domínguez, Rafael; Larrea, Carlos; Peters, Stefan (2016): *Nada dura para siempre: Neo-extractivismo tras el boom de las materias primas*, Quito: UASB-ICDD.

Burchardt, Hans-Jürgen (2020): Lateinamerikas Rechtsruck: Zur Verantwortung der progressiven Regierungen, in: Eser, Patrick; Witthaus, Jan-Henik (Hg.): *Rechtswende in Lateinamerika: Politische Pendelbewegungen, sozio-ökonomische Umbrüche und kulturelle Imaginarien in Geschichte und Gegenwart*, Wien: Mandelbaum.

Burchardt, Hans-Jürgen (2021): *Das pandemische Manifest. Neun Schritte in eine zukunftsfähige Gesellschaft.* Oekom: München, [https://kassel-global.de/manifest/], letzter Aufruf 04.10.2021.

CEPAL (2012): *Cambio estructural para la igualdad - Una visión integrada del desarrollo*, Santiago: CEPAL.

CEPAL(2016): *Panorama Social de América Latina y el Caribe 2015*, Santiago: CEPAL.

CEPAL (2019a): *Estudio Económico de América Latina y el Caribe*, Santiago: CEPAL.

CEPAL (2019b): *La autonomía de las mujeres en escenarios económicos cambiantes*, Santiago: CEPAL.

CEPAL (2019c): *Panorama Social de América Latina 2019*, Santiago: CEPAL.

CEPAL (2020a): *El desafío social en tiempos del COVID-19: COVID-19 Informe Especial*, Santiago: CEPAL.

CEPAL (2020b): *Anuario estadístico de América latina y el Caribe 2019*, Santiago: CEPAL.

CEPAL (2021a): *Revista CEPAL*, 132, Santiago: CEPAL.

CEPAL/Oxfam (2019) *Los incentivos fiscales a las empresas en América Latina y el Caribe*, Santiago: CEPAL/Oxfam.

CIAT (2018): *Alianza para Generar Impacto: Informe anual CIAT*, [https://ciat.cgiar.org/ar18/prologo/?lang=es], letzter Aufruf 07.09.2021

ECLAC (2018): *Fiscal Panorama of Latina America and the Caribbean*, Santiago: ECLAC.

Gutiérrez Cham, Gerardo, Herrera Lima, Susana; Kemner, Jochen (Hg.) (2021): *Pandemia y crisis: El COVID19 en América Latina*, Guadalajara: Editorial Universidad de Guadalajara.

Hecker, Paul (2020): *Informalität und Ungleichheit im „linken" Brasilien.* Baden-Baden: Nomos.

ILO (2013): *Panorama laboral 2013*, Lima: International Labour Organisation.

ILO (2016): *Políticas de formalización del trabajo doméstico remunerado en América Latina y el Caribe*, Lima: International Labour Organisation.

ILO (2020a): *Covid-19 crisis and the informal economy.* Lima: International Labour Organisation.

ILO (2020ba): *Organización Internacional del Trabajo*, [https://www.ilo.org/americas/sala-de-prensa/WCMS_735495/lang--es/index.htm], letzter Aufruf 07.09.2021.

Kessler, Gabriel; Brenza, Gabriela (2020): ¿Impactará la crisis del covid-19 en la agenda social de América Latina? in: *Nueva Sociedad.* [https://nuso.org/articulo/impactara-la-crisis-de-covid-19-en-la-agenda-social-de-america-latina/], letzter Aufruf 07.09.2021.

Lextartza, Larraitz; Chavez, María José; Carcedo, Ana (2016): *Políticas de formalización del trabajo doméstico remunerado en América Latina y el Caribe*, Lima: International Labour Organisation.

Martorano, Bruno (2018): Taxation and Inequality in Developing Countries: Lessons from the recent experience of Latina America, in: *Journal International Development*, 30, 256–273.

OECD, US & CAF (2016): *Perspectivas económicas de América Latina 2017: Juventud, competencias y emprendimiento*, Paris: OECD.

OECD (2019): *Estadística tributaria en América Latina y el Caribe*, Paris: OECD.

OECD et al. (2021): *Estadísticas tributarias en América Latina y el Caribe 2021*, Paris: OECD.

Ruiz, Susana (2020): *¿Quien paga la cuenta? Gravar la riqueza para enfrentar la crisis de la COVID-19 en América Latina y el Caribe*, Montreal: OXFAM International.

Weinmann, Nico (2020): *Ungleichheitswirkung von Sozialreformen in Lateinamerika: Politische Regulierung bezahlter Haushaltsarbeit in Uruguay*, Baden-Baden: Nomos.

WHO (2017). *El mercurio y la salud*, [https://www.who.int/es/news-room/fact-sheets/detail/mercury-and-health#:~:text=El%20mercurio%20elemental%20y%20el,con%20consecuencias%20a%20veces%20fatales], letzter Aufruf 07.09.2021.

Die konspirationistische Internationale im Covid-Kontext: Verschwörungserzählungen, Apokalypsen und Affektkulturen einer „neuen Rechten“ in Lateinamerika

Patrick Eser

Die Bilder von den Protesten, die sich in verschiedenen Ländern Lateinamerikas gegen die Maßnahmen zur Eindämmung des Corona-Virus richteten, ähneln denen homologer Demonstrationen in Europa seit dem Sommer 2020. Zwei Merkmale stechen hervor: die heterogene soziale Zusammensetzung und „Buntheit“ der Akteur*innen der Proteste sowie die Wiederkehr gleichnamiger Forderungen, Slogans und Symbole. Es ist die Rede von einer unterdrückerischen „Neuen Weltordnung“, die eigenen, bedrohten Freiheitsrechte werden vehement bekräftigt, die Verwendung der Atemschutzmaske wird ebenso radikal abgelehnt wie die Impfung. Wiederholt ist das Symbol „5G“ zu sehen, die neue Generation der Mobilfunktechnologie wird offenbar ebenfalls als Bedrohung wahrgenommen. Das Symptom der globalen Ausbreitung dieser Art von Protesten wirft Fragen auf, deren Klärung einen schärferen Blick auf gegenwärtige Protestkulturen im Kontext der Globalisierung ermöglichen soll. Auch wäre zu erörtern, inwiefern sich darin die Etablierung einer *rechten* Spielart von Globalisierungskritik abzeichnet, die erfolgreich an Formen, Symbole und Rhetorik der mittlerweile erschöpften und wirkungslos gebliebenen linken Spielart anschließen kann. Ein kursorischer Blick auf Äußerungen der Protestkulturen in Lateinamerika soll eine erste Annäherung an dieses politische wie gegenwartskulturelle Phänomen ermöglichen, zu dessen festem Repertoire Verschwörungsnarrative gehören. Da der Kontext der Corona-Pandemie eine dynamisierende Wirkung auf politische Unmutsäußerungen hat, weisen die folgenden Ausführungen Züge einer Momentaufnahme auf. Der Schwerpunkt wird im Folgenden auf die Frage gelegt, ob und inwiefern sich im Umfeld dieser Phänomene eine neue Spielart der politischen Rechten in Lateinamerika ausmachen lässt.

1. *Zeitdiagnostische Perspektiven auf ein Phänomen der Gegenwart*

An zeitdiagnostischen Aufklärungsversuchen, zunächst journalistischer, zunehmend auch akademischer Provenienz, hinsichtlich der Proteste gegen die staatlichen Maßnahmen zur Eindämmung der Pandemie mangelt es nicht. Sie untersuchen die Protestkulturen im nationalen Kontext, wo diese an Mustern der Mobilisierung, politischen Konflikten, Imaginationen, Symbolen und sozialen Signifikanten ansetzen, die in den politischen Kulturen etabliert sind. Die Erscheinungsformen der neuen Protestbewegungen lassen sich aus verschiedenen sozial- und kulturwissenschaftlichen Perspektiven untersuchen, die für sich genommen wertvolle Aspekte beleuchten:

- Die *politische Soziologie und Bewegungsforschung* thematisiert die Sozialstruktur der Bewegungen und untersucht, wie sich die soziale Träger*innenschaft der Bewegungen zusammensetzt und welche sozialen, aber auch politisch-ideologischen Milieus in ihnen engagiert sind.
- *Politik- und sozialwissenschaftliche Analysen* untersuchen die politische Funktionalität dieser Bewegungen im Rahmen einer Krise der politischen Repräsentation, in der sie ein tiefes Misstrauen artikulieren und eine neue politische Kultur hervorbringen, die auf die Mobilisierung von Angst und Affekten abzielt. Sie versuchen Zorn, Misstrauen und Ressentiments, kurzum die „politische Wirkmächtigkeit negativer Gefühle" (Koppetsch 2018; Mishra 2019), für ihre Zwecke zu instrumentalisieren. Jene Affektpolitiken werden auch im Kontext des Auflebens neuer Form von Autoritarismus erörtert (Nachtwey/Frei/Schäfer 2020).
- Andere Studien untersuchen den Wandel auf der Ebene der *politischen Ideologien* und versuchen einen neuen rechten Denkstil zu bestimmen, der unter Zurückweisung der vermeintlich hegemonialen Ideologien des Kulturmarxismus, der Gender-Ideologie und der *political correctness* eine „konservative Rebellion" im Namen individueller Freiheitsrechte anstrebt (Nachtwey/Heumann 2019). Zudem lassen sich neuartige *politische Affektkulturen* beobachten, die teilweise schon vor dem Aufkommen der Protestbewegungen gegen die Covid-19 Maßnahmen zu beobachten waren und die sich nun prägnant und in bunten Farben zeigen. Die beliebten Selbstbilder der Rebellin und des heroischen Querdenkers bringen zum Ausdruck, was die Text- und Sinnproduktion, die Slogans und Narrative im Umfeld der Mobilisierungen suggerieren: ein affektiv aufgeladenes Weltbild, in dem ein kleiner erlesener Kreis von Nicht-Blinden die Machenschaften der unterdrückenden Elite durch-

blickt und in der Haltung der radikalen Kritik rebelliert (Gess/Amlinger 2021).

- *Sozial- und individualpsychologische Perspektiven* setzen sich mit den psychodynamischen Aspekten jener Affektkulturen und ihrer identitätsstiftenden Funktion auseinander. Sie beleuchten den Zusammenhang zwischen kulturell-kognitivem Programm, politischen Affekten sowie der entlastenden Funktion der manichäischen Weltbilder. Sie analysieren, wie die welterklärenden Narrative, denen Verschwörungsmythen zugrunde liegen, ressentimentgeladene Blicke konstruieren, die obsessiv auf (vermeintlich) repräsentative Begebenheiten der politischen Realität fixiert sind (z. B. Sündenböcke), *alternative* Weltordnungen herbeisehnen oder auch den Untergang der gegenwärtigen Welt heraufbeschwören (Lamberty/Rees 2021).
- Die Affektdispositionen und ihre Verbindung zu narrativen Strukturen werden in *kulturwissenschaftlichen Perspektiven* beleuchtet, die sich mit dem medialen Kontext auseinandersetzen und dem Einfluss der Narrativik und Ästhetik der Gegenwartskultur nachspüren (Butter 2018, Blume 2020). Sie untersuchen die Interaktion zwischen der sozialen Fantasie, den Imaginationen der Gegenwart und fiktionalen Genres[1], wobei jener Nexus ausgehend vom Zusammenhang von Medialität und Identifikation beleuchtet wird.
- Aus *kommunikations- und medienwissenschaftlicher Perspektive* werden die neuen Potenziale der digitalen Kommunikationstechnologien sowie ihre Auswirkungen auf die Herausbildung und Erhärtung von Mustern der Wahrnehmung gesellschaftlicher Realität und politischer Identifikation untersucht. Der (manipulative) Umgang mit „Wissen", die Verstärkung und Erhärtung von Interpretationsmustern (wenn auch fraglichen Realitätsgehaltes) in kommunikativen *bubbles* wie etwa Telegram-Gruppen kann den rigiden Glauben an „alternative Fakten" und die Ambiguitätsintoleranz verstärken. Die neuen sozialen Medien stellen bedeutende Multiplikatoren für die missionarischen Botschaften radikaler *communities* dar, was diesen Botschaften größere Reichweiten und die Rekrutierung neuer Mitglieder ermöglicht.

---

1 Die Frage, inwiefern die Fiktionalisierungen Subjektformen suggerieren, die in der außerfiktionalen Welt eine soziale Energie entfalten und dort Modellcharakter erhalten, ist hier zentral und wäre an der Grenze zwischen künstlerischer Fiktion, Populärkultur und den Symbolen der politischen Kultur auszuloten. An dieser Stelle soll nur der Tatbestand erwähnt werden, dass Filme wie „Matrix" sowie „V wie Vendetta" sich in verschwörungstheoretischen Kreisen einer großen Beliebtheit erfreuen. Generell hierzu: Butter (2018) sowie Boltanski (2015).

Die erwähnten Facetten verdeutlichen die Vielfältigkeit des Untersuchungsgegenstands der neuen Protestkulturen, wie auch der auf ihn bezogenen Forschungsperspektiven. Im Folgenden werden anhand einer kursorischen Rekonstruktion von Beispielen aus Argentinien und Brasilien die Heterogenität dieser Bewegungen, wie auch ihnen gemeinsame Züge veranschaulicht. Der Schwerpunkt liegt dabei auf den Narrativen, Symbolen und Signifikanten der Bewegungen, anhand derer sie ihre Realität konstruieren und die formativ für ihre Protest- und Affektkultur sind. Von besonderem Interesse ist die Frage, inwiefern sich in diesen Bewegungen eine neue Spielart der politischen Rechten manifestiert, die möglicherweise eine Modernisierung und Aktualisierung der klassischen Rechten Lateinamerikas anzustoßen vermag.

2. *Phänomenologie der neuen Rechten in Lateinamerika*

Wie es „*die* Rechte“ Lateinamerikas nicht gibt, kann es ebenso wenig „*die neue* Rechte“ geben. Die politische Rechte Lateinamerikas ist in sich heterogen und trägt, je nach Ausdifferenzierung des nationalen politischen Koordinatensystems, unterschiedliche Züge, umfasst verschiedene Ideologien divergierender Ausrichtung und Radikalität.

Mit Blick auf das deutschsprachige politische Vokabular, das zur Auszeichnung von politischen Tendenzen der Rechten in Europa verwendet wird, sind zunächst sprach- und kulturbedingte Beschränkungen zur Kenntnis zu nehmen, denn die zur Kennzeichnung der Rechten verwendeten Schlagworte wie Nationalismus oder Populismus sind in Lateinamerika mit einer grundlegend anders konnotierten Semantik ausgestattet[2].

2 Beide Schlagworte, *nacionalismo* wie *populismo*, tragen in der lateinamerikanischen Politik andere Konnotationen als in Europa. Während in Lateinamerika Populismus aus liberaler und konservativer Warte verwendet wird, um den Regierungsstil progressiver Linksregierungen (und deren Korruption etc.) zu kritisieren, auf der anderen Seite aber teilweise auch als Selbstbild für eine Politik fungiert, die auf das „Populare“ und die „Volksklassen“ Bezug nimmt, funktioniert „Populismus“ in Europa überwiegend als pejorative Kategorie, mit der (zuweilen in totalitarismustheoretischer Manier) eine Bedrohung des demokratischen Systems bezeichnet wird. In dieser Begriffsfassung stellen Linkspopulismus (der in Europa ja ohnehin eher rudimentär ist, z. B. im Fall der spanischen Partei *Podemos*) und Rechtspopulismus (AfD, Victor Orban etc.) familienähnliche Phänomene dar, deren gemeinsamer politischer Kern in der Gegnerschaft gegen das etablierte demokratische System besteht. Die unterschiedlich gelagerte Terminologie und die darin sich manifestierenden differenten politischen Kulturen wären bei nationen- und

Eine Ausdifferenzierung der Schattierungen der Rechten in den politischen Landschaften Lateinamerikas, deren Entwicklung Zyklen „beständiger Pendelausschläge“ (Boris 2020) zwischen Links- und Rechtstendenzen durchläuft, wird im Folgenden nicht vorgenommen. Ebenso wenig soll eine systematische Verortung der Bewegungen im Feld der lateinamerikanischen Rechten geleistet werden (hierzu: Bringel et al. 2020 sowie Eser/Witthaus 2020) oder wird gar der Anspruch erhoben, den geläufigen Kategorien des reaktionären Autoritarismus, autoritären Neoliberalismus und liberalen Konservatismus einen weiteren Typus an die Seite zu stellen. Es ist vielmehr der Anspruch, die Verwendung konspirationistischer Narrative und ihr Widerhall in neurechten politischen Kulturen in Lateinamerika auszuloten.

3. *Neurechte Verschwörungsmythen in Lateinamerika*

3.1. *Brasilien*

Brasilien ist auf der internationalen Landkarte der extremen Rechten seit dem Wahlsieg Jair Bolsonaros ein stabiler wie bunter Fleck. Ohne auf die Gründe des Wahlsiegs, auf das politische Programm und die Allianzen genauer einzugehen (Boris 2018; Prutsch 2019), kann festgehalten werden, dass sich Bolsonaro im Umgang mit der Corona-Pandemie vor allem dadurch hervortat, dass er die Gefahr der Pandemie offensiv infrage stellte und angesichts der raschen Verbreitung des Virus in Brasilien ein verantwortungsloses Krisenmanagement betrieb. Die Signale, die von seiner Regierung ausgingen, bestanden zunächst in der Indifferenz gegenüber dem Leiden und Sterben der besonders vulnerablen Teile der Bevölkerung und später, im Laufe der Pandemie, die schleichende Gewöhnung an die hohen Todeszahlen.

In seiner Kommunikation imitiert Bolsonaro den Stil des ehemaligen US-amerikanischen Präsidenten Donald Trump, der in einer Mischung aus Verleugnung der Pandemie und offensiver Infragestellung seriöser wissenschaftlichen Forschung und der Ratschläge der gesundheitspolitischen Berufsverbände eine Kommunikationsstrategie der Desinformation qua „alternativer Fakten“ prägte. Wie sein Vorbild zitiert Bolsonaro Verschwö-

kontinentübergreifenden Analysen rechter Tendenzen zu berücksichtigen. Zum Versuch vergleichende Blicke auf die Rechtstendenzen Lateinamerikas aus einer europazentrierten Perspektive zu werfen: Wiegel (2020).

rungsfantasien an und stellt unbegründete Vermutungen über obskure Zusammenhänge an, die hinter der Pandemie stünden. So bestritt er von Beginn an die Gefahr des Virus, bei dem es sich bloß um eine schwache Form der Grippe, eine *gripezinha*, handele. Zugleich hat er das Virus als „Fantasie“ bezeichnet und als Vorstellungsresultat der Hysterie dargestellt. Er hat sich als Maskengegner positioniert und geweigert, in der Öffentlichkeit eine Maske zu tragen. Entgegen dem Rat seiner Ärzte und der Anordnung lokaler Sicherheitsbehörden nahm er an Großveranstaltungen seiner Anhänger*innen teil. Die in vielen Ländern konsequent umgesetzten Maßnahmen zur Eindämmung der Pandemie lehnte er schon früh als „Extremismus“ ab (GZH 2020) und schlug als Maßnahme gegen das Virus die Verwendung des für diesen Zweck nicht getesteten Malariamedikaments Chloroquin/Hydroxychloroquin vor. Er erklärte öffentlich, sich nicht impfen zu lassen, da Impfungen das Schlimmste seien, was dem Immunsystem des Menschen passieren könnte. Zudem verbreitete er die Verschwörungsvorstellung, das Virus sei von fremden Staaten freigesetzt worden, um die Weltwirtschaft zu schwächen, sowie um ihm und Donald Trump Schaden zuzufügen (*La vanguardia* vom 12.10.2020). Bei den zitierten Einschätzungen Bolsonaros lassen sich Muster wiedererkennen, die aus der hiesigen Szene der Querdenker*innen-Bewegung bekannt sind. Sie lassen sich nicht bloß auf den exzentrischen Charakter der Person und seinen eigenwilligen Kommunikationsstil zurückführen.Vielmehr ist zu beobachten, dass das ideologische und institutionelle Umfeld des Blocks des *Bolsonarismus* diese Visionen und Einschätzungen teilt und sogar noch verstärkt.

Als Guru und geistige Inspirationsquelle Bolsonaros gilt der rechtskonservative Journalist und Essayist Olavo de Carvalho, der ein zentraler Vordenker der brasilianischen neuen Rechten ist. Er lebt in den USA und ist ein bedeutendes Verbindungsglied zum Gedankengut der Alt-Right-Strömung und verschwörungsmythologischen Milieus in den USA. Er ist konsequenter Kritiker der „Gender-Ideologie“ und des neurechten Schreckgespenstes des „Kulturmarxismus“, den er im intellektuellen Feld Brasiliens als hegemonial erachtet[3]. Er wirkt in verschwörungstheoretischen Zusam-

---

3 Der,Kulturmarxismus’ beschreibt für die neue Rechte ein Dekadenzsymptom der Gegenwart, demzufolge die Ideologie der Diversity, Multikulturalismus und Globalismus darauf abzielt, die Moral, Familie, Kirche und Nation zu schwächen. Der neurechte Kampfbegriff, der auch von dem rechtsextremen Terrorist Anders Breivik in seinem „Manifest“ verwendet wurde, stammt aus den USA, wo er in den 1990er Jahren gegen jene Akademiker*innen in Anschlag gebracht wurde, die vermeintlich durch Sprachpolitik und Denkverbote die Bürger*innen zu besseren

menhängen, so im rechtsextremen Netzwerk der *The John Birch Society* und tritt als umtriebiger Journalist und Meinungsmacher in Erscheinung. Seiner Meinung nach ist die Erzählung des Klimawandels die Geburt einer marxistischen Verschwörung. Brasiliens Außenminister Ernesto Araújo ist eingefleischter Bolsonarist. Er vertritt antiprogressistische Positionen und kommuniziert Verschwörungsandeutungen. So attackiert er die Weltgesundheitsorganisation (WHO) und behauptet, dass es sich bei der Corona-Pandemie um eine kommunistische Verschwörung zur Schwächung des Kapitalismus handle. Auch die akademische Wissensproduktion attackiert Araújo. Nicht mehr die Universitäten, Wissenschaftler*innen, Intellektuellen, Künstler*innen und Medien sollten die gesellschaftlichen Diskurse gestalten, sondern der vermeintlich gesunde Volksverstand der Bolsonaristen.

Die Intellektuellen- und Wissenschaftsfeindlichkeit harmoniert mit der (Pseudo-)Religiosität des Bolsonarismus, die sich auch in seinen kulturellen Formen sowie in den Bündnissen mit den evangelikalen Kirchen wiederfindet. Die pseudoreligiöse Komponente kommt in der fanatischen Verehrung Bolsonaros durch seine Anhänger*innen zum Ausdruck wie auch in seinem Selbstbild. Im Präsidentschaftswahlkampf hat er sich als Retter der Nation präsentiert, der Brasilien gegen den Kommunismus, den PT (*Partido dos Trabalhadores*), den ‚Kulturmarxismus' etc. verteidigt. Schon vor der Wahl wurde er als „Mythos" bezeichnet. Medienkampagnen evangelikaler Kirchen inszenierten ihn als Retterfigur, der das Land angesichts der Bedrohung durch Lula, dem Symbol des Satans und der kommenden Apokalypse, schützen werde[4]. Zudem schreiben seine Anhänger*innen dem „rechtspopulistischen Messias" (Prutsch 2019: 130) zu, gegen das Establishment zu kämpfen und nicht davor zurückzuschrecken, unbequeme Wahrheiten auszusprechen. Die Allianz mit den Pfingstkirchen ist eine Besonderheit des neurechten politischen Projekts des Bolsonarismus. Sie ist zwar auch in anderen lateinamerikanischen Ländern und in den USA zu beobachten, im Falle von Bolsonaro findet sie jedoch eine besonders dichte Ausprägung. Die Verstrickung mit Strömungen dieses religiösen Milieus ist breit und fast schon organisch. Bolsonaro verbündete

Menschen erziehen wollen (Hoppe, Nico: „Kulturmarxismus: Warum der neue Begriff ein großes Missverständnis ist", in: NZZ vom 26.10.2020).

4 Prutsch zufolge haben evangelikale Kirchen ungefähr 50 Millionen Brasilianer*innen dazu aufgerufen, Bolsonaro zu wählen, um die Wiederkunft des Satan durch Lula zu verhindern; offensichtlich war der Wahlaufruf mit der *Fake News* verbunden, dass Lula 50 Stiere hat opfern lassen, um Satan ihm wohlgesonnen zu stimmen (Prutsch 2019: 133).

sich vor seiner Wahl mit Edir Macedo, dem selbsternannten Bischof der *Igresia Universal do Reino de Deus* und milliardenschweren, sowie einflussreichen Medienunternehmer, dem zahlreiche Fernsehkanäle und Radiostationen gehören. Bedeutende Repräsentant*innen der Pfingstkirchen sind hohe Funktionäre des Bolsonarismus. So ist Silas Malafaia, einer der einflussreichsten evangelikalen Priester in Brasilien, ein Vertrauter Bolsonaros und die Ministerin für Frauen, Familie und Menschenrechte ist die rechtskonservative Predigerin Damares Alves. Fußend auf dieser organischen Verbindung hat Bolsonaro direkt nach der Wahl bei seiner ersten öffentlichen Rede seinen Regierungsauftrag unter das Mandat Gottes gestellt und bestätigte seinen Wahlkampfslogan, demzufolge Brasilien über allem und Gott über allen stehen solle. Im Amt hat er weiter an seinem Messias-Image gearbeitet (Oualalou 2019).

Die religiösen wie verschwörungsmythologischen Narrative liefern dem Bolsonarismus ideologische Pfeiler, die im gegenwärtigen Krisenkontext verstärkt auf Anklang stoßen. Die Skepsis gegenüber der Wissenschaft und die heftige Kritik an den von offiziellen Ärzte- und Gesundheitsverbänden befürworteten Maßnahmen stoßen nicht nur in den evangelikalen Milieus auf Zustimmung. Die dort tief verankerte Impfskepsis ist gleichwohl im Vergleich zur Gesamtbevölkerung, aber auch zu anderen Glaubensgemeinschaften weit überdurchschnittlich (Eisele 2021). Die Zurückweisung der Maßnahmen sowie der Impfung ist vor dem Hintergrund des in den evangelikalen Kirchen propagierten Hyperindividualismus zu verstehen, für den die Freiheit und Verantwortung des Einzelnen im Zentrum steht. Hinzu kommt eine Bibelinterpretation, die starkes Vertrauen in den Beistand Jesus' vermittelt, auch im Fall einer Infektion[5]. Die wissenschaftsfeindliche Mentalität, die sich im aktuellen Covid-Krisenkontext verstärkt ausdrückt, macht die religiösen Milieus empfänglicher für zirkulierende Verschwörungsmythen. Die Sinnangebote der religiösen wie verschwörungsmythologischen Narrative, die untereinander strukturelle Analogien aufweisen, finden im Krisenkontext verstärkten Anklang[6]. Sie bieten einfache Erklärungsmuster an, deren Wirkung aus psychologischer Perspektive

5 Bolsonaros provokant vorgetragene Verweigerungshaltung gegenüber medizinisch-epidemologischen Erkenntnissen trifft sich hier mit der generellen Skepsis, die in evangelikalen Kreisen gegenüber wissenschaftlichen Erkenntnissen (z.B. die Zurückweisung der Evolutionstheorie) vorherrscht, wenn der biblische Schöpfungsbericht den wissenschaftlichen Erkenntnissen als alternatives Narrativ gegenübergestellt wird.

6 Verschiedene Studien haben gezeigt, dass der religiöse Glauben im Krisenkontext zugenommen hat (Hillenbrand 2021).

als effizienter Abwehrmechanismus beschrieben werden kann. Die angebotenen Sinndeutungen helfen dabei, die eigene Verunsicherung zu verarbeiten und möglicherweise erlittene schmerzhafte Verluste oder durch das Pandemiegeschehen entstandene Schwierigkeiten im Alltag subjektiv zu bewältigen (Eisele 2021). Der mit der Bewältigung der Komplexität des Außen überforderte psychische Apparat der Einzelnen, die sich dem Welt- und Pandemiegeschehen hilflos ausgeliefert fühlen, ergibt eine Situation, in der die religiösen Narrative und Verschwörungserzählungen mit ihren Erklärungsmustern (Verschwörung böser Mächte, Virus als Erfindung), Feindbildern (Bill Gates, WHO) und auch einfachen Lösungsangeboten (Trump, Bolsonaro) sowie Heilsperspektiven (Jesus, Messias) attraktive Sinnangebote mit narrativer Evidenz anbieten. Die Verschwörungsszenarien locken damit, über eindeutige Ursachen aufzuklären. Sie deuten Komplotte an, nennen mögliche Schuldige und Verantwortliche, die das Böse repräsentieren. Diese Imaginationen weisen zuweilen dramatische Töne auf, entwerfen apokalyptische Situationen und kommunizieren Paranoia. Sie rufen Empörung hervor und suggerieren die Notwendigkeit von Entscheidungen in der Gegenwart. Inmitten der Ohnmacht blitzen Momente einer Handlungsmacht auf, für die der Coronarebell Bolsonaro das „Modell“ liefert.

Die Verbreitung verschwörungsmythischer Narrative in der brasilianischen Bevölkerung erfolgt im Zusammenhang mit der Streuung von Fake-News und Verschwörungsandeutungen von regierungsoffizieller Seite. Die Kommunikationswege der spirituell-religiösen Netze der evangelikalen Kirchen dienen mitunter auch zu ihrer Verbreitung und Sedimentierung. Dem Widerhall dieser Narrative sind kulturelle Dispositionen und Glaubenssysteme zuträglich, die in den Alltagskulturen, in der Volksreligiosität, sowie in anderen Formen von Spiritualität und magischem Glauben in den popularen Sektoren Brasiliens eine gewisse Präsenz haben[7].

7 Wie in anderen lateinamerikanischen Ländern, sind im kollektiven Unbewussten in Brasilien Formen des magischen Denkens auch durch literarische und kulturelle Traditionen fest verankert. Als ein Beispiel hierfür kann der in Brasilien weit verbreitete Sebastianismus gelten, der sich um den Glauben an die magische Wiederkehr des Ende des 16. Jahrhunderts verschwundenen portugiesischen Königs Sebastian dreht.

3.2. Argentinien

In Argentinien trägt der neurechte, konspirationistische Bewegungstypus andere Facetten. Die Situation ist auch deshalb anders gelagert, da sich die entsprechende Bewegung in der Opposition befindet und ihre Stärke und Ratio aus der Mobilisierung gegen die Pandemiebekämpfungspolitik der (links-)peronistischen Regierung von Alberto Fernández erlangt. Folglich weist die Bewegung andere Schattierungen auf. Ihre Allianzpartner kommen teilweise aus dem Feld der konservativ-liberalen Opposition im Umfeld des Wahlbündnisses *Cambiemos* um den 2019 abgewählten Präsidenten Mauricio Macri. Aus diesem Spektrum haben Einzelpersonen versucht, Unmutsregungen im Volk für ihre Zwecke zu instrumentalisieren, allerdings kann nicht von einer organischen Verbindung mit der Bewegung die Rede sein.

Am April 2020 setzte ein Protestzyklus gegen die Regierung ein, die zu dieser Zeit noch kein halbes Jahr im Amt war und gerade die Verlängerung der Regelung der Kontaktbeschränkung beschlossen hatte. Der Protest richtete sich gegen den „Autoritarismus" der Regierung, Anfang Mai zogen wiederum Tausende an die zentrale Plaza del Mayo. Argentinische Nationalfahnen prägten das Erscheinungsbild. Forderungen nach der Möglichkeit, die Geschäfte wieder zu öffnen, waren neben Plakaten zu sehen, die die Pandemie als infame Lüge denunzierten. Bill Gates und Georg Soros wurden wie die „Neue Weltordnung" zum Gegenstand der Kritik. Ein beliebter Slogan lautete: „Wir wollen keinen Kommunismus". Diese ersten Proteste waren der Startpunkt breiter und landesweiter Bewegungen. Allein in Buenos Aires fanden zwischen Mai 2020 und Mai 2021 knapp 20 Demonstrationen statt.

Zentraler Gegenstand der Kritik war das Krisenmanagement der Regierung. Anders als in Brasilien befand sich die konspirationistische neue Rechte in Argentinien von Anfang an in der Opposition und verschränkte sich mit den verschiedenen Kritikmustern an den biopolitischen Maßnahmen der Fernández-Regierung. Die Bewegungen zeichnen sich durch eine große soziale wie politisch-ideologische Heterogenität aus: konservative, (neo-)liberale Rechte finden sich hier neben Fraktionen der extremen Rechten, spirituellen Kreisen der Esoterik, der alternativen Medizin und der Anthroposophie. Die politische Opposition aus dem Umfeld der Vorgängerregierung beteiligte sich an Desinformationskampagnen, ging dabei jedoch kaum über das Maß hinaus, das die polarisierte politische Öffentlichkeit Argentiniens seit Jahren kennzeichnet. Der ehemalige Regierungschef Macri äußerte sich im März 2020 auf einem Treffen der liberalen und konservativen Rechten in Guatemala, kurz nachdem die WHO den

Ausbruch einer globalen Pandemie deklariert hat, dass der „Populismus gefährlicher sei als das Coronavirus" (*Página 12* vom 04.03.2020). Elisa Carrió, eine altgediente Politikerin der liberalen Rechten, die stets polarisierend in die öffentlichen Debatten interveniert, skandalisierte die Entscheidung der Regierung Fernández im November 2020, für die argentinische Impfkampagne den russischen Impfstoff Sputnik-V anzuschaffen und suggerierte ein politisches Bündnis mit Venezuela, Kuba, Ecuador und anderen „pseudosozialistische Halbdemokratien", das die Vorherrschaft Russlands über Lateinamerika etablieren sollte (*ámbito* vom 04.06.2021).

Mit der Entscheidung für den russischen Impfstoff erlebten altbekannte, antikommunistische Zerr- und Schreckensbilder eine Renaissance. Die Imagination, dass Argentinien in ein autoritär regiertes, kommunistisches Land transformiert, zu einem zweiten Venezuela werde, wurde zu einem beliebten Topos der Opposition. „Ich akzeptiere keine Kommunismus-Übertragung" wurde zu einem populären Slogan, der eine generelle Skepsis gegenüber der Impfung mit weltanschaulich-ideologischer Ablehnung gegenüber diesem spezifischen Impfstoff verbindet (Medina 2020).

Die Kommunikationsstrategie eines Großteils der Opposition besteht darin, Zweifel und Misstrauen gegenüber der Regierungspolitik zu säen und deren Handlungen zu skandalisieren. Manche Kritiken spielen hingegen auf große politische Zusammenhänge an, die einen Verrat des Landes und eine Schädigung, gar eine „Vergiftung"[8] der eigenen Bevölkerung suggerierten. Neben der polemischen Rhetorik der Opposition auf dem Feld der argentinischen Politik, auf dem die politischen Auseinandersetzungen klassischerweise mit harten Bandagen ausgetragen werden, regt sich das neurechte Milieu des Konspirationismus vornehmlich auf der Straße und in den sozialen Medien. Es kann partiell an der „offiziellen" Oppositionsrhetorik, vor allem an den antikommunistischen Schreckensfantasien, wie auch an etablierten Kritikformeln („Autoritarismus", „Vergiftung") anknüpfen. Auch wenn schon die antikommunistische Rhetorik deutliche Züge einer paranoiden Verschwörungsvision trägt, weist der Konspirationismus der neurechten Mobilisierung eine neue Qualität auf. Sein „Komplottbaukasten" (Butter) geht weit über das Herunterspielen der Gefahr des Coronavirus hinaus. Es wird ein Komplott im Zusammenhang mit dem Virus, seinem Auftauchen, sowie der Strategien seiner Bekämpfung

---

8 Carrió reichte im Dezember 2020 Klage gegen Fernández und weitere Regierungsbeamte ein. Der Vorwurf war, dass mit dem Sputnik-Impfstoff eine Vergiftung („envenenamiento") der argentinischen Bevölkerung betrieben werde (Calloni 2020). Die Auswahl von Sputnik V sei zudem ein großer nationaler Betrug („gran estafa nacional").

suggeriert. Der Hinweis auf (teils genannte, teils unbestimmt bleibende) externe Faktoren ist ein durchgängiges Motiv. Es tauchen die transnational geläufigen Symbole wie Einzelpersonen auf, denen eine im Covid-Pandemiekontext zweifelhafte Rolle zugeschrieben wird (Gates, Soros). Die entsprechenden Feindbilder, die deutliche Verschwörungsanspielung kommunizieren, werden mit konkreten Bezugnahmen auf die argentinische Politik adaptiert: „Ich habe Alberto und nicht Soros gewählt" lautet einer der zahlreichen Slogans. Ähnliches ist der Fall bei Neologismen wie *plandemia* (Plan-demie) oder der *infektadura* (das „k" fungiert im politischen Vokabular Argentiniens als Bezeichnung für den **K**irchnerismus) sowie dem impfkritischen Slogan „Die Impfung ist Gift". Diese kurzen Slogans und Wortschöpfungen verbreiten Komplottanspielungen und suggerieren einen auf die Pandemie bezogenen Plan, der auf die Schädigung der Bevölkerung abzielt (drastisch ausgedrückt in der Giftmetaphorik).

Bei den Protesten in Argentinien ist eine Gruppierung besonders aufgefallen, die so genannten *Medicos por la Verdad* („Ärzte für die Wahrheit"). Sie haben eine große mediale Sichtbarkeit erlangt und werden im Folgenden als symptomatischer Fall betrachtet. Es handelt sich bei den *medicos* um Fachkräfte des Gesundheitswesens[9], die sich gegen die Maßnahmen der Pandemiebekämpfung und die Impfung wenden. Wie ihre internationalen Partnerorganisationen[10] geben sie vor, die Menschen vor bevormundenden Maßnahmen der Pandemiebekämpfung zu schützen und versuchen ihren fundamentalen Zweifeln am Krisenmanagement durch Verweis auf ihre professionelle Ausbildung und Herkunft Gewicht und Plausibilität zu verleihen. Sie inszenieren sich als isolierte Stimmen der Kritik, die unbequeme Wahrheiten aussprechen, die von Politik und Medien willentlich verschwiegen werden. Ein renommiertes Gesicht dieser Organisation ist die Ärztin Chinda Brandolino, die zahlreiche Falschinformationen über das Corona-Virus verbreitet hat. Sie hat auf *facebook* über 133.000 Follower*innen (Stand Juli 2021) und agitiert als Rednerin auf

---

9 Die Gruppierung ist relativ klein, hat aber eine starke mediale Präsenz, so dass die von ihnen in Zirkulation gebrachten Krisennarrative breit wahrgenommen werden. Mehr als 55 professionelle Beschäftigte im Gesundheitssektor – Ärzt*innen, Biochemiker*innen, Psycholog*innen und Ernährungswissenschaftler*innen – sind zuletzt öffentlich aufgetreten, um die Maßnahmen in Frage zu stellen und alternative Therapien vorzuschlagen (Micheletto 2021a, 2021b).

10 Die argentinische Gruppierung ist Ableger des gleichnamigen spanischen Kollektivs, das wiederum die homologe Organisation der deutschen *Ärzte für Aufklärung* (ÄfA) ist. In Argentinien sind zudem noch die *Epidemólogos Argentinos Metadisciplinarios* in Erscheinung getreten, Stoßrichtung und Stil ihres Engagements weisen ähnliche Züge auf.

Demonstrationen wie auf Online-Vorträgen. Schon vor der Corona-Pandemie war sie öffentlich als scharfe Kritikerin des Schwangerschaftsabbruchs aufgetreten. In ihr überkreuzen sich ultrakonservativer Katholizismus, die radikale Kritik an den Maßnahmen sowie die Verwendung von Verschwörungsmythen[11]. Ihre Auftritte enthalten gezielte Provokationen. Sie verwendet eindeutig konnotierte und historisch-affektiv aufgeladene Schlagwörter, deutet sie um, um ihre Kritik in dramatisierende Darstellungen zu kleiden und alternative Sichtweisen auf das Pandemiegeschehen zu konstruieren, die das Vertrauen in die Politik unterminieren. Die Absicht, durch verbale Offensiven die Realität in ihren Grundfesten in Frage zu stellen und durch krude historische Vergleiche Konfusion zu stiften, ist ein Zug, der auch in anderen Kontexten der konspirationistischen neuen Rechten zu beobachten ist[12].

Dem Namen der Organisation und dem darin ausgedrückten Wahrheitspathos entsprechend, inszenieren sich die *médicos* als „Rufer in der Wüste", die mit ihren eigenen Wahrheiten die Lügen der Regierung(en), ihre Verstrickungen und Agenden aufdecken. Der Augenarzt (!) Mariano Arriaga ist ein weiteres Gesicht der *médicos*, der dieses Pathos inszeniert. Er führte einen „Ritt für die Wahrheit" durch das argentinische Hinterland durch mit dem Ziel seine impfkritische Nachricht und „die Wahrheit" ins Land hineinzutragen. Er zog von Dorf zu Dorf und hielt auf zentralen Plätzen Reden ab. Arriaga gibt sich ein ländliches Outfit und zitiert im Rahmen seiner öffentlichen Auftritte auf kauzische Art mystische und nationalistische Texte (Micheletto 2021a). Zu seinem exzentrischen Auftreten tritt seine wechselhafte Biografie, die von Kunstfehlern, Verfahren ge-

11 Auf virtuellen Treffen der *antivacunas* wettert sie gegen die Impfkampagne, die zwangsweise auf die argentinische Bevölkerung angewandt werde oder stellt die Pandemie als eine geplant eingesetzte Biowaffe dar (Ziegler 2020). Die Verwendung der Mund-Nasen-Maske lehnt sie rigide ab, da deren Verwendung gravierende gesundheitliche Konsequenzen für das Immunsystem habe. Ein in ihrem Namen unterzeichnetes Flugblatt ruft dazu auf, im öffentlichen Raum nicht die Maske zu tragen, um sich nicht zu Kompliz*innen der als Wissenschaft verkleideten Diktatur zu machen („No seas cómplice de esta DICTADURA VESTIDA de CIENCIA"). Diese Verweigerungshaltung sei die schnellste und harmloseste Aktion gegen das einzige Virus, das heutzutage zirkuliere: der „Staatsterrorismus". Mit diesem Terminus („terrorismo del estado") stellt sich eine polemische Verbindung zu den brutalen Repressionspraktiken der letzten Militärdiktatur in Argentinien (1976–1983) her.

12 Vgl. den Fall der „Jana aus Kassel", eine junge Aktivistin aus der Querdenker*innen-Szene, die sich bei einer Rede in ihrer Aktivistinnenrolle selbstviktimisierend als Sophie Scholl dargestellt hat.

gen ihn als Mediziner, Berufseinschränkungen und zahlreichen Niederlassungswechseln gekennzeichnet ist. Sowohl ob die Exzentrik seines Auftretens als auch seine wechselhafte Lebensgeschichte erinnern an die Lebensläufe der *männlichen* Protagonisten aus der deutschen Verschwörungsszenerie, bei denen ein enger Zusammenhang zwischen narzisstischer Persönlichkeitsstruktur, gekränkter Männlichkeit und Verschwörungsmentalität vermutet werden kann. Das radikale Auftreten des „furchtlosen Helden und Messias" gibt vor, die Wahrheit über die offiziellen Diskurse und Todeszahlen zu entschleiern[13]. Seine heroisch-messianische Performance drückt eine politische Affektkultur aus, in der eine (vermeintlich) radikalkritische Haltung mit einem rebellischen Gestus vermengt wird.

Die *médicos* verbreiten ihrem Selbstbild entsprechend „alternative Sichtweisen" auf die Epidemie, die als Desinformationskampagnen bezeichnet werden können. Sie dramatisieren die Risiken der Maßnahmen und Impfungen, verbreiten Falschinformationen und empfehlen die Verabreichung von Hydroxychloroquin. Anknüpfend an das Programm der alternativen Medizin werden starke Zweifel an den Einschätzungen der „Schulmedizin" verbreitet. Ihre radikale Kritik fußt auf paranoiden Unterstellungen und Mutmaßungen über die bösen Absichten der Eliten. Ausgewählte Feindbilder (Soros, Gates, WHO) werden zu Sündenböcken stilisiert. Auf die Existenz von Komplotten wird angespielt, deren Zusammensetzung wird jedoch nicht konkretisiert, so dass es Spielraum für die Verschwörungsgläubigen gibt, diese Leerstelle mittels ihrer eigenen Imaginationskraft auszufüllen. Die Suggestion externer umstürzlerischer Kräfte, die im Bündnis mit der nationalen Regierung ein autoritär-kommunistisches Re-

13 Bill Gates habe beschlossen, die Weltbevölkerung um 90 Prozent zu reduzieren und dies durch Impfung und Abtreibung zu erreichen. Die Mischung aus Opferrhetorik und apokalyptischem Szenario resultiert in einem rebellischen Aufruf, „ein glanzvolles Nein zu zeigen, als Geste des Friedens und der Selbstermächtigung und Bekräftigung der eigenen Wahrheit" (zit. n. ebd.). In den Reden Arriagas treten Charakteristika der verschwörungsmythologischen Rhetorik auf, die einen geplanten, diktatorischen Zugriff auf das Leben durch den Staat skandalisiert, der in den Interessen der Pharmaindustrie, professioneller Medizinverbände und weiterer nicht näher erläuterten „Agent*innen" durchgeführt werde. Ungerechtfertigte Freiheitsbeschränkungen werden skandalisiert und die Gesundheitspolitik des Staates als „Terrorismus" und „Autoritarismus" gebrandmarkt. Zugleich werden Zerrbilder der globalen Politik entworfen, internationale Verschwörungen und Pakte insinuiert und durch dieses diskursive Bündel das von Paranoia angetriebene Misstrauen an den offiziellen staatlichen Maßnahmen gesät. Verbunden werden die Komplottvorstellungen mit einem sich radikalkritisch gebenden Gestus der Befreiung und Selbstermächtigung.

gime zu installieren bestrebt sind, erhalten in den verschwörungsmythologischen Narrativen der sogenannten *antivacunas* blumige Auskleidungen, die auch aus anderen Ländern schon bekannt sind[14].

Jene verschwörungsmythischen Milieus, für das die *médicos* ein symptomatisches Phänomen darstellen, weisen zudem deutliche Züge von *Antifeminismus* und *Antisemitismus* auf. Der Antifeminismus verbindet die Milieus der Impfgegner*innen mit religiös-ultrakonservativen Kreisen. Die Äußerungen Brandolinos, die in der Kampagne der Abtreibungsgegner*innen prominent in Erscheinung getreten ist, unterstreichen diese ideologische Allianz deutlich[15]. Der Antisemitismus ist eng mit dem Archetyp der Verschwörungserzählung, dem Narrativ der jüdischen Weltverschwörung, verbunden. Sofern auf Komplotte und globale Verschwörungen angespielt wird, ist die Imagination eines global vernetzten, finanziell und politisch mächtigen Judentums, das die Strippen zieht, um die Welt zu beherrschen, nicht weit entfernt[16]. Die Verschränkung der unterschiedlichen Verschwörungsmythen und Antisemitismus zeigt sich in mehr oder weniger versteckter Form im Rahmen der neurechten Corona-Proteste, so in der Imagination des Komplotts einer „Neuen Weltordnung“ oder in der Hassfigur des Georges Soros. In Argentinien haben sich im Umfeld der Corona-Leugner*innen auch ganz explizite Formen des Judenhasses in Form von Karikaturen und Aufklebern manifestiert, auf denen als Jüd*innen kenntlich gemachte Personen mit der Entwicklung und Vermarktung von Impfstoffen in Verbindung gebracht werden, die dazu dienen die Weltbevölkerung zu beherrschen und eine „Neue Weltordnung“ zu installieren. Das *Simon Wiesenthal Zentrum* in Buenos Aires hat einen Anstieg

---

14 Auch ist zu beobachten, dass sich Personen aus der Medien-Öffentlichkeit (wie dies auch in Deutschland der Fall ist), prononciert als Corona-Skeptiker*in positioniert haben, so das argentinische Modell und die Fernsehmoderatorin Ivana Nadal, die auf Instagram zwei Millionen Follower*innen zählt, wo sie die Existenz des Virus leugnet sowie Elemente von Verschwörungserzählungen teilt.

15 Brandolino verwendet auf polemische Weise den feministischen Slogan „Mein Körper, meine Entscheidung“, um die individuelle Autonomie der Bürger*innen in der Impfproblematik zu behaupten. Der feministische Slogan, der die Entscheidungssouveränität der schwangeren Frau über ihren Körper bekräftigt, wird hier zur Freiheit der körperlichen Unversehrtheit im Impfkontext uminterpretiert. Der rebellische Gestus jener progressiven Lösung des Feminismus wird provokativ zu einer Widerstandshaltung umgedeutet, die sich gegen den diktatorischen Zugriff des „Impfstaates“ auf die Körper der Individuen wehrt.

16 Mit den *Protokollen der Weisen von Zion* liegt die Urversion einer Verschwörungserzählung als „offensichtliches Beispiel für eine Verschwörungstheorie“ vor (Boltanski 2015: 268–76, hier S. 269; Butter 2018: 160–169).

antisemitischer Praktiken in der Region seit Beginn der Covid-19-Krise und die Zunahme von „Hassgruppen“ in digitalen, sozialen Netzwerken festgestellt (Martínez Ferro/Fernández Bravo 2021).

4. Schluss

Verschwörungserzählungen haben im Covid-19-Krisenkontext schlagartig eine große Beliebtheit erhalten. Sie sind wirkungsmächtig, weil sie an fest im kulturellen Unbewussten verankerte literarische und diskursive Traditionen, mythologische Muster und Glaubenssysteme anknüpfen. Als kulturelles System umfassen sie Untergangsfantasien, die drastische Bilder einer dekadenten Welt entwerfen, hinter der die Intention böswilliger Akteur*innen, Agent*innen und „Sündenböcke“ stecken. Für die insinuierten Komplottstrukturen liefern die Verschwörungserzählungen ritualhaft weitere Belege, die in Texten, Handlungen und Symbolen der Gegenwart aufgespürt werden. Ebenso liefern sie fortlaufend Verantwortliche für die Fehlentwicklungen. Sie schaffen „Erzählgemeinschaften“ und Gruppenidentitäten, die sich in der gemeinsamen Agitation, auf der Straße oder in den sozialen Netzen manifestieren. Der rebellische Widerstandsgestus, der die Demonstrationen und Protestäußerungen beseelt, bringt nicht nur die kognitiv-konzeptuelle Dimension der Verschwörungsmythologie zum Ausdruck, sondern veranschaulicht auch deren Performativität, wenn sie Themen setzen, Begriffe und Schlagwörter prägen und Formen von politischer Affektkultur und kollektiver Identität prägen.

Die lateinamerikanische Verschwörungsnarrativik hat in der Vergangenheit eine breite Spanne an Erscheinungen hervorgebracht (Senkman/Roniger 2019). Die Beispiele aus Argentinien und Brasilien weisen auf neuartige Facetten des Phänomens hin, die sich im Kontext der Corona-Pandemie herausgebildet haben und die als neurechte Protestkulturen beschrieben werden können. Vor dem Hintergrund der jeweiligen politischen Situation in beiden Ländern haben sich unterschiedliche Allianzen herausgebildet. In Brasilien kann der polemische Negationsdiskurs des Präsidenten Bolsonaros in seinem Unterstützer*innen-Milieu trotz der desaströsen Konsequenzen seiner Politik immer noch auf Zustimmung zählen, wenn auch diese zunehmend erodiert. In Argentinien ist das Entstehen eines heterogenen oppositionellen Blocks zu beobachten, innerhalb dessen sich verschiedene Akteure mit unterschiedlichen diskursiven Einsätzen an der Pandemiebekämpfungspolitik der Regierung abarbeiten. Das Ziel, das Vertrauen in das Regierungshandeln zu unterminieren, konnte durch eine Strömung kapitalisiert werden, die oppositionelle Desinformationspolitik mit der Verbreitung „alternativen Wissens" und der Lancierung expliziter Verschwörungserzählungen kombinierte. Auch in Argentinien ist zu beobachten, dass die Skeptiker*innen mit religiös organisierten Milieus eine Allianz eingehen und an Teile der konservativ-christlichen Opposition andocken, die sich zuletzt gegen die Liberalisierung des Schwangerschaftsabbruchs formiert hatte. Die Verbindung zu religiösen Milieus ist nur eine Facette dieser neurechten politischen Kultur. Sie weist allerdings sowohl in Brasilien wie auch in Argentinien spezifische Auffälligkeiten auf, für die sich weitere Beispiele in Lateinamerika finden lassen.[17]

In den Protestbewegungen lässt sich das Wirken einer Verschwörungsmentalität beobachten, die eine spezifische politische Sprache sowie Affektkultur strukturiert. Über digitale Medien international vernetzt, hat sich hier ein neuartiger globaler Typus von „Kritik" und politischer Kultur herausgebildet, der auf einen ähnlichen Fundus von Narrativen, Rhetorik und Symbolen zurückgreift. Der globale Kontext der Verunsicherung im Zusammenhang mit der Covid-Krise hat wie ein Katalysator auf die Entfaltung dieser politischen Kulturen gewirkt. Dem verschwörungsmythischen Kritiktypus und den mit ihm verbundenen Affektkulturen gelingt es, auf subjektive Befindlichkeiten in der Gegenwart des Krisenkontextes zu reagieren und sie zu formen, ihnen Sinnstiftung wie auch symbolisch-kulturellen Ausdruck zu verleihen.

Der globale Krisenkontext bringt tiefgreifende Irritationen und Verunsicherungen breiter Bevölkerungsschichten mit sich. Er steigert das Kontingenzbewusstsein und die Wahrnehmung der Gegenwart als krisenbehaftet, was die Sorge um die eigene Existenz, ihre Vergänglichkeit und die Labilität der körperlichen Gesundheit verstärkt. Als Reaktion auf diese Situation bieten die imaginationsreichen Verschwörungserzählungen Formen

---

17 Der emeritierte Erzbischof der Diözese Guadalajara Juan Sandoval Iñiguez hat Verschwörungsmythen zum Covid-Geschehen verbreitetet. Er warnt, dass die Impfungen als „Zeichen des Biestes" einen gefährlichen Mikrochip enthalten, der den Menschen implantiert werde. Ein kleiner Zirkel einer mächtigen Elite hätte die Ausbreitung des Coronavirus vorangetrieben, um so den Plan zur Ergreifung der Weltherrschaft umzusetzen (Saludconlupa o.J.). Die Allianz der politischen Rechten mit verschiedenen religiösen Milieus ist stets in ihrer Ambivalenz zu sehen. Generell ist der Bedeutungszuwachs evangelikaler Gemeinden lateinamerikaweit als Faktor zu bedenken, der auf die Reformulierung der politischen Rechten Konsequenzen hat; dass in Bolivien die Opposition 2019 gegen Evo Morales vorging, um die „Rückkehr der Bibel" einzuleiten, ist ein weiterer Sachverhalt, der auf das Bündnis der politischen Rechten mit religiösen Milieus hinweist (Boris 2020: 37f.; 46).

der Kontingenzbewältigung und formulieren Glaubenssätze, die Orientierungsangebote unterbreiten. Sie erklären das unübersichtliche Geschehen, ordnen es, stiften Bilder und Vorstellungen, mit denen die Krisenhaftigkeit des Weltlaufs „bewältigt" werden kann. Sie wirken wie Mythen, das heißt als „Erzählungen [...], die durch die Imagination einer paradigmatischen, d.h. bedeutsamen Geschichte die Welt raumzeitlich ordnen und damit Handlungsanweisungen für Individuen wie für Kollektive anbieten" (Atwood, zit. n. Blume 2020: 27). Die kommunizierte Ahnung eines in der Gegenwart wirkenden Komplotts suggeriert eine übersichtliche Konfliktstruktur, die das Individuum imaginär in einen Konflikt mit dem weltweit agierenden Bösen stellt. Der Gestus radikaler Kritik geht mit dem Pathos der Erleuchtung einher. Er suggeriert einen verführerisch einfachen Weg in die „Wahrheit" und den Ausgang aus dem Zustand der Verblendung. In der Geschichte des Verschwörungsdenkens stellen sie einen Typus der Desinformation paranoiden Stils dar, der spirituelle und obskurantistische Folklore aufgreift, Teile der konservativen Milieus zu radikalisieren vermag sowie eine Nähe zur „faschistischen Lüge" (Finchelstein 2021a, b) aufweist.

Zugleich enthalten diese Erzählungen insofern einen rationalen Kern, als sie auf zentrale Probleme der Gegenwart hinweisen, sie skandalisieren[18]. Die im Covid-Kontext virulent gewordenen Verschwörungserzählungen docken an solche rationalen Intuitionen der Skepsis an, die vormals eher im Kontext links und progressiv akzentuierter Kritikmuster thematisiert wurden[19]. Mit dem neuen Gestus der Radikalkritik beerbt das nach rechts hin offene Projekt der Verschwörungsmythen jene Kritikmuster und integriert Fragmente aus ihnen zugunsten der eigenen narrativen Evidenz. Dass diese Formen der Daseins- und Krisenbewältigung

18 Dies betrifft etwa die schon seit längerem beobachtete „Krise der politischen Repräsentation", die Verselbständigung der Sphäre des Politischen sowie die Phänomene der institutionalisierten Korruption. Es umfasst aber auch die kritischen Intuitionen gegenüber der Macht- und Verwertungsinteressen der konzentrierten Pharma- und Gesundheitsindustrie (und generell des globalisierten Kapitalismus) sowie gegenüber der ideologischen Rahmung und Verzerrung der medialen Berichterstattung.

19 Untersuchungen zu den Protestbewegungen in Deutschland haben ergeben, dass sich auch „soziologisch" in den Bewegungen ein gewisser Rechtsdrift ausdrückt. Zahlreiche Aktivist*innen waren früher in der politischen Linken engagiert, weshalb sich diese Protest- und Subkulturen auch als linke Bewegungen mit Rechtsdrift beschreiben lassen, die zunächst durch eine ideologische Heterogenität ausgezeichnet waren und sich später zunehmend die Rechte etablieren konnte (Nachtwey/Frei/Schäfer 2020).

eine paranoide Modellierung der Realität implizieren und auf paranoide Art apokalyptische Szenarien entwerfen, in denen komplexe Problemlagen durch simple Akteurs- und Komplottstrukturen, Sündenbockfiguren und Verschwörungsfantasien ausgeleuchtet werden, reduziert keineswegs ihr Potenzial, auf die wahrgenommene Verunsicherung und Kontingenz eine „beruhigende“ Antwort zu liefern.

Hinsichtlich ihrer Verbreitung haben sich die sozialen Medien als Katalysator und Resonanzboden erwiesen, durch die jene Erzählungen ein wachsendes Publikum für ihre Szenarien, Komplottsuggestionen und skandalisierenden „alternativen Fakten“ finden. Die *bubbles* der digitalen Kommunikation und einschlägigen Telegram-Gruppen wirken als Filterblasen von Information und Echokammern bestimmter Überzeugungen. Die digitalen Medien-Milieus ermöglichen, dass sich Menschen mit ähnlichen Verschwörungsaffinitäten vernetzen, ihren Glauben teilen und wechselseitig bestätigen. Sie sind der zentrale Ort der Verbreitung und kollektiven Verarbeitung der Medienbotschaften. Es bilden sich so *Bewegungsmilieus* heraus, die Kommunikationspunkte und Multiplikatoren eines geteilten Fundus von Narrativen, Orientierungen und Grundüberzeugungen sind.

Inwiefern sich in Lateinamerika dieser neue Typus einer heterogenen rechten Bewegungskultur etablieren und zu einem stabilen Faktor heranreifen kann, der mehr ist als bloße Kuriosität und modische Erscheinung bizarren Anstrichs, ist weiterhin kritisch zu verfolgen. Dies wird auch davon abhängen, ob und inwiefern sich alternative Formen der Politisierung der gesellschaftlichen Verunsicherung und Ohnmachtserfahrungen jenseits der Narrative eines postmateriellen, konspirationistischen Rebellentums herausbilden, auch im Sinne des für Lateinamerika bisher klassischen Typus der „sozialen Bewegung als Form des Unterschichtenprotests“ (Boris 2007). Auch wird sich zeigen, ob und inwiefern sich neue politische Formationen der Rechten auf dem heterogenen Feld des dynamisierten Unmuts herausbilden und etablieren – jenseits der zuletzt stark beobachteten esoterischen Neigungen. Mit Javier Milei hat bei den argentinischen Parlamentswahlen 2021 ein Kandidat einer „neuen Rechten“ einen Achtungserfolg erzielt (17 % in seinem Wahldistrikt Ciudad Autónoma de Buenos Aires), der sich im Rahmen der Proteste gegen die Pandemiebekämpfungspolitik im Laufe des Jahres 2020 profiliert hatte. Der liberale Ökonom Milei rekurriert nicht auf Verschwörungsmythen, steht der politischen Philosophie des Libertarianismus und Anarcho-Kapitalismus nahe und verteidigt den Wert der „Freiheit“ vehement gegen staatliche Interventionen. Er gibt sich als nach rechts offen und nennt Trump und Bolsonaro als seine Vorbilder. Milei könnte in der sich neu organisierenden Rechten im südlichen Lateinamerika ein ergänzendes Phänomen zu der esoterisch und verschwörungsmythologisch ausgerichteten Strömung darstellen – beide, dies bleibt zu befürchten, werden nicht allzu schnell von der politischen Landschaft verschwinden.

Literatur

Boltanski, Luc (2013): *Rätsel und Komplotte: Kriminalliteratur, Paranoia, moderne Gesellschaft*, Berlin: Suhrkamp.

Blume, Michael (2020): *Verschwörungsmythen: Woher sie kommen, was sie anrichten, wie wir ihnen begegnen können*, Ostfildern: Patmos.

Boris, Dieter (2020): Rechts- und Linkstendenzen in Lateinamerika. Zur ›sozialen Grammatik‹ beständiger Pendelausschläge, in: Eser, Patrick; Witthaus, Jan-Henrik (Hg.): *Rechtswende in Lateinamerika : Politische Pendelbewegungen, sozioökonomische Umbrüche und kulturelle Imaginarien in Geschichte und Gegenwart*, Wien: Mandelbaum, 32–67.

Boris, Dieter (2007): Soziale Bewegungen als Form des Unterschichtenprotests: Das Beispiel Lateinamerika, in: *Forschungsjournal Soziale Bewegungen*, 20, 81–87.

Boris, Dieter (2002): Macht und Ohnmacht sozialer Bewegungen in Lateinamerika., in: *Leviathan*, 30, 113–131.

Bringel, Breno; Chávez, Marxa; Gómez, Javier; et al. (Hg.) (2020): *NUEVAS DERECHAS AUTORITARIAS. Conversaciones sobre el ciclo político actual en América Latina*, Quito: Fundación Rosa Luxemburgo.

Butter, Michael (2018): *Nichts ist, wie es scheint: Über Verschwörungstheorien*, Berlin: Suhrkamp.

Calloni, Stella (2020): Demandan al presidente de Argentina por "envenenar" con la vacuna rusa, in: *La jornada* (Mexiko) vom 23.12.2020.

Eisele, Ines (2021): Evangelikale: Gottes Segen statt Corona-Impfung?, in: *Deutsche Welle* vom 23.04.2021, [https://p.dw.com/p/3rdmB], letzter Aufruf 02.10.2021.

Eser, Patrick; Witthaus, Jan-Henrik (Hg.) (2020): *Rechtswende in Lateinamerika : Politische Pendelbewegungen, sozioökonomische Umbrüche und kulturelle Imaginarien in Geschichte und Gegenwart*, Wien: Mandelbaum.

Finchelstein, Federico (2021a): La larga trama del conspiracionismo, in: *Clarín* vom 05.01.2021.

Finchelstein, Federico (2021b): *Breve historia de la mentira fascista*, Buenos Aires: Penguin Random House.

Gess, Nicola; Amlinger, Carolin (2021): Schamanen gegen die Macht des Virus. Verschwörungstheoriker*innen als Sozialfiguren der Corona-Pandemie, in: *KWI-BLOG* vom 15.02.2021, [https://blog.kulturwissenschaften.de/schamanen-gegen-die-macht-des-virus/], letzter Aufruf 02.10.2021.

GZH (2020): *Bolsonaro chama de "extremismo" e "histeria" medidas adotadas diante da pandemia do coronavirus*, 15.03.2020; [https://gauchazh.clicrbs.com.br/politica/noticia/2020/03/bolsonaro-chama-de-extremismo-e-histeria-medidas-adotadas-diante-da-pandemia-do-coronavirus-ck7tsl9yw001h01s2j7jncfeb.html], letzter Aufruf 02.10.2021.

Hillenbrand, Carolin (2021): Es geht um die Existenz. Die Pandemie hat religiöse Werte gestärkt, aber die Kirchen profitieren davon nicht. Woran liegt das?, in: *Die Zeit* vom 30.07.2021, [https://www.zeit.de/2021/31/glaube-corona-krise-religion-rueckbesinnung-kirchenaustritt], letzter Aufruf 02.10.2021.

Lamberty, Pia; Rees, Jonahs H. (2021): Gefährliche Mythen: Verschwörungserzählungen als Bedrohung für die Gesellschaft, in: Zick, Andreas; Küpper, Beate (Hg.): *Die geforderte Mitte. Rechtsextreme und demokratiegefährdende Einstellungen in Deutschland 2020/21*, Bonn: Dietz Verlag J.H.W. Nachf, 283–299.

Medina, Walter C. (2020): La vacuna ‚comunista“, in: *Nuevatribuna.es vom* 04.11.2020, [https://nuevatribuna.publico.es/articulo/global/argentina-ordena-compra-vacuna-rusia-covid/20201104094038180870.html], letzter Aufruf 02.10.2021.

Martínez Ferro, Sol; Fernández Bravo, Ezequiel (2021): Antisemitismo y odio: una encuesta revela que 3 de cada 10 argentinos relacionan a la comunidad judía con el origen del coronavirus, in: *Infobae vom* 16.07.2021, [https://www.infobae.com/sociedad/2021/07/16/antisemitismo-y-odio-una-encuesta-revela-que-3-de-cada-10-argentinos-relacionan-a-la-comunidad-judia-con-el-origen-del-coronavirus/], letzter Aufruf 02.10.2021.

Micheletto, Karina (2021a): 'Médicos por la verdad'que siempre es de derecha, in: *Página 12* vom 31.05.2021.

Micheletto, Karina (2021b): El peligro de los negacionistas de la pandemia. Las denuncias por mala praxis que acumulan los grupos antivacunas, in: *Página 12* vom 09.06.2021.

Nachtwey, Oliver; Schäfer, Robert; Frei, Nadine (2020): Politische Soziologie der Corona-proteste, in: *SocArXiv*. Dezember 2020; [doi:10.31235/osf.io/zyp3f], letzter Aufruf 02.10.2021.

Qualalou, Lamia (2019): Los evangélicos y el hermano Bolsonaro, in: *Nueva Sociedad*, 280, 68–77.

De La Quintana J. (2020): Liberan en Perú a trabajadores secuestrados por hacer mantenimiento a antenas que, según la población, propagan el covid-19; in: *CNN* vom 16.06.2020, [https://cnnespanol.cnn.com/2020/06/16/alerta-peru-liberan-a-trabajadores-secuestrados-por-hacer-mantenimiento-a-antenas-que-segun-la-poblacion-propagan-el-covid-19/], letzter Aufruf 28.07.2020.

Prutsch, Ursula (2019): *Populismus in den USA und Lateinamerika*, Hamburg: VSA.

Saludconlupa (o.J): Juan Sandoval Íñiguez, [https://saludconlupa.com/series/desinformantes/juan-sandoval-iniguez/], letzter Aufruf 28.07.2020.

Semán, Pablo (2021): Las vacunas y las creencias argentinas, in: *eldiarioAR* vom 13.02.2021.

Senkman, Leonardo; Roniger, Luis (2019): *América Latina Tras Bambalinas : Teorías Conspirativas, Usos y Abusos*, Pittsburgh: Latin American Research Commons.

Wiegel, Gerd (2020): Rechter Aufstieg in Europa – Vergleichspunkte zu Lateinamerika?, in: Eser, Patrick; Witthaus, Jan-Henrik (Hg.): *Rechtswende in Lateinamerika : Politische Pendelbewegungen, sozioökonomische Umbrüche und kulturelle Imaginarien in Geschichte und Gegenwart*, Wien: Mandelbaum Verlag, 20–31.

Ziegler, Gloria (2020): Ultraconservadores y negacionistas intentan frenar la ampliación de derechos en Argentina, in: *ojopúblico* vom 20.12.2020.

Nicaragua: Liebe in Zeiten von Covid-19

Moritz Krawinkel

Wenn ein rechtsradikaler Präsident wie Jair Bolsonaro in Brasilien die Corona-Pandemie als „leichte Grippe" abtut und dem hunderttausendfachen Sterben im Land – insbesondere der armen schwarzen und indigenen Bevölkerung – mit Häme zusieht, dann kann man sagen: Es war kaum anders zu erwarten. Gleiches muss man inzwischen auch vom nicaraguanischen Präsidenten Daniel Ortega und seiner Vizepräsidentin und Ehefrau Rosario Murillo sagen.

Das Ortega-Regime ignorierte die Empfehlungen der Weltgesundheitsorganisation (WHO) und verzichtete weitgehend darauf, Maßnahmen zum Schutz der Bevölkerung zu ergreifen. Stattdessen griff Murillo in ihren schrillen Auftritten und religiös verbrämten Reden immer wieder die Oppositionsbewegung im Land an, die den eigentlichen Virus verbreite, nämlich den des Hasses (Murillo 2020). Die sandinistische Regierung stehe dagegen für „Liebe in Zeiten von Covid-19". Während der Bevölkerung in anderen Ländern geraten oder auferlegt wurde, zuhause zu bleiben, rief die Ortega-Partei FSLN Mitte März 2020 zu einer Großdemonstration unter ebendiesem Slogan auf (El Mundo 2020).

Im Folgenden zeichne ich den Umgang des nicaraguanischen Regimes mit der Pandemie nach und zeige zivilgesellschaftliche Versuche auf, die Aufklärung über das Virus und die Eindämmung der Pandemie selbst in die Hand zu nehmen. Keine leichte Aufgabe, findet sie doch im Kontext der anhaltend repressiven Entwicklung seit Niederschlagung des Aufstands gegen Ortega im Jahr 2018 statt.

Das Virus als Ideologie

Während die zentralamerikanischen Nachbarländer zu Beginn der Pandemie ihre Grenzen schlossen, Ausgangssperren verhängten und mit teils autoritären Mitteln versuchten die Ausbreitung des Corona-Virus zu stoppen, sollte der Alltag in Nicaragua weitergehen. Zwar mussten sich Reisende aus bestimmten Ländern in Quarantäne begeben, doch Kreuzfahrtschiffe durften nicaraguanische Häfen weiter anlaufen – ohne besondere Maßnahmen zum Schutz vor dem Virus (Confidencial 2020). Schüler:innen und Studierende sollten weiter die Schule bzw. Universität besuchen, die 170.000 Angestellten des Staates weiter zur Arbeit gehen. Wer aus Angst vor einer Ansteckung zuhause blieb, konnte bestraft oder exmatrikuliert werden. Darüber hinaus förderte die Regierung im Verlauf der Pandemie kontinuierlich öffentliche Zusammenkünfte – von Sportevents über Feste und politische Kundgebungen bis zu religiösen Veranstaltungen. Mit dem Argument, es solle keine Panik geschürt werden, verbot die Regierung ihrem Gesundheitspersonal im März 2020 sogar das Tragen von Masken und Handschuhen (Infobae 2020). Aus dem gleichen Grund sollte in den Krankenhäusern auch gar nicht erst über das Virus und mögliche Maßnahmen zur Verhinderung einer Ansteckung informiert werden.

In einem Beitrag beschrieb der nicaraguanische Schriftsteller Sergio Ramírez, der von 1984 bis 1990 Vizepräsident des Landes war, die Situation in den Krankhäusern so:

> „Die Ergebnisse der wenigen durchgeführten Tests werden den Patienten nicht bekannt gegeben, die Krankenhäuser und Kliniken des Staates haben die Anweisung, die Fälle als ‚untypische Atemwegserkrankungen' zu registrieren. Entsprechend genießen die offiziellen Statistiken keinerlei Glaubwürdigkeit. Doch während das Übel nicht existent erklärt wird, sind die Krankenhäuser mit Patienten überfüllt, für die, wenn sie sterben, es keine Totenwache gibt und die ohne Begleitung der Familie beerdigt werden, unter Überwachung der Polizei. Die Furcht vor der Repression breitet sich aus, denn über das Virus zu sprechen kann ein subversiver Akt werden. Die Angehörigen der Toten ziehen es vor zu schweigen" (Ramírez 2020).

Seit Jahren anhaltende Repression

Lieber schweigen. Das tun nicht nur die Angehörigen von vermutlich an Covid-19 Verstorbenen aus gutem Grund: Die Erinnerung an die gewaltsame Niederschlagung der breiten Protestbewegung gegen das Ortega-Regime im Jahr 2018 ist noch frisch. Damals waren Hunderttausende Menschen in allen Landesteilen gegen Sozialreformen, die Untätigkeit der Regierung angesichts eines verheerenden Waldbrands in einem Naturschutzgebiet und Polizeigewalt auf die Straße gegangen. An der größten Demonstration gegen die Regierung am 30. Mai 2018 nahmen in Managua vermutlich eine halbe Million Menschen teil. Vielerorts wurden im Zuge der Proteste Barrikaden errichtet, um Stadtviertel vor sandinistischen Milizen zu schützen, neue oppositionelle Bewegungen formierten sich und es schien, als handele es sich nur noch um Wochen, bis die Ortega-Regierung abtritt. Doch das Regime fiel nicht, sondern reagierte mit Härte: etwa 320 Menschen wurden bei der Niederschlagung des Aufstands durch Paramilitärs und offizielle Sicherheitskräfte getötet, Tausende kamen in Untersuchungshaft, wurden zum Teil gefoltert, über hunderttausend Menschen verließen das Land in Richtung USA, Europa oder Costa Rica. Wie weit die Repression reichte, zeigt sich auch am Beispiel des Gesundheitswesens. Fast 300 Ärztinnen und Ärzte wurden in den öffentlichen Krankenhäusern entlassen, weil sie ihre ärztliche Pflicht getan und verletzte Demonstrant:innen behandelt hatten (Asociación Médica Nicaragüense 2018).

Seither hat sich die Menschenrechtslage in Nicaragua nicht verbessert, stattdessen kamen neue Formen der Unterdrückung hinzu. Ende 2019 entzog das Regime neun Nichtregierungsorganisationen, darunter die Umweltorganisation *Fundación para la Promoción y el Desarrollo Municipal* (Popol Na) und das nicaraguanische Zentrum für Menschenrechte (*Centro Nicaragüense de Derechos Humanos*, CENIDH), die Rechtsfähigkeit als juristische Person. Geschlossen wurden außerdem regierungskritische Medien wie der Nachrichtensender *100%noticias* und die Zeitschrift *Confidencial* (AP News 2020). Im Herbst 2020 ging die Ortega-Regierung den nächsten Schritt in Richtung Diktatur und schuf gesetzliche Voraussetzungen für weitere Repressalien: Mitte Oktober 2020 verabschiedete das von Ortegas sandinistischer Partei kontrollierte Parlament das Gesetz 1040 zur „Regulierung ausländischer Agenten". Das Gesetz schreibt vor, dass alle nicaraguanischen Personen, Organisationen oder Unternehmen, die mit ausländischen Geldern in Berührung kommen, sich bei der Regierung als „ausländische Agenten" registrieren müssen (El País 2021a). Außerdem werden aus dem Ausland unterstützte Initiativen verpflichtet, den Behörden sämtliche Finanzen und Tätigkeiten vierwöchentlich zur Genehmigung vorzulegen. Offensichtliches Ziel dieser bürokratisch nicht zu bewältigenden Hürden ist die nachhaltige Einschüchterung von potentiell kritischen Organisationen und ihren Angestellten – bei Zuwiderhandlung wird selbst auf privates Vermögen zugegriffen. Nebenbei stellte das Regime mit dem Gesetz auch eine Weiche für die Wahlen im November 2021: Niemand, die oder der auf der Liste „ausländischer Agenten" steht, sollte ein öffentliches Amt bekleiden dürfen – was eine eklatante Grundrechtsverletzung darstellt.

Ende 2020 verabschiedete das Parlament dann das Gesetz 1055 „zur Verteidigung der Rechte des Volkes auf Unabhängigkeit, Souveränität und Selbstbestimmung für den Frieden". Das Gesetz kam im Juni 2021 zur Anwendung, als prominente Oppositionspolitiker:innen verhaftet wurden

– darunter sieben potenzielle Präsidentschaftskandidat:innen. Festgenommen oder unter Hausarrest gestellt wurden nicht nur Angehörige der liberalen Partei wie Juan Sebastían Chamorro und Cristiana Chamorro Barrios, Neffe und Tochter der früheren Präsidentin Violeta Barrios de Chamorro, die Ortega 1990 an der Staatsspitze ablöste, sondern auch die Führungsriege der Partei *Unión Democrática Renovadora* (UNAMOS), ein Sammelbecken oppositioneller Sandinist:innen, früher bekannt als *Movimiento Renovador Sandinista* (MRS). Zu den Festgenommenen von UNAMOS zählen der Ex-General Hugo Torres, der in den 1970er Jahren an der Revolution gegen das Somoza-Regime beteiligt war, Víctor Hugo Tinoco, ehemaliger Außenminister der sandinistischen Regierung in den 1980er-Jahren und die Ex-Guerrillera „Comandante 2" Dora María Téllez, in den Jahren nach der Revolution von 1979 Gesundheitsministerin. Vorgeworfen wird den Inhaftierten, sie hätten zur Intervention ausländischer Mächte aufgerufen, Geld aus dem Ausland für Terrorakte erhalten und internationale Sanktionen gegen Nicaragua begrüßt.

In diesem repressiven Kontext ist auch öffentlicher Widerspruch gegen die Corona-Politik des Regimes keine ungefährliche Meinungsäußerung. Umso wichtiger war es, dass sich im Mai 2020 fünf ehemalige nicaraguanische Gesundheitsminister:innen in einem Brief an die Weltgesundheitsorganisation (WHO) wandten. Die Unterzeichnenden beschuldigten Ortega, „die Gesundheit der Bevölkerung einem sehr ernsten Risiko auszusetzen" (europapress 2021) und warnten vor den verheerenden Folgen der Pandemie in Nicaragua. Einen weiteren mutigen Appell verfassten über 700 nicaraguanische Gesundheitsfachleute, die in Kliniken, Krankenhäusern und Privatpraxen arbeiteten. In dieser Erklärung wurde das Regime aufgefordert, endlich effiziente Maßnahmen zu ergreifen, unter anderem die wahrheitsgemäße Information über die Verbreitung des Virus in der Bevölkerung, die Durchführung von Tests, die Einschränkung von Massenveranstaltungen, die obligatorische soziale Distanzierung, wenn erforderlich Isolierung und Quarantäne sowie der Schutz des Gesundheitspersonals (progressive-alliance.info 2020).

Das Regime reagierte auf die Kritik, indem Vizepräsidentin Rosario Murillo die Unterzeichnenden „Außerirdische, die in anderen Galaxien leben" (La Prensa 2020) nannte. Weil der Staat also keine Verantwortung übernahm, kümmerten sich viele Menschen insbesondere in der Frühphase der Pandemie selbst um die Corona-Vorsorge: Soziale Bewegungen initiierten Aufklärungskampagnen, in denen die Bedeutung von physischem Abstand, Hygieneregeln und die richtige Reaktion auf Covid-19 Symptome erklärt wurden. Viele Menschen hielten auf der Straße und in Geschäften Abstand zueinander, bei einigen Banken maß das Wachpersonal die Temperatur der Eintretenden, Angestellte blieben unter der Hand im Home Office und viele Eltern schickten ihre Kinder trotz Drohungen nicht in die Schule – selbst die Regierung gab im August 2020 an, dass 60 Prozent der Kinder vorübergehend zuhause geblieben waren (El País 2021b). Auf Aktivitäten von Nichtregierungsorganisationen und kirchlichen Organisationen, die der Bevölkerung gesundheitliche Unterstützung in der Pandemie bieten wollten, reagierte die Regierung mit Repression und Verboten. So wurde der Diözese Matagalpa verboten, in mehreren Gemeinden Präventionszentren und ein Call Center zu eröffnen, um kostenlose Beratung im Zusammenhang mit Covid-19 anzubieten (Vaticannews 2020).

Armut und knappe Ressourcen

Die Sorge vieler Menschen vor einer Ansteckung war und ist berechtigt, eine Pandemie fällt in Nicaragua auf fruchtbaren Boden. Im Jahr 2018 lag das Bruttoinlandsprodukt pro Kopf bei 1870 US-Dollar – im Vergleich zu durchschnittlich 9889 US-Dollar in Lateinamerika und der Karibik (Pearson et al. 2020). Gut 30 Prozent der 6,5 Millionen Menschen zählenden Bevölkerung lebten unter der Armutsgrenze, Nicaragua gilt als zweitärmstes Land der westlichen Hemisphäre. Auf dem „Index des sozialen Fortschritts“ der US-amerikanischen NGO *Social Progress Imperative*, für den Indikatoren für Gesundheit, Bildung, Ökologie, Nachhaltigkeit, Sicherheit und persönliche Freiheit einbezogen werden, lag Nicaragua im Jahr 2020 auf Platz 105 von 163 (socialprogress.org 2021). Auch das Gesundheitssystem steht vergleichsweise schlecht da: Im März 2020 standen in nicaraguanischen Krankenhäusern 0,9 Krankenhausbetten pro 1000 Einwohner:innen zur Verfügung – im Vergleich zu 2,2 Betten im lateinamerikanischen und karibischen Durchschnitt und acht in Deutschland. Im ganzen Land gab es 160 Beatmungsgeräte (Pearson et al. 2020). „Angesichts der Armut des Landes müssen die knappen Ressourcen sinnvoll eingesetzt werden – und so ist die Politik der Regierung von entscheidender Bedeutung“, folgern Pearson et al. (2020) in einem Artikel über die nicaraguanische Corona-Politik. Doch statt die geringen Ressourcen sinnvoll einzusetzen, hat das Ortega-Regime das Gesundheitssystem weiter geschwächt – auch durch die Entlassung von medizinischem Fachpersonal im Zuge der Repression gegen die Aufstandsbewegung von 2018. Diese „Säuberung“ im Gesundheitswesen wurde in der Pandemie fortgesetzt: Im Juni 2020 berichtete die internationale Menschenrechtsorganisation *Human Rights Watch*, dass mindestens zehn Gesundheitsarbeiter:innen aufgrund ihrer Kritik am Umgang der Regierung mit der Corona-Pandemie entlassen wurden. Der Amerika-Direktor von *Human Rights Watch*, José Miguel Vivanco, sagte hierzu:

> „Die Regierung ging von der Leugnung der Pandemie dazu über, absichtlich zu versuchen, die Folgen ihres beschämenden Versagens, auf das Virus zu reagieren, zu verbergen. Die willkürliche Entlassung von medizinischem Fachpersonal im Zusammenhang mit einer Pandemie erhöht nur die Wahrscheinlichkeit einer Katastrophe" (Vivanco 2020).

Doch noch einmal zurück zum Beginn der Pandemie. Präsident Ortega verschwand zu Beginn des Ausbruchs der Corona-Pandemie für 34 Tage von der Bildfläche. Erst am 15. April 2020 tauchte er wieder auf und erklärte in einer viel beachteten Ansprache, wie Nicaragua die Empfehlungen der WHO umsetze. Er sagte, Gesundheitsexpert:innen gingen von Haus zu Haus und klärten die Familien darüber auf, wie sie sich vor dem Virus schützen könnten. Ein Lockdown käme aber nicht in Frage: „Wir haben nicht aufgehört zu arbeiten, denn wenn wir das täten, würde das Land sterben und wenn das Land stirbt, sterben die Menschen." (Ortega 2020). Anzunehmen ist, dass das Regime vor Einschränkungen auch deshalb zurückschreckte, weil soziale Spannungen und ein Wiederaufflammen der Proteste gegen die Regierung befürchtet wurden. Das Bruttoinlandsprodukt, das in den Jahren zuvor kontinuierlich gewachsen war, fiel infolge des Aufstands und seiner gewalttätigen Niederschlagung in den Jahren 2018 und 2019 um 3,95 und 3,88 Prozent, 2020 ging es immer noch um 3 Prozent zurück (statista 2021).

> „COVID-19 ist eine Krise, die zur Unzeit kommt. Das umkämpfte Regime von Ortega und seiner Frau Murillo ignoriert sie jedoch und tut, als gäbe es sie nicht. Es ist eine zynische Ansicht, aber Gesundheitsfachleute in Nicaragua gehen davon aus, dass Einschränkungen der wirtschaftlichen Aktivitäten durch die Regierung dazu führen würden, dass Ortega und Murillo für die Not verantwortlich gemacht würden, der langsame, stetige Tod einzelner Nicaraguaner hier und da im Land aber als Lauf der Natur wahrgenommen wird. Es ist ein grausames politisches Kalkül, mit ungeahnten Risiken" (Pearson et al. 2020).

In seiner Rede vom 15. April 2020 beglückwünschte Ortega verschiedene staatliche Institutionen – unter anderem das Gesundheitsministerium, die Polizei und das Militär – dafür, wie sie eine Ausbreitung der Pandemie im Land verhindern würden. Nicaragua sei das Land in Zentralamerika mit der geringsten Anzahl von Covid-19-Fällen, sagte er. Und: Die Pandemie sei als Strafe für die reichen Länder zu verstehen, sie sollten mehr in Krankenhäuser und Gesundheitszentren investieren anstatt in Waffen und

Bomben (Ortega 2020). In der Tat waren die vom nicaraguanischen Gesundheitsministerium im Frühjahr 2020 veröffentlichten Infektionszahlen erstaunlich niedrig. Aber waren sie auch realistisch?

Selbstorganisiertes Infektions-Monitoring

Weil sie den offiziellen Zahlen nicht trauten, gründeten kritische Wissenschaftler:innen und Ärzt:innen im April 2020 die Organisation *Observatorio Ciudadano COVID-19*, die eigene Erhebungen zum Verlauf der Corona-Pandemie in Nicaragua anstellt und dabei durchgehend auf höhere Zahlen kommt. Nach Angaben des Gesundheitsministeriums infizierten sich vom 18. März 2020 bis zum 27. April 2021 6898 Menschen im Land an Covid-19, von denen sich 5253 erholten, 1463 zum Zeitpunkt der Veröffentlichung noch aktiv waren und 182 starben. Demgegenüber ging das *Observatorio Ciudadano* für diesen Zeitraum von 13.806 vermuteten Infektionen und 3055 Todesfällen aus. Es könnten aber auch 9000 Tote sein, wenn die Übersterblichkeit im Jahr 2020 miteinbezogen würde, die nur durch die Pandemie erklärt werden könne (Confidencial 2021). Die Zahlen des *Observatorio Ciudadano* sind aber nur Schätzwerte, sie stützen sich nicht auf „Labortests oder klinische Diagnosen" (Confidencial 2021), wie die Organisation betont.

In den ersten Monaten nach dem Ausbruch der Pandemie nahmen Videos und Augenzeugenberichte in sozialen Medien zu, in denen Angehörige Verstorbener berichteten, dass ihnen als Todesursache Bluthochdruck, Diabetes oder Atemwegserkrankungen wie „atypische Lungenentzündungen" genannt wurden. In einem Artikel vom Juni 2020 argumentierte ich, dass von einer Vertuschung der Dimension, die Covid-19 in Nicaragua habe, auszugehen sei (Krawinkel 2020a). Nächtliche Express-Beerdigungen von eingeschweißten Leichen ohne die Möglichkeit, Abschied zu nehmen, machten eine Nachverfolgung und Überprüfung unmöglich. Davon berichtete auch die Journalistin Gabriela Selser im Mai 2020: „Uns Journalisten wird der Zugang zu den Friedhöfen verwehrt. Die Regierung nutzt ihren Sicherheitsapparat, um zu verhindern, dass die Toten registriert werden und dass über das berichtet wird, was sich in den Krankenhäusern abspielt" (Selser 2020).

„Wir wissen nicht, wie die Covid-Lage tatsächlich ist, weil die Daten für eine seriöse Einschätzung fehlen", sagte mir Leonel Argüello vom *Centro de Estudios y Promoción Social* (CEPS) in einem Gespräch Ende 2020 (Krawinkel 2020b). Der letzte epidemiologische Bericht des Gesundheitsministeriums datiert auf Mai 2020, die entsprechende Internetseite ist nicht mehr erreichbar. Bis heute ist auch unklar, welche Folgen das „Experiment" durchgehend geöffneter Schulen in der Pandemie hatte. Das Bildungsministerium hat bisher keine Zahlen über die von Covid-19 betroffenen Schüler:innen und Lehrer:innen vorgelegt.

In einem Aufsehen erregenden investigativen Artikel, verfasst unter anderem auf Grundlage von geleakten Daten aus dem nicaraguanischen Gesundheitsministerium, schrieben die Journalisten Maynor Salazar und Wilfredo Miranda (2021): „Die sandinistische Regierung verheimlichte die durch das Corona-Virus verursachten Todesfälle, indem sie Informationen aus den Totenscheinen wegließ." Im Juni 2020 gab Vizepräsidentin Rosario Murillo zwar einen eklatanten Anstieg der Todesfälle durch Lungenentzündungen um 54 Prozent zu, sie brachte das jedoch nicht mit dem Corona-Virus in Verbindung. Miranda und Salazar stellten dieser Aussage mehr als fünfzig Röntgenbilder aus verschiedenen Krankenhäusern des Landes gegenüber, auf denen die Lungenentzündungen erkennbar waren. „Die zuständigen Ärzte versicherten, dass sie keinen Zweifel daran haben, dass es sich um Fälle von Covid-19 handelt, aber der von den Gesundheitsbehörden auferlegte Maulkorb und die Zentralisierung der Tests hinderten sie daran, die Familien der Infizierten zu alarmieren" (Miranda/Salazar 2021).

In der Neuen Zürcher Zeitung veröffentlichte der Datenjournalist Nikolai Thelitz (2021) Mitte April 2021 eine detaillierte Studie zur weltweiten Übersterblichkeit in der Corona-Pandemie, die in vielen Staaten sehr hoch sei.

> „So auch in Nicaragua, wo von Januar bis August 2020 (neuere Daten sind nicht verfügbar) 7875 oder rund 50 Prozent mehr Menschen starben als in der Vergleichsperiode der Vorjahre. Die offiziellen Corona-Todesfälle für diesen Zeitraum geben die Behörden des zentralamerikanischen Landes mit 137 an."

Dieser Analyse zufolge sind selbst die Daten des *Observatorio Ciudadano*, das von 20-mal höheren Todeszahlen infolge der Pandemie ausging, zu niedrig. „Angesichts der Übersterblichkeit, die über 50-mal so hoch ist wie die offiziellen Corona-Todeszahlen, ist dies noch eine konservative Schätzung" (2021), schrieb Thelitz.

Schlussbetrachtung: Beim Impfen abgehängt

Das Ortega-Regime hält an seiner Vertuschungspolitik bezüglich der Dimension und Auswirkungen der Pandemie im Land fest. Kritische Stimmen werden mundtot gemacht und eine ernsthafte Eindämmung des Corona-Virus verunmöglicht. Dieser Umgang mit der Pandemie war Teil einer Strategie des Machterhalts von Daniel Ortega und Rosario Murillo im Vorfeld der im November 2021 abgehaltenen Präsidentschaftswahlen, aus denen Ortega als Sieger hervorging.[1] Dazu gehörte auch die konsequente Verfolgung der politischen Opposition im Land, deren prominenteste Köpfe mittlerweile verhaftet wurden oder ins Exil gegangen sind.

Gleichzeitig ist das nicaraguanische Regime Teil der Allianz vieler Länder, die sich dem Vorschlag Indiens und Südafrikas angeschlossen haben, die Patente auf Covid-19 Impfstoffe, Medikamente und andere Medizinprodukte temporär auszusetzen. Die Initiative bei der Welthandelsorganisation soll den dramatischsten Auswirkungen globaler Ungleichheit in der Pandemie entgegenwirken und greift dabei auf eine Möglichkeit zurück, die im internationalen TRIPS-Abkommen über „handelsbezogene Aspekte der Rechte des geistigen Eigentums" festgeschrieben ist. Der Nutzung dieser Möglichkeit – die deutlich weniger weitgehend ist als die unter anderem von der Hilfs- und Menschenrechtsorganisation *medico international* erhobene Forderung nach grundsätzlicher Aufhebung der Patente auf alle lebenswichtigen Medikamente (medico international et al. 2020) – stehen insbesondere die deutsche Bundesregierung und die Europäische Union ablehnend gegenüber. Sie wollen das Wissen der Pharmaindustrie und insbesondere die mRNA-Technologie, wie sie unter anderem für den Impfstoff des deutschen Unternehmens *Biontech* verwendet wird, vor dem Zugriff Chinas und anderer potentieller Konkurrenz schützen (german-foreign-policy.com 2021).

Anstatt auf Aussetzung der Patente, Technologietransfer und rechtsverbindliche Schritte hin zu mehr globaler Gerechtigkeit in der Pandemie setzen Deutschland und andere Verteidiger:innen des Patentschutzes auf ein anderes, bei der Weltgesundheitsorganisation angesiedeltes Programm: Nachdem sich die reichen Länder mit ausreichend Impfstoff versorgt haben, soll die *„Covid-19 Vaccines Global Access"*-Initiative, kurz COVAX, mit Spendengeldern Impfstoffe kaufen und überschüssige Dosen sammeln, um sie an die bedürftigsten Länder zu verteilen. Das Versagen des Marktes bei der Versorgung der Welt mit Impfstoffen beantwortet dieses Modell mit Wohltätigkeit, anstelle des Rechts auf bestmöglichen Zugang zu Gesundheit steht die Hilfe.

---

1 Allerdings erkennen die EU, die USA sowie eine Reihe lateinamerikanischer Länder wie Peru und Argentinien die Wahl nicht an. Eine zivilgesellschaftliche Beobachtungsmission schätzt die Wahlenthaltung auf 81 Prozent (vgl. Krawinkel 2021).

Für Nicaragua hat das bis Ende Juni 2021 bedeutet, dass nur 2,5 Dosen auf 100 Personen verimpft werden konnten, insgesamt 167.500 Stück. Zum Vergleich: In Guatemala waren es 5,1 Dosen, in El Salvador schon 41,2 und in Deutschland 85,3 (BBC 2021). Die globale Ungleichheit ist mit der Pandemie gravierender geworden – trotz aller Bekundungen von weltweiter Solidarität, wie sie auch von EU-Kommissionspräsidentin von der Leyen und Bundeskanzlerin Merkel zu hören waren. Neben der politischen Verantwortung des Ortega-Regimes für den Verlauf der Pandemie in Nicaragua steht die Verantwortung der reichen Länder für die globale Ungerechtigkeit, die ebenso in den Fokus menschenrechtlicher und gesundheitspolitischer Perspektiven auf die Pandemie in Lateinamerika und der Welt gehört.

Literatur

AP News (2020): Medios y ONG denuncian confiscación de bienes en Nicaragua, in: AP News vom 23.12.2020 [https://apnews.com/article/noticias-97e39bdde44a0bb2024c5a7854ac389b], letzter Aufruf 07.09.2021.

Asociación Médica Nicaragüense (2018): 300 médicos han sido despedidos, in: *el nuevo diario* vom 01.09.2018 [https://www.elnuevodiario.com.ni/nacionales/473628-medicos-despedidos-crisis-nicaragua-rivas/], letzter Aufruf 07.09.2021.

BBC (2021): Covid: Vaccines running out in poorer nations, WHO says, in: *BBC* vom 21.06.2021 [https://www.bbc.com/news/world-57558401], letzter Aufruf 07.09.2021.

Confidencial (2020): Nicaragua abre sus puertas a turistas que llegan en cruceros, in: *Confidencial* vom 17.03.2020 [https://www.confidencial.com.ni/reporte-ciudadano/nicaragua-abre-sus-puertas-a-turistas-que-llegan-en-cruceros/], letzter Aufruf 07.09.2021.

Confidencial (2021): Informe del Minsa reconoce leve incremento de contagios de covid-19, in: *Confidencial* vom 27.04.2021 [https://www.confidencial.com.ni/nacion/minsa-reconoce-leve-incremento-de-contagios-de-covid-19-en-nicaragua/], letzter Aufruf 07.09.2021.

El Mundo (2020): Nicaragua desafía a la pandemia y desfila con el lema "amor en tiempos de coronavirus", in: *El Mundo* vom 15.03.2020 [https://www.elmundo.es/internacional/2020/03/15/5e6e325afc6c83983d8b475e.html], letzter Aufruf 07.09.2021.

El País (2021a): Organizaciones sociales de Nicaragua suspenden sus operaciones por la Ley de Agentes Extranjeros de Ortega, in: *El País* vom 05.02.2021 [https://elpais.com/internacional/2021-02-05/organizaciones-sociales-de-nicaragua-suspenden-sus-operaciones-por-la-ley-de-agentes-extranjeros-de-ortega.html], letzter Aufruf 07.09.2021.

El País (2021b): Las nefastas consecuencias de no cerrar las aulas durante la pandemia en Nicaragua, in: *El País* vom 25.03.2021 [https://elpais.com/planeta-futuro/2021-03-25/las-nefastas-consecuencias-de-no-cerrar-las-aulas-durante-la-pandemia-en-nicaragua.html], letzter Aufruf 07.09.2021.

german-foreign-policy.com (2021): Die Pandemie als Chance, in: german-foreign-policy.com vom 11.05.2021 [https://www.german-foreign-policy.com/news/detail/8595/], letzter Aufruf 07.09.2021.

europapress (2021): Ex ministros de Salud de Nicaragua alertan de un "riesgo extremo" por la falta de acción de Ortega, in: *europapress* vom 11.05.2020 [https://www.europapress.es/internacional/noticia-ex-ministros-salud-nicaragua-alertan-riesgo-extremo-falta-accion-ortega-20200511142421.html], letzter Aufruf 07.09.2021.

Infobae (2020): Nicaragua: prohibieron el uso de mascarillas a los médicos para no alarmar a la población; ahora muchos tienen coronavirus, in: *Infobae* vom 24.05.2020 [https://www.infobae.com/america/america-latina/2020/05/24/nicaragua-prohibieron-el-uso-de-mascarillas-a-los-medicos-para-no-alarmar-a-la-poblacion-ahora-muchos-tienen-coronavirus/], letzter Aufruf 07.09.2021.

Krawinkel, Moritz (2020a): Alles offen, in: www.medico.de vom 02.06.2020 [https://www.medico.de/blog/alles-offen-17762], letzter Aufruf 07.09.2021.

Krawinkel, Moritz (2020b): Knebelgesetze, in: www.medico.de vom 02.12.2020 [https://www.medico.de/blog/knebelgesetze-17987], letzter Aufruf 07.09.2021.

Krawinkel, Moritz (2021): Frei erfunden, in: www.medico.de vom 02.12.2021 [https://www.medico.de/blog/frei-erfunden-18449], letzter Aufruf 20.12.2021.

La Prensa (2020): Rosario Murillo llama "extraterrestres" a los servicios de salud privados de Nicaragua, in: *La Prensa* vom 15.05.2020 [https://www.laprensa.com.ni/2020/05/15/politica/2674213-rosario-murillo-llama-extraterrestres-a-los-servicios-de-salud-privados-de-nicaragua], letzter Aufruf 07.09.2021.

medico international; BUKO Pharma-Kampagne; Outras Palavras; People's Health Movement; Society for International Development (2020): *Patente töten* [https://www.patents-kill.org/deutsch], letzter Aufruf 07.09.2021.

Miranda, Wilfredo; Salazar, Maynor (2021): Así se oculta la muerte por la COVID-19 en Nicaragua, in: *Divergentes* vom 12.01.2021 [https://www.divergentes.com/asi-enganaron-a-las-victimas-de-covid-19-y-sus-familiares-en-nicaragua], letzter Aufruf 07.09.2021.

Murillo, Rosario (2020): Hay personas que crean pandemias de miedo y odio con noticias falsas de Nicaragua, in: *amPrensa* vom 15.05.2020 [https://amprensa.com/2020/05/rosario-murillo-hay-personas-que-crean-pandemias-de-miedo-y-odio-con-noticias-falsas-de-nicaragua], letzter Aufruf 07.09.2021.

Ortega, Daniel (2020): "No se ha dejado de trabajar, porque si se deja de trabajar, el país se muere", in: *La Prensa* vom 15.04.2020 [https://www.laprensa.com.ni/2020/04/15/politica/2662221-daniel-ortega-reaparece-publicamente], letzter Aufruf 07.09.2021.

Pearson, Andy A.; Prado, Andrea M.; Colburn, Forrest D. (2020): Nicaragua's surprising response to COVID-19, in: *J Glob Health 2020*; 10(1): 010371 [https://www.ncbi.nlm.nih.gov/pmc/articles/PMC7321013/], letzter Aufruf 07.09.2021.

progressive-alliance.info (2020): Segundo pronunciamiento de profesionales de la salud independientes sobre la situación actual del COVID-19 en Nicaragua, in: *progressive-alliance.info* vom 18.05.2020 [https://progressive-alliance.info/2020/05/28/segundo-pronunciamiento-de-profesionales-de-la-salud-independientes-sobre-la-situacion-actual-del-covid-19-en-nicaragua-spanish-only-2/], letzter Aufruf 07.09.2021.

Ramírez, Sergio (2020) Das Virus als Ideologie, in: www.medico.de vom 28.05.2020 [https://www.medico.de/blog/das-virus-als-ideologie-17759], letzter Aufruf 07.09.2021.

Selser, Gabriela (2020): Befohlene Virus-Ignoranz – die Führung verordnet Party, in: *Deutschlandfunk Kultur* vom 26.05.2020 [https://www.deutschlandfunkkultur.de/corona-weltweit-nicaragua-befohlene-virus-ignoranz-die.2165.de.html?dram:article_id=477405], letzter Aufruf 07.09.2021.

socialprogress.org (2021): *Nicaragua* [https://www.socialprogress.org/?code=NIC], letzter Aufruf am 07.09.2021.

statista (2021): *Nicaragua* [https://de.statista.com/statistik/daten/studie/408346], letzter Aufruf 07.09.2021.

Thelitz, Nikolai (2021): Wo offizielle Corona-Todeszahlen und Übersterblichkeit auseinanderklaffen, in: *Neue Zürcher Zeitung* vom 18.04.2021 [https://www.nzz.ch/visuals/wo-offizielle-corona-todesfaelle-und-uebersterblichkeit-auseinanderklaffen-ld.1611077], letzter Aufruf 07.09.2021.

Vaticannews (2020): Nicaragua. Impiden a obispo creación de centro médico para combatir Covid19, in: *Vaticannews* vom 06.04.2020 [https://www.vaticannews.va/es/iglesia/news/2020-04/nicaragua-coronavirus-matagalpa-ortega-represion.html], letzter Aufruf 07.09.2021.

Vivanco, José Miguel (2020): Nicaragua: Despiden a médicos por criticar el manejo de la Covid-19, in: *Human Rights Watch* vom 23.06.2020 [https://www.hrw.org/es/news/2020/06/23/nicaragua-despiden-medicos-por-criticar-el-manejo-de-la-covid-19], letzter Aufruf 07.09.2021.

Corona-Krisenmanagement und Demokratie in Lateinamerika und der Karibik

Claudia Zilla

Am 30. Januar 2020 bewertete die Weltgesundheitsorganisation (WHO) der Vereinten Nationen die Ausbreitung des Coronavirus als Notlage internationaler Tragweite. Der erste Covid-19 Fall in Lateinamerika und der Karibik (LAK) wurde am 25. Februar in Brasilien ermittelt. Am 11. März erklärte die WHO Covid-19 zur Pandemie. Bis Dezember 2020 waren in LAK bereits 18,6 Prozent der Infektions- und 27,8 Prozent der Todesfälle weltweit registriert worden, obwohl in der Region lediglich 8,4 Prozent der Weltbevölkerung leben (CEPAL 2021a: 13). In diesen überdurchschnittlichen Covid-19 Werten drückt sich die ausgeprägte Verbundbarkeit des Subkontinents aus.

Verbreitete Armut und die größte soziale Ungleichheit der Welt gehören zu den Hauptaspekten dieser Verwundbarkeit. Privilegien sowie ihre Kehrseite, Exklusion und Benachteiligung, verteilen sich heterogen entlang verschiedener Kategorien wie Wirtschaftslage, Geschlecht, Alter, ethnisch-kultureller Identität,[1] Behinderungen oder Wohnort. Zudem sind soziale Beziehungen durch niedriges Vertrauen und Diskriminierung geprägt. All diese Faktoren bedingen einen ungleichen Zugang zu Ressourcen und Dienstleistungen – auch in Bezug auf die segmentierten Gesundheitssysteme der Region. Aufgrund dieser Kontextbedingungen entstehen ungleiche Chancen, sich mit Covid-19 anzustecken, daran zu erkranken oder zu sterben. Die kulturellen und sozio-ökonomischen Asymmetrien führen zudem dazu, dass verschiedene Gesellschaftsgruppen von den Nebenfolgen der politischen Maßnahmen zur Seuchenbekämpfung unterschiedlich (negativ) betroffen sind. Daraus ergibt sich ein intersektionaler Teufelskreis der Verstetigung und Verschärfung struktureller Ungleichheiten, der nur mit massivem, ausgleichendem, staatlichem Eingriff gebrochen werden kann. Staatsintervention erfordert aber politischen Willen, Finanzressourcen und Staatskapazität und setzt zuallererst voraus, dass die Situation als zu bewältigendes Problem bewertet wird.

1 Laut CEPAL (2021a: 18) gehören in LAK 58 Millionen Menschen indigenen Völkern an, während 134 Millionen Menschen afrikanischer Abstammung sind.

Ähnlich verhält es sich mit dem Coronavirus. Als im Jahr 2020 die Pandemie ausbrach, folgten nicht alle Staatoberhäupter der Welt der alarmierenden Einschätzung der WHO (sofort). Auch in LAK gingen die Meinungen auf höchster Ebene bezüglich der Fragen, wie ernst der sanitäre Fall und inwiefern außerordentliches Regierungshandeln vonnöten sei, (lange) auseinander. Heterogene Ansichten trennten die Regierungen nicht nur verschiedener Länder, sondern bisweilen auch die Exekutiven auf verschiedenen Staatsebenen in ein und demselben Land. In diesem Zusammenhang wirkt sich Föderalismus ambivalent aus: Er kann einerseits die Koordinierung eines einheitlichen und wirksamen Krisenmanagements erschweren und Ungleichheit zwischen Staatskörperschaften erzeugen (wie in Argentinien). Andererseits kann er in Krisensituationen als Gegengewicht zur nationalen Exekutive fungieren und der Tendenz zu deren Kompetenzüberschreitung oder Untätigkeit (wie beispielsweise in Brasilien) entgegenwirken.

Trotz der unterschiedlichen Bewertungen bildet LAK die Weltregion, in der Regierungen die meisten, strengsten und längsten Lockdowns bzw. Ausgangssperren verhängten. Diese Maßnahmen stellten politisch-rechtliche Instrumente zur Pandemie-Eindämmung dar, bedeuteten aber zugleich eine Einschränkung sensibler Rechte und Freiheiten und hatten für viele verheerende sozio-ökonomische Folgen. Die meisten Regierungen der Region waren nicht gleichgültig gegenüber diesen Nebenwirkungen und trafen eine Reihe finanzieller wie nicht-finanzieller kompensatorischer Maßnahmen, um diese abzufedern. In LAK erfolgte und erfolgt das politische Corona-Krisenmanagement im Rahmen fragiler Demokratien, die durch einen von Armut und sozialer Ungleichheit geprägten Kontext extrem unter Druck stehen. Dabei unterscheiden sich die Staaten der Region in ihrem Grad demokratischer Qualität – und einige politische Regime wie Kuba und Venezuela, aber auch mittlerweile Nicaragua sogar als autoritär eingestuft werden müssen.

Zu den Gesamtimplikationen der Corona-Krise gehören also – neben den direkten Effekten der Covid-19-Pandemie – auch die Folgewirkungen des nationalen politischen Pandemie-Managements sowie weiterer externer Faktoren (Zilla 2020a). Im vorliegenden Beitrag nehme ich jedoch eine dreifache Fokussierung vor: Im Mittelpunkt der Analyse stehen die *negativen* Auswirkungen des *politischen* Umgangs mit der Corona-Krise auf die *Qualität* von Demokratie. Dabei verstehe ich den „politischen Umgang mit der Corona-Krise" im weitesten Sinne, denn ich berücksichtige politische Entscheidungen und Maßnahmen, die unter Verweis auf die Covid-19-Pandemie begründet wurden – und zwar ungeachtet dessen, ob sie tatsächlich dem vermeintlichen Zweck dienen. Aus dieser Perspektive ergibt sich ein problemorientierter Ansatz. Nicht behandelt werden hier die unmittelbaren Effekte der Covid-19-Pandemie im Allgemeinen sowie die mittelbaren Auswirkungen des politischen Krisenmanagements auf den sozialen und ökonomischen Kontext von Demokratie. Diese sind zwar nicht minder relevant für die Qualität und die Funktionsweise des politischen Regimes, bilden aber den Gegenstand anderer Beiträge in diesem Buch (vgl. die Beiträge von Burchardt, Carosio, Kim, Krawinkel, Weller oder Vestena in diesem Band).

Der vorliegende Beitrag ist wie folgt strukturiert: Im ersten Abschnitt erläutere ich das minimale, normativ-prozedurale Verständnis von Demokratie, das der folgenden kritischen Analyse zugrunde liegt. Sodann diskutiere ich im zweiten Abschnitt vier Entwicklungen in Lateinamerika, die im Zusammenhang mit dem politischen Corona-Krisenmanagement stehen und die Qualität von Demokratie unter Druck setzen: (1) Korruption und Privilegien, (2) Einschränkung des freien Informationszuganges, (3) Verschiebung von Wahlen und Restriktionen des Versammlungs- und Demonstrationsrechts und (4) Freiheitsentzug, sanitärer Notstand und Ausnahmezustand. Im dritten abschließenden Abschnitt ziehe ich ein Fazit und gewichte dabei die sozio-ökonomischen und politischen Folgewirkungen des Corona-Krisenmanagements.

1. Demokratie als Freiheit und Gleichheit

Ein normativ-prozedurales Konzept von Demokratie (Urbinati/Warren 2008) geht von Prinzipien aus, auf die sich Verfahren stützen. Die Prinzipien bilden die normative Grundlage; die Verfahren ermöglichen deren prozedurale Umsetzung. Minimal bleibt ein Demokratiebegriff dann, wenn seine Definition wenige, in erster Linie bürgerrechtliche und politische Dimensionen umfasst, während weitere, etwa wirtschaftliche Aspekte außen vor bleiben. Dies bedeutet nicht, Demokratie von anderen, substantiellen oder materiellen Variablen vollkommen unabhängig zu verstehen. Es geht vielmehr um die Unterscheidung zwischen Demokratie und Kontext, zwischen dem politischen Regime und jenen sozio-ökonomischen Faktoren, die es stärken oder gefährden.

Die beschriebenen Eigenschaften treffen auf das hier verwendete Demokratiekonzept zu, das normativ auf der Anerkennung zweier Prinzipien beruht: Freiheit und Gleichheit. Freiheit kann in einem liberalen (negativen) Sinn als Nicht-Herrschaft und in einem republikanischen (positiven) Sinn als Selbstregierung verstanden werden (Urbinati 2012). Im ersteren, negativen Sinn bedeutet Freiheit die Abwesenheit willkürlicher Einmischung bzw. Machtkontrolle, das heißt der Schutz von Rechten und Freiheiten vor Dritten. Sie impliziert auch Rechtsstaatlichkeit sowie Begrenzung der Autorität und zwar nicht nur mit Bezug auf eine herrschende Einzelperson, sondern auch auf eine Volksmehrheit, deren Wille ebenfalls durch das Recht und den Schutz von Minderheiten eingeschränkt ist. Im zweiten, positiven Sinn bedeutet Freiheit Autonomie: die Befolgung von Gesetzen, die man selbst gemacht hat. Damit ist der Anspruch gemeint, dass alle Mitglieder einer politischen Gemeinschaft, deren Interessen von kollektiven Entscheidungen betroffen sind, ein Mitspracherecht haben (Rueschemeyer 2011: 819). Die Begriffe Konstitutionalismus und Volkssouveränität spielen in der Regel auf diese beiden Bedeutungen von Freiheit als Nicht-Herrschaft und Selbstregierung an.

Gleichheit wiederum bedeutet Gleichheit zwischen den Bürger:innen. Dieses Prinzip gründet sich auf das moralische Urteil, dass alle Menschen gleiche Würde besitzen und gleiche Anerkennung verdienen (Dahl 2006: 4; Rueschemeyer 2011: 819). Daraus leiten sich die bürgerliche Gleichheit vor dem Gesetz (Konstitutionalismus) und die politische Gleichheit in dem Sinne ab, dass alle Bürger:innen gleiche Einflussmöglichkeiten auf die kollektive Entscheidungsfindung eines politischen Gemeinwesens haben sollen (Volkssouveränität) (Rueschemeyer 2011: 818).

Nach diesem Verständnis sind die Prinzipien Freiheit und Gleichheit der Demokratie gleichermaßen intrinsisch. Gemäß einem minimalen Konzept von Demokratie gilt dies jedoch nicht für sozio-ökonomische Gleichheit. Verfechter:innen substantieller Demokratiebegriffe erachten Demokratie hingegen als Gesamtverfassung, die nicht nur die Sphäre der Politik, sondern auch der Wirtschaft und/oder der Gesellschaft umfasst. Beispielsweise beinhaltet der Begriff „soziale Demokratie“ (Meyer 2006 und 2011) sozio-ökonomische Gleichheit als weitere definitorische Kategorie von Demokratie. Zweifelsohne stellt es eine demokratische Herausforderung dar, bürgerliche und politische Gleichheit unter Bedingungen signifikanter sozio-ökonomischer Ungleichheiten zu gewährleisten. Wenn sozio-ökonomische Ungleichheiten keinerlei Ausgleich erfahren, können bürgerliche und politische Gleichheit nicht voll verwirklicht werden (Rueschemeyer 2011: 819). Ähnlich verhält es sich im Falle angeborener Begabungen und angeeigneter Fähigkeiten. Beispielsweise werden sich Menschen mit heterogenen rhetorischen und organisatorischen Kompetenzen auch in der Fähigkeit unterscheiden, ihre politischen Präferenzen zu artikulieren und durchzusetzen. Sozio-ökonomische Ungleichheit sowie die Ungleichheit in den Kompetenzen führen also zu ungleichen Chancen, politischen Einfluss auszuüben.

Um die Demokratie als politisches Regime vor diesen Ungleichheiten zu schützen, das heißt um sie unter diesen erschwerten Bedingungen zu einem gewissen Grad gewährleisten zu können, ist politische Regulierung sowohl der Demokratie selbst als auch des Kontextes notwendig. Im ersten Fall geht es darum, das politische System derart zu gestalten, dass es gegenüber dem sozialen und Wirtschaftssystem immunisiert wird bzw. dass sich die sozialen und ökonomischen Machtunterschiede nicht oder zumindest so wenig wie möglich in politische Machtunterschiede übersetzen. Diesem Ziel diente etwa die Abschaffung des Zensuswahlrechts[2] oder die Einführung von Frauenquoten für die Legislative. Im zweiten Fall geht es darum, durch gezielte Maßnahmen für den Abbau sozio-ökonomischer Asymmetrien außerhalb des politischen Systems zu sorgen. Dies verfolgen beispielsweise Regierungen, wenn sie progressive Steuersysteme einführen oder eine Frauenquote für Unternehmensvorstände beschließen. Sowohl bei der Immunisierung des politischen Systems gegenüber seinem Kontext durch Demokratiegestaltung als auch beim politischen Eingriff in die Beschaffenheit des sozio-ökonomischen Kontextes handelt es sich um Inklusionsmaßnahmen, die darauf ausgerichtet sind, den Grad an demokratischer Freiheit und Gleichheit hoch zu halten oder zu erhöhen.

2. *Freiheit und Gleichheit unter Druck*

Im Rahmen des Corona-Krisenmanagements in LAK waren viele Maßnahmen darauf ausgerichtet, nicht nur die Menschen vor Covid-19, sondern auch demokratische Prinzipien und Verfahren vor sanitären Restriktionen zu schützen. Es gab bedeutende Bemühungen, diese Trade-Off-Beziehung mit Bedacht zu behandeln. Zahlreich sind aber auch die Fälle, in denen das Spannungsverhältnis zwischen Gesundheitsschutz und Schutz von Rechten und Freiheiten erst durch nicht-demokratisches bzw. demokratieschädliches Regierungshandeln entstand. Ich konzentriere mich nun auf diesen letzten Falltypus, der ausgehend vom oben erläuterten Demokratiebegriff deutliche Kritik verdient.

2 Das Zensuswahlrecht stellt ein ungleiches Wahlrecht dar, nach dem nur diejenigen wählen dürfen, die Finanzmittel (Grundbesitz, Vermögen etc.) nachweisen können.

Korruption und Privilegien

Ein Vehikel zur (zumeist ökonomisch bedingten) Verzerrung des bürgerlichen Gleichheitspostulats stellt politische Korruption dar, denn sie mündet in einen ungleichen Zugang zu öffentlichen materiellen wie immateriellen Ressourcen abhängig von Finanzmitteln und „Beziehungen". Korruption stellt ein Fehlverhalten dar, in dessen Mittelpunkt der Missbrauch eines öffentlichen Amtes durch Normverstoß und Inkaufnahme der Schädigung von Kollektivinteressen steht. Dieser erfolgt zum Zwecke der Mehrung privaten Nutzens oder der Vorteilserlangung für Dritte und wird in der Regel geheim gehalten (Schmidt 2004: 390). Politische Korruption zieht die Fehlallokation öffentlicher Ressourcen nach sich und unterminiert das Vertrauen der Bürger:innen in die Amts- und Mandatsträger:innen sowie in die Institutionen des Staates.

In LAK stellt Korruption seit jeher ein strukturelles Problem dar, denn sie kommt nicht einfach sporadisch in Einzelsituationen vor, sondern prägt vielmehr die Funktionsweise von Politik und die Staatsstrukturen. Zu diesem komplexen Phänomen tragen – neben der hohen Straflosigkeit – die sozio-ökonomischen Asymmetrien bei. Umgekehrt behindert strukturelle Korruption sozialgerechte und nachhaltige Entwicklung. Zwar wurde in der letzten Dekade eine Reihe von politischen wie juristischen Maßnahmen zur Korruptionsbekämpfung wie etwa in Chile und Brasilien eingeführt (Wesche/Zilla 2017). Das Problem besteht jedoch weiterhin, wie die intensive Berichtserstattung über Korruptionsskandale in den regionalen Medien offenlegt.

In vielen LAK-Ländern wurden seit Ausbruch der Pandemie Unregelmäßigkeiten und Korruptionsfälle in verschiedenen Ministerien und Behörden bei der Beschaffung von Beatmungsgeräten, Covid-19 Tests, Leichensäcken, Krankenwagen und verschiedenen Biosicherheitsmaterialien gemeldet, die mitten in der Corona-Krise dringend benötigt werden. Zahlreiche Beamte und lokale Geschäftsleute werden beschuldigt, die Krise für ihre persönliche Bereicherung ausgenutzt zu haben, indem sie Verträge über überteuerte Grundversorgungsgüter miteinander schlossen (TNYT 2020). Die Preisdifferenz wird in der Regel zwischen den an der Transaktion beteiligten Parteien aufgeteilt oder lediglich von der politischen Seite einkassiert als „Gegenleistung" für die Erteilung des öffentlichen Auftrags an die private Seite. Einige der unter Bedingungen der Korruption gelieferten Produkte und Geräte waren fehlerhaft und konnten entweder nicht eingesetzt werden oder die Menschen vor der Pandemie nicht effektiv schützen. Ein Bespiel hierfür bilden die 324 mutmaßlich (um sechs Millionen US-Dollar) überteuerten Beatmusgeräte, die die bolivianische

Regierung aus China kaufte (Infobae 2020). In acht der insgesamt neun bolivianischen Departements, in denen sie Einsatz fanden, beklagte das sanitäre Personal, dass diese entweder schlecht funktionierten oder für die Linderung der medizinischen Notlage nicht geeignet waren.

Korruptes Fehlverhalten wurde auch mehrfach bei der Verteilung der Impfstoffe festgestellt. So entstanden im Kontext der Corona-Krise die Begriffe „*vacunas VIP*" und „*vacunagate*": Akteur:innen mit politischer Autorität setzten sich selbst sowie eigene „Freund:innen" auf geheime Listen, wodurch sie privilegierten Zugang zur Covid-19-Impfung erhielten. Diese Priorisierung befolgt keine allgemeinen Regeln, die sich auf gesundheitliche Gesichtspunkte stützen, sondern basiert lediglich auf der Bevorzugung der eigenen Person sowie von Verwandten, Bekannten und berühmten Persönlichkeiten bei der Verabreichung des Impfstoffes.

Zwischen dem Ausbruch der Corona-Pandemie in LAK Anfang 2020 und März 2021 mussten über 20 Gesundheitsminister:innen ihr Amt aufgeben, die meisten von ihnen inmitten von Korruptionsvorwürfen im Zusammenhang mit dem Corona-Krisenmanagement. Hierzu zählen etwa die Ressortleitungen in Argentinien (Ginés González), Bolivien (Marcelo Navajas), der Dominikanischen Republik (Plutarco Arias), Ecuador (Catalina Andramuño, Juan Carlos Zevallos und Rodolfo Farfán), Gautemala (Hugo Monroy sowie Vizeminister Danilo Sandoval Flores, Rodolfo Galdámez und Héctor Marroquín und der Chef für Epidemiologie Manuel Sagastume) Paraguay (Julio Mazzoleni) und Peru (Pilar Mazzetti) (NODAL 2021; France24 2021a; DW 2020a; El Nacional 2021; France21 2021b; Listin Diario 2021; Coprofam 2021).

Einschränkung des freien Informationszugangs

Die Korruptionsbekämpfung, die Kontrolle politischer Macht durch das souveräne Volk sowie die damit verbundene Rechenschaft von Regierenden gegenüber den Regierten setzt die freie Zirkulation von Information voraus. Diese ist in der Meinungs- und Pressefreiheit sowie in dem Recht auf öffentliche Information durch den Staat verankert. Demnach hat jede Person das Recht, unentgeltlich Informationen (Auskunft wie Akteneinsicht) anzufordern, die von öffentlichen Stellen erzeugt oder verwaltet werden oder sich in deren Besitz befinden. Staatliche Stellen sind wiederum dazu verpflichtet, die Informationen herauszugeben, ohne dass die beantragende Person ein Interesse nachweisen oder ihre Verwendung rechtfertigen muss. Seit 2002 haben immer mehr LAK-Staaten Transparenzgesetze (in Deutschland Informationsfreiheitsgesetz genannt) erlassen, die den voraussetzungslosen Anspruch auf Zugang zu amtlichen Informationen bei Behörden rechtlich herstellen. Diesem Trend blieben bisher lediglich Bolivien, Costa Rica, Dominica, Granada, Haiti, Kuba, Santa Lucia, Surinam und Venezuela fern (CEPAL 2021b).

Im Kontext der Covid-19 Pandemie erlaubt die Informationsfreiheit den Bürger:innen, die Performanz bzw. das Handeln der Regierung beim Krisenmanagement zu bewerten und zu überwachen. Dieser Beobachtung ausgesetzt haben einige Regierungen versucht, ihre Leistungen durch gezielte „Informationspolitik" zu verschleiern oder zu beschönigen. Derartige Absichten und Maßnahmen werden meist durch zivilgesellschaftliche Organisationen oder investigative Journalisti:nnen aufgedeckt, die eine wichtige Aufgabe bei der gesellschaftlichen Kontrolle staatlicher Politik (*social accountability*) ausüben. Aber auch eine funktionierende Gewaltenteilung sorgt für Transparenzschutz (*horizontal accountability*).

In Chile musste im Juni 2020 der Gesundheitsminister Jaime Mañalich zurücktreten, als bekannt wurde, dass die Statistikabteilung seines Ressorts den Bürger:innen (weniger) und der WHO (mehr) unterschiedliche Daten über die Covid-19 bedingten Todesfälle im Lande lieferte (DW 2020b). Einmal publik rechtfertigten Amtsträger:innen diese Abweichungen häufig mit Verweis auf die Anwendung verschiedener Berechnungsmethoden. Im Falle Brasiliens wiesen Judikative und Legislative die Exekutive in die Schranken: Im Juni 2020 hatte Präsident Jair Bolsonaro entschieden, nicht mehr die (extrem hohe) Gesamtzahl von Covid-19-Infektionen zu veröffentlichen, sondern nur die täglich neu registrierten. Dies musste er allerdings revidieren, nachdem ein Richter des Obersten Bundesgerichtshofs auf Antrag von Oppositionsparteien eine einstweilige Verfügung erließ. In der Zwischenzeit hatte das brasilianische Parlament bereits seine Absicht bekundet, die Gesamtzahl der Krankheitsfälle zu verfolgen und zu veröffentlichen (Zilla 2020b: 5).

In Venezuela wurden Journalist:innen, die die Infektionszahlen unterschiedlicher Behörden in Frage stellten und selbst recherchierte Daten zur Verfügung stellen festgenommen (BBC 2021): Diese Erfahrung musste etwa Darwinson Rojas durchmachen, der zwölf Tage in Haft blieb, weil er die Infektionsdaten verschiedener öffentlicher Stellen zusammengeführt und auf Twitter veröffentlicht hatte. Dabei handelt es sich nicht um einen Einzelfall. Bereits im April 2020 berichtete das Nationale Journalistenkollegium über die Verhaftung von 18 Journalist:innen. Von willkürlichen Festnahmen waren in Venezuela auch Mitglieder des medizinischen und sanitären Personals betroffen, als sie Defizite des staatlichen Gesundheitssystems in der Öffentlichkeit anprangerten. Diese Fälle staatlicher Repression stiften Angst in der Bevölkerung und fördern damit auch die Selbstzensur.

Die Regierung Guatemalas schränkte ebenfalls den Zugang zur öffentlichen Information stark ein und ging gegen Journalist:innen vor, die offen über die Pandemieentwicklung und das Krisenmanagement der Regierung informierten, wie eine gemeinsame Erklärung vom Februar 2021 von *Human Rights Watch* (HRW 2021a) und dem Komitee für den Schutz von Journalist:innen (CPJ) beklagte (s. Krawinkel zu Nicaragua in diesem Buch).

Verschiebung von Wahlen und Restriktionen des Versammlungs- und Demonstrationsrechts

Freie Wahlen sowie der Schutz des Versammlungs- und Demonstrationsrechts gehören zu den wichtigsten Institutionen politischer Partizipation. Demokratische Partizipation soll nicht nur unter freiheitlichen, sondern auch gleichen Bedingungen stattfinden.

Seit dem Ausbruch der Pandemie und mit Verweis auf diese wurden in LAK über ein Dutzend der 16 Wahlprozesse verschoben, die für das Jahr 2020 geplant waren (IDEA 2021). Hierzu zählen Urnengänge auf verschiedenen Staatsebenen in Argentinien, Bolivien, Brasilien, Chile, der Dominikanischen Republik, Kolumbien, Mexiko Paraguay, Peru und Uruguay. Je nach Land und Rechtslage wurde die Anpassung des elektoralen Zeitplans durch die Wahlbehörde oder ein Gesetz der Legislative entschieden. Die neue Terminierung wurde mehrheitlich eingehalten. Verschobene Wahlen wurden unter Anwendung eines sanitären Corona-Protokolls durchgeführt. Je nach Abstand zwischen dem alten und dem neuen Wahltermin, entsteht durch die Verschiebung eine variable Ungleichheit bei der Mandats- bzw. Amtsdauer der Volksvertreter:innen.

Aus normativ-demokratischer Perspektive erscheint jedoch die zeitliche Verschiebung von Wahlen weniger problematisch als die großen Einschränkungen, die Eindämmungsmaßnahmen für politische Aktivitäten im Vorfeld der Wahlen bedeuten. Denn Wahlkampf setzt die freie Ausübung des Versammlungs- und Demonstrationsrechts voraus. Wenn ein Wahlkampf nur unter hohen Auflagen stattfinden kann, wird der Vorteil für die Regierungsparteien (üblicherweise sichtbarer und reicher an Ressourcen) umso größer.

Laut der UN-Wirtschaftskommission für Lateinamerika und die Karibik (CEPAL 2021c) führten so gut wie alle Staaten der Region (96 Prozent) Maßnahmen ein, die Massenevents und die Nutzung öffentlicher Räume für politische Veranstaltungen einschränkten. In vielen Fällen erfolgten diese Einschränkungen im Zusammenhang mit der Verhängung des sanitären Notstands bzw. des Ausnahmezustands aufgrund einer Katastrophe.

Freiheitsentzug, sanitärer Notstand und Ausnahmezustand

Außerordentliches Regierungshandeln in Krisensituationen erfordert häufig erweiterte Kompetenzen und erhöhte Ressourcen. Damit die Exekutive Sonderbefugnisse übernehmen und andere Instanzen mit Mitspracherecht im Regelfall zugunsten der Zügigkeit vom Entscheidungsprozess im Krisenfall ausschließen kann, wird oft per Dekret (der Exekutive) oder Gesetz (der Legislative) ein hierfür notwendiger Rechtsrahmen gesetzt. Diese Aufgabe erfüllt die Verhängung des Notstands bzw. Ausnahmezustands. Anlass dazu gibt eine Situation, in der öffentliche Sicherheit und Ordnung als schwerwiegend gestört oder gefährdet erachtet werden. Es handelt sich also um eine Notsituation, in der die Existenz des Staates und die Erfüllung der staatlichen Grundaufgaben sowie die Integrität der Bevölkerung durch eine interne oder externe Instanz als akut bedroht angesehen werden. Durch die Verhängung des Notstands bzw. Ausnahmezustands wird die Exekutive unter anderem dazu ermächtigt, gewisse Freiheiten und Rechte der Bürger:innen einzuschränken. Zwar sind graduelle, temporäre, notwendige und verhältnismäßige Restriktionen ziviler und politischer Rechte nicht per se verfassungswidrig, jedoch rechtlich wie demokratisch extrem voraussetzungsvoll.

Die meisten Regierungen der Region haben im Kontext des Corona-Krisenmanagements die ökonomischen Aktivitäten heruntergefahren, die Grenzen geschlossen, obligatorische soziale Isolierung verordnet, Lockdowns und Ausgangssperren verhängt. Diesen Entscheidungen ging fast immer die Ausrufung des sanitären Notstands voraus. Die Restriktionen des Demonstrations- und Versammlungsrechtes sowie der Freizügigkeit ab März 2020 wurden in einigen Ländern durch Protestwellen unterbrochen, so etwa in Bolivien und Chile. In anderen Staaten gaben sie Anlass zu repressiven Maßnahmen gegen die Bevölkerung.

Ermutigt durch den drakonischen Diskurs von Präsident Nayib Bukele nahm die Polizei in El Salvador bereits seit März 2020 hunderte von Personen willkürlich fest und internierte viele von ihnen in überfüllte und unhygienische Quarantänezentren. Dabei gab es sogar Todesfälle aufgrund fehlender angemessener medizinischer Versorgung (HRW 2020). Einige Personen wurden auf den Straßen festgehalten, weil sie (im Freien) keine Masken trugen, obwohl das obligatorische Tragen eines Mundschutzes nicht verordnet war und es aufgrund eines Engpasses im Land keine Masken zu kaufen gab. Der Umgang der Sicherheitskräfte mit den Bürger:innen im Kontext der Pandemie war geprägt von rechtswidrigen Maßnahmen, die in ihrer Form, ihrem Anlass oder mit Bezug auf die Personengruppe durch das Dekret des Präsidenten nicht gedeckt waren. Allerdings war Bukele bereits vor der Pandemie durch seinen populistischen und aggressiven Regierungsstiel aufgefallen.

Für missbräuchliche freiheitsentziehende Maßnahmen waren nicht nur Präsidenten verantwortlich, sondern auch einige Exekutive unterer Staatsebenen. So haben Menschenrechtsorganisationen das Corona-Krisenmanagement von Gildo Insfrán, seit 1995 (sic) Gouverneur von Formosa, einer Provinz im föderalen Argentinien, kritisiert. Die Behörden in Formosa zwangen seit April 2020 mehr als 24.000 Menschen zum Verbleib in so genannten Isolations- und Quarantänezentren (HRW 2021b). Einige Betroffene wurden sogar länger als die von der WHO empfohlenen 14 Tage in diesen Zentren eingesperrt. In vielen Fällen erfolgte dies unter Umständen, die als willkürliche Inhaftierung zu bewerten sind. Die Behörden Formosas haben einige Personen, die positiv auf Covid-19 getestet waren, neben anderen festgehalten, die negativ getestet waren oder noch auf ihre Testergebnisse warteten. Die Überbelegung und die unhygienischen Bedingungen in den Zentren haben die soziale Distanzierung verhindert oder zumindest erschwert. Doch nicht erst seit Ausbruch der Pandemie stehen Entscheidungen und Maßnahmen des Gouverneurs von Formosa im Spannungsverhältnis mit demokratischen Prinzipien. Sein Regierungsstil weist seit jeher starke autoritäre und rassistische Züge auf. Von der Repression durch den Sicherheitsapparat der Provinz sind Teile der Bevölkerung wie der politischen Opposition betroffen.

Ein extremes Beispiel in diesem Zusammenhang bildet Venezuela, wo mit Bezug auf die Pandemie der Ausnahmezustand erneut ausgerufen wurde. Die Pandemie lieferte jedoch nur den Vorwand für die Fortsetzung einer chronisch autoritären Situation, denn zwischen 1999 und 2019 wurde der Ausnahmezustand in Venezuela mit verschiedenen Begründungen per Dekret mindestens 29 Mal auf lokaler, regionaler oder nationaler Ebene verhängt. Seit 2015 intensivierte Präsident Nicolás Maduro diese Praxis, ab 2020 mit Verweis auf die Corona-Krise. Das Resultat ist eine so gut wie lückenlöse Verkettung von Ausnahmezustands- und Verlängerungsdekreten, die aus heterogener wie willkürlicher Weise begründet werden (Zilla/Keseberg 2019). Vor diesem Hintergrund rechtfertigt weder die Pandemie die Verhängung des Ausnahmezustands noch dieser die massiven Menschenrechtsverletzung unter der Regierung von Nicolás Maduro.

3. Lateinamerika und die Karibik – weniger demokratisch durch „Corona"?

Krisensituationen bedingen ein „schmales", die Partizipation und Kontrolle politischer Macht abschwächendes Präferenzmuster: Das Erzielen von Wirkung (Effektivität) wird in der Regel gegenüber Wirtschaftlichkeit (Effizienz) priorisiert; schnelle Reaktionen und Entschlossenheit (Dezisionismus) erscheinen dringender als Transparenz, Inklusion, die Berücksichtigung von Alternativen und Rechenschaftsablegung (*accountability*) im Entscheidungsprozess. Vor diesem Hintergrund ist es nicht verwunderlich, dass in den präsidentiellen Systemen des Subkontinents die Maßnahmen im Rahmen des Corona-Krisenmanagements nicht nur, aber vor allem, von den jeweiligen Exekutiven getroffen wurden.

Viele LAK-Regierungen, die den sanitären Not- bzw. Ausnahmezustand verhängten, hoben im Dienste der Zügigkeit und funktionaler Fokussierung zugleich Regulierungen auf, die für das öffentliche Auftragswesen gelten, sowie das Recht auf Information und auf Auskunft über Vorgänge von Behörden. Zudem suspendierten zahlreiche Parlamente die Präsenzsitzungen; bei den Gerichten wurden außerordentliche Ferien dekretiert. Dadurch verringerten sich die gesellschaftlichen und politischen Kontrollmöglichkeiten über die politische Macht und das Regierungshandeln. Gleichzeitig entsteht ein Nährboden für Korruption.

Dennoch hat die Corona-Pandemie LAK weder undemokratischer gemacht, noch irgendeinen Staat der Region in den Autoritarismus fallen lassen. Es gibt auch keine Evidenz dafür, das populistische Tendenzen sich intensiviert hätten (Lang/Zilla 2020). Dies ist der Fall aus zweierlei Gründen: Zum einen sind in der Region demokratische Defizite, die sowohl die bürgerliche und politische Gleichheit als auch die Machtkontrolle und die politische Partizipationschancen betreffen, nicht neu. Es lässt sich keine lineare Konsolidierung oder Demokratisierung der Demokratie beobachten, die gestoppt oder umgekehrt wurde. Es besteht vielmehr eine dynamische Gleichzeitigkeit des Ungleichzeitigen – je nach Land, politischem Bereich und Zeitraum. Zum anderen ist der Corona-Virus kein Akteur, der politisches Handeln verantwortet (Zillla 2020c). Die Pandemie prägt vielmehr (zusammen mit anderen Faktoren) den Kontext, in den das politische Regime eingebettet ist. Die pandemiebedingten Veränderungen des Kontextes schränken den Spielraum für bestimmte politische Handlungen ein, schaffen oder erweitern aber auch Gelegenheitsstrukturen für andere wie beispielsweise autoritäre Maßnahmen oder korrupte Praktiken. Meistens wirkt sie als Brennglas, das die bereits bestehenden strukturellen Probleme deutlicher erscheinen lässt.

Die Effekte der Pandemie und die Nebenfolgen des politischen Corona-Krisenmanagements hinterlassen den LAK-Demokratien ein schweres Erbe. CEPAL (2021b: 16) prognostiziert zum Ende 2020 einen ökonomischen Einbruch in der Region von -7,7 Prozent. Die Staatsverschuldung ist stark gestiegen. Die Zahlen zur extremen Armut (12,5 Prozent) und zur Armut (33,7 Prozent) werden Rekordwerte erreichen. Der Gini-Koeffizient zur Messung von Einkommensungleichheit dürfte durchschnittlich um 2,9 Prozent ansteigen, was eine empfindliche Verschlechterung der Situation bedeutet. Von diesen negativen Entwicklungen sind Arme, Frauen, Mitglieder der LGBTQI-Community sowie indigene und afrikanisch-stämmige Bevölkerungsgruppen in besonderem Maße betroffen. So dürften die sozio-ökonomischen Nebenfolgen der Pandemie und des politischen Corona-Krisenmanagements eine ungleich größere Herausforderung für die LAK-Demokratien darstellen, als die eingeführten Restriktionen im politischen System selbst. Daher erfordert die Stärkung der Demokratien in Lateinamerika und der Karibik nicht nur die (volle) Wiederherstellung von Freiheiten und Rechten, sondern auch eine umfassende, soziale Ungleichheiten reduzierende, Intervention in ihre Kontexte.

4. Literaturverzeichnis

BBC (2021): *Coronavirus en Venezuela: los periodistas y médicos detenidos en el país en medio de la pandemia*, [https://www.bbc.com/mundo/noticias-america-latina-52450803], letzter Aufruf 08.09.2021.

CEPAL (2020): *Panorama Social de América Latina y el Caribe 2020*, Santiago de Chile: CEPAL.

CEPAL (2021b): *Observatorio del Principio 10 en América Latina y el Caribe* [https://observatoriop10.cepal.org/es/recursos/america-latina-caribe-paises-que-cuentan-ley-acceso-la-informacion-publica-ano], letzter Aufruf 08.09.2021.

CEPAL (2021c): *Observatorio COVID-19 en América Latina y el Caribe: acciones por país*, (laufend aktualisierte Datenbank) [https://www.cepal.org/es/temas/covid-19], letzter Aufruf 08.09.2021.

Coprofam (2021): *De héroe a villano: degastado por casos de corrupción renuncia el ministro de Salud.* [https://coprofam.org/2021/03/06/de-heroe-a-villano-degastado-por-casos-de-corrupcion-renuncia-el-ministro-de-salud/], letzter Aufruf 08.09.2021.

Dahl, Robert (2006): *On Political Equality*, New Haven & London: Yale University Press.

DW (2020a): *Arrestan a ministro de salud de Bolivia y ordenan auditoría por escándalo respiradores.* [https://www.dw.com/es/arrestan-a-ministro-de-salud-de-bolivia-y-ordenan-auditor%C3%ADa-por-esc%C3%A1ndalo-respiradores/a-53520623], letzter Aufruf 08.09.2021.

DW (2020b): *Renuncia el ministro de Salud en Chile en medio de la polémica.* [https://www.dw.com/es/renuncia-ministro-de-salud-de-chile-en-medio-de-pol%C3%A9mica/a-53798158], letzter Aufruf 08.09.2021.

El Nacional (2021): *En 6 meses de gobierno, Abinader destituye 1 ministro y otro le renuncia.* [https://elnacional.com.do/en-6-meses-de-gobierno-abinader-destituye-1-ministro-y-otro-le-renuncia/], letzter Aufruf 08.09.2021.

France24 (2021a): *Argentina: renuncia ministro de Salud, Ginés González, por el escándalo "vacunación VIP".* [https://www.france24.com/es/am%C3%A9rica-latina/20210219-argentina-alberto-fernandez-renuncia-ministro-salud-vacunacion-covid19], letzter Aufruf 08.09.2021.

France24 (2021b): *Ecuador: renuncia el tercer ministro de Salud desde inicio de la pandemia*, [https://www.france24.com/es/am%C3%A9rica-latina/20210319-farfan-ecuador-salud-ministro-renuncia-polemica], letzter Aufruf 08.09.2021.

HRW (2020): *El Salvador: Abusos Policiales en la Respuesta a la Covid-19: Detenciones arbitrarias, condiciones riesgosas en detención y cuarentena.* [https://www.hrw.org/es/news/2020/04/15/el-salvador-abusos-policiales-en-la-respuesta-la-covid-19], letzter Aufruf 08.09.2021.

HRW (2021a): *Guatemala: Ataques a la libertad de prensa.* [https://www.hrw.org/es/news/2021/02/18/guatemala-ataques-la-libertad-de-prensa], letzter Aufruf 08.09.2021.

HRW (2021b): *Argentina: Formosa adopta medidas abusivas en su respuesta al Covid-19.* [https://www.hrw.org/es/news/2021/03/26/argentina-formosa-adopta-medidas-abusivas-en-su-respuesta-al-covid-19], letzter Aufruf 08.09.2021.

IDEA (2021): *Grupo de expertas y expertos electorales: elecciones y Covid-19.* [https://www.idea.int/es/news-media/news/es/grupo-de-expertas-y-expertos-electorales-elecciones-y-covid-19], letzter Aufruf 08.09.2021.

Infobae (2020): *Los respiradores chinos que llegaron a Bolivia para combatir el coronavirus no funcionan bien y hay denuncias de corrupción.* [https://www.infobae.com/america/america-latina/2020/08/27/los-respiradores-chinos-que-llegaron-a-bolivia-para-combatir-el-coronavirus-no-funcionan-bien-y-hay-denuncias-de-corrupcion/], letzter Aufruf 08.09.2021.

Lang, Kai-Olaf; Zilla, Claudia (2020): Kein Aufwind für populistisches Regieren in Corona-Zeiten. in: Lippert, Barbara; Mair, Stefan; Perthes, Volker (Hg.): *Internationale Politik unter Pandemie-Bedingungen: Tendenzen und Perspektiven für 2021.* SWP-Studie 2020/S 26, Dezember 2020, 20–23. [https://www.swp-berlin.org/publikation/internationale-politik-unter-pandemie-bedingungen/#hd-d36438e772], letzter Aufruf 08.09.2021.

Listin Diario (2021): *Latinoamérica revive una vieja pandemia en medio del covid: la corrupción.* [https://listindiario.com/la-republica/2021/03/07/660042/latinoamerica-revive-una-vieja-pandemia-en-medio-del-covid-la-corrupcion], letzter Aufruf 08.09.2021.

Meyer, Thomas (2006): *Praxis der sozialen Demokratie,* Wiesbaden: VS Verlag für Sozialwissenschaften.

Meyer, Thomas (2011): *Theorie der sozialen Demokratie,* Wiesbaden: VS Verlag für Sozialwissenschaften.

NODAL (2021): *Más de 20 ministros y ministras de salud dejaron sus cargos desde inicios de la pandemia.* [https://www.nodal.am/2021/03/mas-de-20-ministros-y-ministras-de-salud-dejaron-sus-cargos-desde-el-inicio-de-la-pandemia/], letzter Aufruf 08.09.2021.

Rueschemeyer, Dietrich (2011): Political Equality, in: Badie, Bertrand; Berg-Schlosser, Dirk; Morlino, Leonardo (Hg.): *International Encyclopedia of Political Science, Bd. 1.* Thousand Oaks. CA: SAGE Publications. 818–823.

Schmidt, Manfred G. (2004): *Korruption. Wörterbuch zur Politik.* Stuttgart: Kröner Verlag.

TNYT (2020): *Los villanos del virus en Latinoamérica: especuladores de equipos de protección y políticos corruptos*, 10.08.2020. [https://www.nytimes.com/es/2020/06/20/espanol/america-latina/corrupcion-coronavirus-latinoamerica.html], letzter Aufruf 26.06.2021.

Urbinati, Nadia; Warren, Mark E. (2008): The Concept of Representation in Contemporary Theory, in: *The Annual Review of Political Science 2008.* 11, 387–412.

Urbinati, Nadia (2012): Competing for Liberty: The Republican Critique to Democracy., in: *American Political Science Review*. Vol. 106, No. 3, August, 607–621.

Wesche, Philipp; Zilla, Claudia (2017): Korruption in Brasilien: Ein Fass ohne Boden: Der Lava-Jato-Fall, seine Aufklärung und die regionalen Implikationen, in: *SWP-Aktuell* 2017/A 39, Juni 2017. [https://www.swp-berlin.org/publications/products/aktuell/2017A39_wse_zll.pdf], letzter Aufruf 08.09.2021.

Zilla, Claudia (2020a): *Wissenschaftliche Politikberatung in Zeiten der Pandemie: Herausforderungen für die qualitativ-empirische Sozialforschung.* Forschungsgruppe Amerika. Arbeitspapier Nr. 01, Dezember 2020. [https://www.swp-berlin.org/publications/products/arbeitspapiere/2020_AP_Zilla_Wiss_Politikberatung_Pandemie.pdf], letzter Aufruf 08.09.2021.

Zilla, Claudia (2020b): Corona Crisis and Political Confrontation in Brazil. The President, the People, and Democracy under Pressure, in: *SWP Comment* 2020/C 36, Juli 2020. [https://www.swp-berlin.org/publications/products/aktuell/2020A53_corona_brasilien.pdf], letzter Aufruf 08.09.2021.

Zilla, Claudia (2020c): Corona como metáfora, in: *Agenda Pública*. El Pais vom 04.09.2020 [https://agendapublica.es/corona-como-metafora/], letzter Aufruf 08.09.2021.

Zilla, Claudia; Keseberg, David (2019): Venezuela: Menschenrechte im Ausnahmezustand, in: *Zeitschrift für Menschenrechte – Journal for Human Rights*, Jg. 13, 2019, Nr. 2. Frankfurt a.M.: Wochenschau Verlag, 38–56.

Mehr Empörung als Angst: Soziale Mobilisierung in Kolumbien in Zeiten der Pandemie

Axel Rojas

Am 28. April 2021 begann in Kolumbien ein landesweiter Streik, der in seiner Stärke und Dauer nur wenige Präzedenzfälle hat, darunter der *Paro Cívico Nacional* von 1977. Der Staat antworte mit einer Repression und einem Ausmaß an Gewalt, das selbst für eine Gesellschaft mit einer über 60 Jahre andauernden Geschichte des bewaffneten Konfliktes beispiellos ist. Hinzu kommt, dass der Streik im Kontext der durch das Coronavirus SARS-CoV-2 ausgelösten Pandemie stattfindet, auf die seit Anfang 2020 weltweit mit Eindämmungsmaßnahmen reagiert wird. In diesem Szenario gewann eine medizinische Fachsprache an Bedeutung, die Begriffe wie Ansteckung, Biosicherheit, Präventionsmaßnahmen, Intensivstation etc. in den Alltag einziehen ließ. Diese Begriffe wurden von den Behörden genutzt, um die Massenprotesten rhetorisch als Gefahr zu präsentieren und die gemeinsame Verantwortung zur Verhinderung von Todesfällen und die dringende Wiederbelebung der Wirtschaft in den Fokus zu rücken. Im Kontext des Streiks wird diese Rhetorik zu einer Sprache der Angst, die darauf abzielt, den kollektiven Protest einzudämmen.

Der Streik dauert nun schon seit mehr als 120 Tagen an. Zum Zeitpunkt der Erstellung dieses Beitrags ist er noch immer nicht offiziell beendet. Es wird weiterhin zu Protesten aufgerufen, wenn auch in größeren zeitlichen Abständen und mit geringerer Beteiligung. Zahlen stehen im Mittelpunkt der Debatte zu den aktuellen Ereignissen. Dabei muss berücksichtigt werden, dass verschiedene Quellen höhere Zahlen als die staatlichen Institutionen angeben, insbesondere bezüglich der Menschenrechtsverletzungen.

Dennoch zeichnet das vom Präsidialrat für Menschenrechte und internationale Angelegenheiten (*Consejería Presidencial para los Derechos Humanos y Asuntos Internacionales*) herausgegebene Bulletin Nr. 48: Menschenrechte im Rahmen des Nationalen Streiks 2021 (28.04. bis 10.08.) ein recht komplexes Bild. Demnach gab es 359 Kundgebungen, 2637 Demonstrationsmärsche, 725 Mobilisierungen, 47 Versammlungen in 860 Gemeinden in 32 *departamentos*. Diese Zahlen verdeutlichen das Ausmaß des Streiks, seine nationale Bedeutung, seine Dauer und seine Intensität. Dem Bericht zufolge wurden 57 Todesfälle gemeldet, von denen 29 im Zusammenhang mit den Demonstrationen stehen sollen und in sechs Fällen der konkrete Zusammenhang zu den Demonstrationen aufgeklärt wurde. Außerdem wurden 1140 Zivilist*innen und 1725 Uniformierte verletzt. Eine der wichtigsten Fragen im Bezug auf staatliches Handeln betrifft die unverhältnismäßige Gewaltanwendung durch die Polizei. In diesem Zusammenhang wurden 231 Ermittlungen wegen Disziplinarverstöße seitens der Polizei, 110 wegen Amtsmissbrauchs, 45 wegen körperlicher Aggression, 16 wegen Tötung, 25 wegen Körperverletzung, 12 wegen Nichtbefolgung von Anordnungen, 23 wegen sonstigem Fehlverhalten und 429 wegen angeblichen Amtsmissbrauchs und Körperverletzung eingeleitet.

In den Medien und der öffentlichen Debatte standen die massiven Demonstrationen im Fokus. Dabei wurden die Ballungsräume nachdrücklich als einer der entscheidenden epidemiologischen Risikofaktoren genannt. Die Organisator*innen der Proteste wurden so für den zwischenzeitlichen Höchststand der Zahl an Covid-19 Ansteckungen, der Belegung von Intensivbetten und der Todesfälle verantwortlich gemacht. Selbstverständlich geht es hier nicht darum, die möglichen Ansteckungseffekte der Demonstrationen zu ignorieren. Vielmehr soll gezeigt werden, wie eine bestimmte epidemiologische Rhetorik zur Eindämmung der Demonstrationen eingesetzt werden. Ziel des Artikels ist es folglich, Merkmale dieser Konstellation zu untersuchen, die sich aus dem Streikaufruf ergeben. Ein besonderes Augenmerk liegt dabei auf den aktuellen Veränderungen des Regierungshandelns in einer unbekannten Situation, die als biomedizinisches Phänomen betrachtet wird.

Hierfür erscheint es erforderlich, den aktuellen Streik in historischer Perspektive zu betrachten und vor dem Hintergrund von Zyklen der Repression und der Öffnung der formalen Demokratie zu diskutieren. Konkret wird der Streik in einem Zeitraum von drei Jahrzehnten eingeordnet, in dem es zwei Zyklen der Krise und der formalen Öffnung von Mechanismen zur friedlichen Konfliktbearbeitung gab, die jeweils mit der Schließung der Kanäle der demokratischen Beteiligung durch autoritäre Maßnahmen endeten. Der erste Zyklus hat als sichtbarer Meilenstein die Verfassungsänderung von 1991. Der zweite Meilenstein kulminierte im 2016 unterzeichneten Friedensabkommen zwischen der kolumbianischen Regierung und den Revolutionären Streitkräften Kolumbiens (FARC), das nach zweieinhalb Jahrzehnten der Eskalation des bewaffneten Konflikts möglich wurde.

Demokratische Öffnung, politische Konfliktlösungen und autoritäre Schließungen

Im Jahr 1991 kam es in Kolumbien zu einer Verfassungsänderung. Die neue politische Charta wurde unter anderem in Bezug auf Umweltaspekte, Gleichberechtigung und multikulturelle Anerkennung als garantistisch und pluralistisch bezeichnet (Gros 2002). Die Verfassung war das Ergebnis einer verfassungsgebenden Versammlung, an der verschiedene Akeure unter der anfänglichen Führung junger Studierender zusammenkamen. Angesichts des bewaffneten Konfliktes und des erstarkenden Drogenhandels zielten die Forderungen auf grundlegende politische Reform ab. Als eines der Ergebnisse dieses Wandels gilt die Reduzierung der Gewaltakte im internen bewaffneten Konflikt, dank Verhandlungslösungen mit mehreren der damals aktiven Guerillaorganisationen (M-19, EPL, *Movimiento Armado Quintín Lame*) (Pacifista vom 26.09.2016).

Ein weiterer Effekt der neuen Verfassung bestand in der einzigartigen Möglichkeit zur Demokratisierung und politischen Öffnung, die das Land in den folgenden Jahren prägen sollten. Nach den Verhandlungen wurden die kollektiven Rechte der indigenen und afrokolumbianischen Bevölkerung anerkannt und formale Mechanismen für die politische Beteiligung und den Schutz der Menschenrechte geschaffen. Dadurch kam es zu einem politischen Öffnungsprozess, der neue Mechanismen für die zivilgesellschaftliche Beteiligung und einen garantistischen institutionellen Rahmen schuf (Uprimny/Sánchez 2012).

Zwei Guerillagruppen blieben zunächst am Rande der Verhandlungen und gewannen anschließend an Gewicht: die Nationale Befreiungsarmee (ELN) und die Revolutionären Streitkräfte Kolumbiens (FARC). Insbesondere der FARC gelang es ihre territoriale Präsenz auszudehnen und sich militärisch zu stärken. Hierfür waren verschiedene Faktoren verantwortlich. Die Guerilla machte die Regierung von Belisario Betancur für das Scheitern vorheriger Verhandlungslösungen verantwortlich und rief einen nationalen bewaffneten Aufstand aus. Vor diesem Hintergrund entschied sich die FARC für einen Strategiewechsel, der die politische Geschichte des Landes prägen sollte: Sie setzte auf neue Allianzen und Verflechtungen mit dem Drogenhandel (Pecaut 2008). Seit den 1980er Jahren begann die Guerilla vom Drogenhandel zu profitieren. Anfangs handelte es sich um das, was im Guerilla-Jargon als *impuestación* oder *vacuna* bezeichnet wird und sich auf die „Besteuerung“ des Kokaanbaus und der Herstellung von Kokainpaste und dem Endprodukt Kokain bezieht. In den 1990er Jahren wurde die Beziehung zum Drogenhandel enger und die Grenze zwischen

Drogenhandel und Guerilla verschwomm. Dies sollte sich langfristig in einen Legitimationsverlust der FARC umkehren.

In diesem Kontext kam es gleichzeitig zu einer Verschärfung des bewaffneten Konfliktes und zur Öffnung der Demokratie. Dies führte zu einem scheinbaren Paradoxon, in dem die politische Lösung von Konflikten und die Fortführung des bewaffneten Kampfes zusammenfielen. In diesem Zusammenhang bewaffneten sich Teile der Gesellschaft, die häufig mit den wirtschaftlichen Eliten und den Staatsapparaten verbunden waren. Es konsolidierte sich ein paramilitärisches Projekt, das der Guerilla den Krieg erklärte und bereits in der Ära der so genannten *Violencia* eine lange Vorgeschichte hatte. Die paramilitärischen Gruppen, die oft von der Armee, manchmal von Geschäftsleuten und teilweise von Allianzen zwischen beiden Akteuren gebildet wurden, beschränkten sich nicht auf defensive Maßnahmen, zum Schutz von Geschäftsleuten, wie manchmal behauptet wurde. Vielmehr besetzten sie aktiv Gebiete, die zuvor nicht zwingend von der Guerilla kontrolliert waren. Das Ziel bestand darin, sich Land, Produktionstätigkeiten und Handel anzueignen, die Anwesenheit und Bewegung von Menschen zu kontrollieren, sowie Sicherheits- und „Justiz"-Funktionen auszuüben. Dies führte bis hin zur Errichtung einer autoritären, bewaffneten lokalen Ordnung (Villarraga et al. 2018).

Das Verteidigungsargument diente als Rechtfertigung für Angriffe auf die Zivilbevölkerung. Alles, was als politisch links stigmatisiert wurde, wurde als Teil der bewaffneten Linken dargestellt und damit zum militärischen Ziel erklärt. Dieser Krieg brachte die Sicherheitsdiskussion zu Beginn der 2000er Jahre in die öffentliche Debatte. Als die USA nach dem Anschlag auf die *Twin Towers* 2001 den Krieg gegen den Terrorismus erklärten, rückte die Guerilla in den Fokus der Terrorbekämpfung. In diesem Kontext entstand ein neues politisches Wahlprojekt, das heute unter dem Namen *Uribismo* bekannt ist und rasch an die Spitze des politischen Spektrums rückte.

Der *Uribismo* konstituierte sich als Machtblock und konzentriert(e) sich auf den Diskurs der Sicherheit, der Verteidigung der konservativen Werte und des Angriffs auf Geschlechter-, Umwelt-, Arbeits-, ethnische und andere Rechte, die als linksradikal identifiziert werden. Der Schlüssel des Erfolgs des *Uribismos* bestand in seiner Fähigkeit, einen inneren und einen äußeren Feind zu schaffen, die beide mit der Linken in Verbindung gebracht werden: auf nationaler Ebene die FARC und auf internationaler Ebene der Chavismus in Venezuela. Das erste Jahrzehnt der 2000er Jahre war gekennzeichnet durch die öffentliche Positionierung einer Reihe von Themen zur Mobilisierung der Mittelschicht und der wirtschaftlichen Eliten. Gleichzeitig stiegen die Zwangsvertreibungen massiv an und die Paramilitärs übernahmen die Kontrolle großer Gebiete. In der Mitte des Jahrzehnts setzte ein Verhandlungsprozess mit den paramilitärischen Gruppen ein, der die Umsetzung neuer Wirtschaftsprojekte begünstigte und das von der Regierung geförderte „Vertrauen der Investoren" unterstützte (Angarita 2012).

Diese Elemente sind wichtig, um den scheinbaren Widerspruch zu verstehen. Zwischen 1991 und 2010 liegen zwei Jahrzehnte, in denen sich in Kolumbien ein politisches Paradoxon herausbildete. Auf der einen Seite gab es zwar eine formale demokratische Öffnung, die sich in der Schaffung von Regierungsinstitutionen und Einrichtungen, die die Rechte der Bürger*innen garantieren, widerspiegelte. Auf der anderen Seite weitete sich der bewaffnete Konflikt in Kolumbien in einer noch nie dagewesenen Weise aus. In diesem Kontext wurden die in der Verfassung von 1991 verankerten Elemente der Demokratisierung von einem rechtsextremen Projekt angegriffen, das mit paramilitärischen und wahltaktischen Mitteln agierte, um für zwei Regierungsperioden die Kontrolle über den Staat zu erlangen.

Im Jahr 2010, am Ende der Regierung Uribes, fand ein Wandel statt. Der neue Präsident Juan Manuel Santos vollzog eine politische Kehrtwende, die in seiner zweiten Amtszeit die Unterzeichnung eines Friedensabkommens mit den FARC (2016) ermöglichte. Mit dem Abkommen wurden die institutionellen Grundlagen für die Implementierung des Friedens geschaffen, und es begann eine neue Phase der demokratischen Öffnung. Die starke Opposition der extremen Rechten fokussierte sich auf die Idee einer Bedrohung durch den *castrochavismo*, eines angeblichen linksradikalen Projekts, das die Übernahme des Staates anstreben würde. Zudem kritisierte sie den Friedensvertrag, weil dieser angeblich den ehemaligen Guerillakämpfer*innen in die Karten spielen würde.

Nach acht Jahren gewann der *Uribismo* im Jahr 2018 erneut die Wahlen und eine neue Auseinandersetzung zwischen einem demokratischen Projekt, das auf der politischen Lösung von Konflikten beruht, und dem autoritären Projekt, das das Friedensabkommen zu Fall bringen will und die Idee einer radikalen Linken als nationale Bedrohung darstellt, begann. Für dieses Projekt ist das Argument der Bedrohung durch die Guerilla zunehmend schwieriger aufrechtzuerhalten, da es keine bewaffnete Gruppe mehr gibt, die als Feind angesehen werden kann. Daher wird die Bedrohung durch Programme wie die „Reform ländlicher Entwicklung“ (*Reforma Rural Integral*) und die Transitional Justice-Institutionen verkörpert, die in dem Friedensabkommen enthalten sind. Der *Uribismo* wirft ihnen vor, Privateigentum, kapitalistische Initiative und Gerechtigkeit zu bedrohen. Aktuell befindet sich Kolumbien in einer Phase, in der die Regierung versucht, ein autoritäres Projekt zu positionieren, indem sie Angst und politische Abschottung nutzt, um kritischen Stimmen entgegenzutreten.

Dabei ist es wichtig zu beachten, wie die Pandemie für politische Zwecke instrumentalisiert wird. Dies betrifft die medizinische Komponente der Politik und der öffentlichen Gesundheit. Die epidemologische Situatuion führt einerseits zu Ansteckungen mit dem Coronavirus SARS-CoV-2 und verursacht eine hohe Letalität. Andererseits wurden zur Vorbeugung und Eindämmung der Pandemie Maßnahmen eingeführt, die die Regierung auch für die Reaktion auf die sozialen Proteste nutzte. Im Folgenden steht diese zweite Dimension im Fokus.

Institutionelle Schließung und Demokratie auf der Straße inmitten des Lockdowns

Der Beginn der Regierung von Iván Duque war 2018 und 2019 durch zwei Momente massiver sozialer Mobilisierung gekennzeichnet, die jeweils von Studierenden angeführt wurden. Die Proteste kurz nach der Amtseinführung des Präsidenten deuteten bereits auf die autoritäre Stimmung der neuen Periode des *Uribismo* hin. Der erste Streik fand zwischen Oktober und Dezember 2018 mit Mobilisierungen an öffentlichen und privaten Universitäten statt. Dieser verlängerte sich durch Schwierigkeiten bei den Verhandlungen und polizeiliche Repression, sodass im November 2019 die Studierenden erneut auf die Straße gingen. Auch diesmal gab es polizeiliche Repressionen gegen die Protestierenden. Einer der bekanntesten Vorfälle, war der Tod des Gymnasiasten Dilan Cruz, der am 23. November in Bogotá (Rodríguez 2021) durch den Abschuss einer „nicht-tödlichen" Waffe durch ein Mitglied des ESMAD[1] verursacht wurde.

So begann das Jahr 2020 nach massiven Protesten mit einer Regierung, die an Glaubwürdigkeit verloren hatte und gleichzeitig darauf bestand, das zwischen dem Staat und der FARC unterzeichnete Friedensabkommen „in Stücke zu reißen". Die Demonstrationen sind auch Ausdruck des Widerstands, der sich in den Städten nun freier entfalten konnte, da das Stigma

---

1 Laut der Seite der Polizei ist der ESMAD: “die Einheit des Sondereinsatzkommandos, die aus geschultem und qualifiziertem Personal besteht und mit der Kontrolle von Unruhen, Menschenansammlungen, Blockaden und Räumungen öffentlicher oder privater Räume beauftragt ist, die in städtischen oder ländlichen Gebieten des Staatsgebiets auftreten und möglicherweise terroristische und kriminelle Handlungen zur Folge haben, um die Ausübung der öffentlichen Rechte und Freiheiten wiederherzustellen.“ https://www.policia.gov.co/especializados/antidisturbios.

der „Infiltration“ und „terroristischen Bedrohung" nach der Demobilisierung der FARC nicht mehr aufrechtzuerhalten war. Es entstand ein neuer Kontext der Auseinandersetzung mit zwei Möglichkeiten: einer demokratischen Öffnung zur Ausweitung der Teilhabe der Bevölkerung oder eines neuen Zyklus der autoritären Schließung.

Die Studierendenproteste trugen zur Politisierung breiter Bevölkerungsschichten bei. Obwohl sie für die Stärkung der öffentlichen Universitäten eintraten, haben sie jenseits spezifischer Errungenschaften oder Forderungen weitere bedeutende Ergebnisse erzielt. Diese umfassen die Anerkennung der Jugendlichen als politische Kraft, die Erneuerung des Mobilisierungsrepertoires durch die Etablierung neuer Diskurse und Artikulationsformen, den Rückgriff auf künstlerische Aktivitäten und neue Botschaften sowie die Wiederbelebung der städtischen Mobilisierung, die für einige Zeit ihren Protagonismus verloren hatte.[2]

Mit der Ausrufung des Pandemiefalls und der Verordnung des *Lockdowns* wurde der autoritäre Stil der Regierung deutlich. Der *Lockdown* verlieh der Polizei, deren Legitimität seit mehr als einem Jahr in Frage gestellt wurde, außerordentliche Kontroll- und Überwachungsbefugnisse und sperrte die Bürger*innen in ihren Wohnungen ein. Sie waren den Entscheidungen einer führungslosen Regierung ausgeliefert, die sich als unfähig erwies, die historische Situation zu verstehen und eine wirksame Antwort zu geben.

Cali, Bogotá und andere Städten sind durch eine beschleunigte Urbanisierung und Zunahme der Informalität auf den Arbeitsmärkten seit den 1980er Jahren gekennzeichnet. Aus diesem Gründen verfügen viele Bewohner*innen dieser Städte weder über ein stabiles Einkommen noch einen Zugang zu Gesundheitsdiensten. Dies macht die ohnehin prekäre Situation besonders kritisch. Zunächst wurde die Krise durch lokale und nationale Solidaritätsinitiativen bewältigt. Später kamen zwar staatliche Zuschüsse für die Versorgung der Betroffenen hinzu, die jedoch in vielen Fällen als verspätet und unzureichend angesehen wurden.

Mit dem *Lockdown* verschärften sich die prekären Lebensbedingungen großer Teile der ohnehin schon verarmten Stadtbevölkerung. Dies ging mit einer Krise der Mittelschichten einher, die ihre Arbeitsplätze verloren

---

2 Diese Punkte sind wichtig, weil während des Rechtsrucks nach 1991 die sichtbarsten kollektiven politischen Akteure dem ländlichen Raum angehörten. Diese umfassten den *Consejo Regional Indígena del Cauca* (CRIC) und die *Asociación de Cabildos Indígenas de Norte del Cauca* (ACIN), die zu den wenigen Stimmen gehörten, die das Pro-Uribe-Projekt kritisierten und es schafften, inmitten der Repression und Stigmatisierung Mobilisierungen aufrecht zu erhalten.

oder deren Unternehmen pandemiebedingt in die Krise gerieten, während der Staat sowohl in gesundheitlichen als auch in wirtschaftlichen und sozialen Fragen unberechenbar agierte (siehe auch die Beiträge von Carosio und Weller in diesem Band). Auf die aufkommenden Proteste reagierte die Regierung mit einer Ausweitung des autoritären Repertoires staatlichen Handelns.

Sukzessiv entstanden neue Praktiken der Versicherheitlichung, die sich auf immer weitere Aspekte des täglichen Lebens ausdehnten. Der *Lockdown* erleichterte die Überwachung durch die Sicherheitskräfte und führte zur stärkeren Kontrolle des täglichen Lebens der Bürger*innen, die in ihren Wohnungen eingeschlossen waren oder deren Mobilität kontrolliert wurde. Die Sicherheitspolitik nahm verschiedene Formen an: Patrouillen, Einsatz digitaler Videotechnologien, biomedizinische Überwachung, Drohnen und wirtschaftliche Sanktionen für diejenigen, die sich nicht an die Maßnahmen hielten, was bei den Bürger*innen Angst, Empörung und Unbehagen auslöste (infodefensa vom 01.04.2021; Defender la Libertad vom 23.07.2020; Cano 2020; Isacson 2020).

Der medizinische Diskurs legitimierte die staatliche Repression, die ebenfalls einen ambivalenten Charakter hatte. Sie nahm je nach Bevölkerungsgruppe unterschiedliche Formen an und verdeutlichte das klassizistische, rassistische und sexistische Handeln des Staates. Wenn die Polizei auf die Straße ging, missbrauchte sie ihr Gewaltmonopol im Namen des Gemeinwohls. So richteten sich Autoritarismus und Repression, die die Ordnungskräfte bereits bei den Studierendenstreiks 2018 und 2019 an den Tag gelegt hatten, nun nicht mehr nur gegen die Studierenden, sondern gegen die gesamte Bevölkerung.

Am 9. September 2020 – fast ein halbes Jahr nach dem Beginn des *Lockdowns* – führte ein Ereignis, das nicht von den Mobilisierungen der Studierenden ausging, zu massiven Protesten und umfassender polizeilicher Repression, in deren Folge mehrere Menschen in Bogotá starben (El Espectador vom 09.09.2020). Ausgangspunkt war die Ermordung des Rechtsanwalts Javier Ordóñez durch die Polizei, die ihn in der Nacht zum 9. September festgenommen hatte (El Espectador vom 10.09.2020). Die Empörung der Bevölkerung äußerte sich in Angriffen auf die Polizeistation, in der Ordoñez von Uniformierten brutal zu Tode geprügelt wurde. Die Regierung verteidigte das Vorgehen der Polizei und versuchte, den Protest mit dem Hinweis auf eine angebliche Unterwanderung durch kriminelle Gruppen zu delegitimieren (Kyjen y ke vom 17.09.2020; El Espectador vom 12.09.2020).

Die Massenproteste verdeutlichten die Grenzen der staatlichen Kontrolle über das Leben der Bürger*innen sowie das Ausmaß der Empörung.

Weder Überwachung noch Verkehrskontrollen oder Repression reichten aus, um die Unzufriedenheit einzudämmen. Es entstand ein neues Kräfteverhältnis zwischen der Bevölkerung, der kolumbianischen Regierung und den Ordnungskräften. Die Mobilisierung der Jugendlichen in den Städten hat dazu beigetragen, die Diskussion über die Rolle des Staates bei der Finanzierung grundlegender Rechte neu zu beleben und gleichzeitig die Debatte über die Polizei und ihre Anti-Aufruhr-Einheit (ESMAD) in den Vordergrund zu rücken. Die Misshandlungen, Schläge, Morde und Repressionen gegen Demonstrant*innen durch den ESMAD trugen dazu bei, die öffentliche Stimmung und die Unterstützung für die Demonstrationen zu erhöhen.[3]

Was sind also die Folgen der Pandemie für Kolumbien? Neben den Todesfällen führt sie zu einer allgemeinen Verschlechterung der Lebensbedingungen der Bürger*innen, zu Erfahrungen von Enge, Isolation, aber auch zum Überstrapazieren des gemeinschaftlichen Zusammenlebens und der sozialen Beziehungen; sie führt dazu, dass die Bevölkerung beginnt, einen unbekannten Druck zu ertragen (Fernández et al. 2020). Und das alles vor dem Hintergrund des Gefühls, dass es der Regierung an einer klaren Orientierung mangelt. Es wurden weder konkrete Lösungen für die Lebensmittelversorgung noch für die Gesundheitsversorgung entwickelt, während Überwachung und Kontrolle der Bevölkerung zunahmen. Außerdem wurde diese Situation über ein Jahr lang mit Übergangsmaßnahmen verlängert, die immer wieder ohne absehbares Ende verlängert wurden und werden.

Cali: Gründe für die Mobilisierungen

Die erste Lieferung von Impfdosen kam im Februar 2021 nach Kolumbien (El Espectador vom 15.02.2021). Zu diesem Zeitpunkt, hatten sich die institutionellen Antworten auf die Pandemie als erratisch erwiesen. Einerseits wurde die Rückkehr des öffentlichen Lebens gefördert, um die Wirtschaft zu reaktivieren. Andererseits wurden, unter Rückgriff auf epidemiologische Argumente, Restriktionen verhängt, um beispielsweise Proteste einzudämmen. Im April 2021 riefen die Gewerkschaften einen na-

3 Diese Unterstützung war in vorherigen Perioden rückläufig. Dies war zum Teil auf Apathie und Müdigkeit angesichts der Erosion der Organisationen und der gewerkschaftlichen Ausrichtung einiger Forderungen zurückzuführen, zum Teil auf Repression und die Angst, die durch die Stigmatisierung von linken politischen Gruppen und Diskursen erzeugt wurde.

tionalen Streik aus[4]. Die Menschen gingen in Massen auf die Straßen. Eine Kombination unterschiedlicher Ursachen führte dazu, dass dieser Moment einen einzigartigen Charakter bekam. Die Demonstrationen fanden *erstens* überwiegend in den Städten statt und *zweitens*, hat der Staat die Proteste mit Gewalt und zahlreichen Übergriffen beantwortet, die zum Tod und zum Verschwinden zahlreicher Demonstrant*innen geführt haben, die Opfer von Amtsmissbrauch und Exzessen seitens der Polizei wurden. *Drittens* wird die Repression von einer Rhetorik begleitet und legitimiert, die besagt, dass die Menschen nicht auf die Straße gehen sollten, um die Gefahr einer Ansteckung zu vermeiden, während gleichzeitig bekräftigt wird, dass es notwendig ist, auf die Straße zu gehen um zur Arbeit zu gelangen, um die Wirtschaft zu reaktivieren.

Zu den zunehmenden polizeilichen Übergriffen gegen die Demonstrant*innen durch den ESMAD kommt eine offen rassistische Haltung. Dies konnte im Mai 2021 in Cali, einer der größten Städte Kolumbiens, mit der größten afro-kolumbianischen Bevölkerung, beobachtet werden. Cali – im Südwesten des Landes gelegen – ist die Hauptstadt des *departamento* Valle del Cauca und die symbolische Hauptstadt der Pazifikregion. Seit Jahrzehnten erlebt die Stadt eine starke Verarmung. Gleichzeitig hat sich der Drogenhandel und die Verwendung legaler und illegaler Waffen ausgeweitet. Im Ergebnis stiegen Kriminalitätsindikatoren (Fandino-Losada et al. 2017, Betancourt/Castillo 2019).

Nach einer Ära, in der die Drogenkartelle dominierten, restrukturierte und „demokratisierte" sich der Drogenhandel. Ehemalige Monopole wurden gebrochen und der Drogenhandel verbreitete sich innerhalb der Stadt. Infolgedessen weitete sich der Drogenhandel aus, ebenso wie die Anwendung von Gewalt bei der Konfliktlösung. Die Wirtschaft Calis basiert dementsprechend zu großen Teilen auf Geldern illegaler Herkunft. Lange Zeit gab es einen Kampf zwischen den aufstrebenden Sektoren, die ihren Platz in der lokalen Gesellschaft zu legitimieren suchten, und den traditionellen Sektoren, die eine Verbindung mit dem Drogenhandel ausschlossen und diskriminierten. Heute scheint sich die Trennung zwischen „traditionellen" Werten und der „Kultur des Drogenhandels" zu Gunsten Letzteren verschoben zu haben (Llano/Restrepo 2008; Vargas 2019; Sáenz 2017).

4 Die Gewerkschaften sind im Wesentlichen eine urbane Form der politischen Organisation. Es handelt sich um einen wichtigen Akteur, der jedoch nicht die führende politische Kraft im Land darstellt. Dies erklärt sich auch mit Blick auf den Grad der Informalität und der Prekarität der Arbeit.

Die Bedeutung entsprechender Handlungslogiken und die Legitimierung wirtschaftlicher Macht zeigte sich an der Reaktion einiger Bewohner*innen des Südens der Stadt, die sich als „gute Menschen“ (*gente de bien*), als Angehörige der wirtschaftlichen Elite identifizierten und sich für die Verteidigung ihrer Rechte einsetzten. Dies beinhaltete das Recht, sich frei in der Stadt zu bewegen, das sie durch die Demonstrant*innen und die Präsenz der indigenen Bevölkerung, die aus dem benachbarten *departamento* Cauca in die Stadt gekommen war, verletzt sahen. Seit Beginn der Mobilisierungen im April 2021 waren Hunderte Indigene in Begleitung der *Guardia Indígena* in Cali eingetroffen, um die soziale Bewegung zu begleiten und sich mit den städtischen Demonstrant*innen zu solidarisieren. Die *Guardia Indígena* ist eine unbewaffnete zivile Einrichtung zur Verteidigung und Kontrolle des Territoriums, die von indigenen Organisationen aus dem *departamento* Cauca gegründet wurde und die die indigenen Gemeinden bei allen Arten von öffentlichen Veranstaltungen begleitet (Rojas/Useche 2019; BBC News vom 21.10.2020).

Mehrfach gingen diese *gente de bien* bewaffnet auf die Straße, um auf Demonstrierende zu schießen, insbesondere auf die indigenen Mitglieder der *Guardia*. Dabei verbreiteten sie rassistische Botschaften in den sozialen Netzwerken und brachten Videos in Umlauf, in denen eine bewaffnete Verfolgung zu sehen war (Cuestión Pública vom 27.05.2021). Die Reaktionen verschiedener Mitglieder der politischen Elite und mehrerer Mitglieder der Regierung ging in die gleiche Richtung: die Indigenen seien in der Stadt „fehl am Platz“. Die bewaffneten Zivilist*innen agierten neben und gemeinsam mit der Polizei (Cuestión Pública vom 16.06.2021)[5]. Die Pandemie verschärft bereits vorher vorhandene Merkmale: Cali ist eine Stadt des Rassismus und Elitismus.

Es gab jedoch auch Solidaritätsbekundungen, die gewürdigt werden sollten. Seit Beginn des Streiks war Cali eines der Epizentren der Demonstrationen. Die Demonstrierenden setzten sich aus vielen verarmten sozialen Gruppen zusammen. Diese kamen in der Vergangenheit oft als von Gewalt Verfolgte in die Stadt. Bis heute ist es ihnen nicht gelungen, sich in Cali zu etablieren und integrieren, sei es in Bezug auf Wohnen, Arbeit, Bildung oder Zugang zu anderen Dienstleistungen, die der Staat anbieten sollte. Ihre Teilnahme an den Demonstrationen war besonders auffällig. Es

---

5 Dies wurden durch Videoaufnahmen in mehreren Berichten von Menschenrechtsorganisationen dokumentiert, die diese Form des Paramilitarismus aufzeigen, bei dem staatliche Agenten im Dienste der herrschenden Klasse handeln, die ihre Privilegien bedroht sieht.

gibt jedoch eine breite Beteiligung anderer Bevölkerungsgruppen, die sich nicht um Ungleichheitsdeterminanten wie *race*, Geschlecht oder Klasse gruppieren. Es handelt sich um Einzelpersonen mit unterschiedlichem Status, die sich manchmal über soziale Netzwerke zusammenschließen, die aber nicht zu formellen Strukturen gehören, sondern spontan und ohne sichtbare Führung agieren (Gonzalez 2021; El Espectador vom 20.07.2021).

Es handelt sich dabei nicht um Organisationen, sondern um Bürger*innen, die sich aus unterschiedlichen Gründen den Bewegungen anschließen. Einige davon können als „objektiv" betrachtet werden und haben mit der historischen Verarmung einer räumlich segregierten Bevölkerung zu tun, die sich im Fall von Cali auf den Osten der Stadt konzentriert. Die Verarmung erklärt sich nicht aufgrund der Tatsache, dass sie Migrant*innen sind oder gewaltsam vertrieben wurden, sondern auch aufgrund der Informalisierung des Arbeitsmarktes. Eine handelt sich um Bevölkerungsgruppen, die diskriminiert und rassifiziert wurden und sich nun, zusammen mit Teilen der Mittelschicht, Studierenden, Akademiker*innen und öffentlichen Beschäftigten, mobilisieren.

Es gibt jedoch weitere „subjektive" Gründe der Mobilisierung. Diese beziehen sich auf die Auswirkungen einer Politik, die dazu neigt, in willkürlichen Kategorien und Zuschreibungen von „gut" und „schlecht" zu denken und zu handeln. Es hat eine Moralisierung der Politik stattgefunden, die auf Empörung abzielt, um die Frustrationen der Bevölkerung zu mobilisieren. Angst ist dabei ein Schlüsselfaktor, die von Konstrukten wie dem *castrochavismo* gefördert werden. Im Zentrum steht hierbei die Mobilisierung von Befürchtungen gegenüber der Bedrohung durch ein linkes politisches Projekt. Diese Emotionen wurden von rechtsgerichteten Gruppen genutzt, um zur Teilnahme an Wahlen und anderen Formen der Politik aufzurufen. Auf diese Weise wurde früher die FARC-Guerilla als interner Feind positioniert, der das Leben, das Eigentum und die Rechte der Bürger*innen bedrohte.

Als die FARC nach dem Friedensabkommen verschwanden, verlagerte sich die Aufmerksamkeit auf die Figur der ‚Vandalen' im Kontext der Demonstrationen. Diese werden als irrationale Wesen dargestellt, die alles zerstören, was sich ihnen in den Weg stellt, die sich mobilisieren, um der Gesellschaft zu schaden und die in der Pandemie die Ansteckungsgefahr verkörpern (Semana vom 30.04.2021; El Universal vom 22.06.2021). Es wird das Bild einer anomischen, fast immer jungen Person evoziert, die beschuldigt wird Infiltrator*in einer bewaffneten Gruppe zu sein, von der sie ideologisiert wurde oder die sie in Ermangelung dessen dafür bezahlt, Verwüstungen oder Aktionen gegen die Polizei durchzuführen. Folglich gibt es eine „gute Mobilisierung" und eine „böse Mobilisierung" von Vandal*innen, dabei müsse letztere Bewegung eingedämmt werden, notfalls auch gewaltsam, wie es in den letzten drei Jahren geschah.

Die Stigmatisierung der Demonstrationen und die Einbindung der Figur der Vandal*innen in die Strategie zur Schaffung eines neuen inneren Feindes haben in der Bevölkerung Ermüdung und Empörung ausgelöst. Dies manifestiert sich angesichts des Missbrauchs von Gewalt durch den Staat, sowie – und das ist ein Merkmal der derzeitigen Regierung – angesichts der Gleichgültigkeit des Präsidenten gegenüber der Situation im Land. Es besteht ein gewisser Konsens darüber, dass Präsident Iván Duque nicht in der Lage ist, mit der Realität des Landes in Verbindung zu treten; nicht zu verstehen, was geschieht, und emotional und emphatisch auf die Bürger*innen zu reagieren. Es wird davon ausgegangen, dass er nicht in sich nicht mit dem Schmerz der Mehrheit der Bürger*innen identifizieren kann. Im Gegenteil, er identifiziert sich eher mit denjenigen, die Gewalt anwenden, Wirtschaftskriminalität begehen oder des Amtsmissbrauchs beschuldigt werden.

Darüber hinaus ist das Problem der Korruption schon seit langem bekannt. Breite Teile der Bevölkerung sind der Ansicht, dass die aktuelle Regierung, wie auch die vorherigen Regierungen, öffentliche Mittel zugunsten von Privatpersonen verwenden, die ihnen politisch nahestehen, sowie in Form von Zuneigung an Freund*innen und Familie weiterleiten und dementsprechend Vetter*innenwirtschaft betreiben (Duque 2021; Abu Shihab 2021). All diese Aspekte führen dazu, dass der Streik Emotionen und Aktionen unterschiedlicher Art mobilisiert.

Politiken der Straße

Während des gesamten *paro nacional* haben sich die Bürger*innen sowohl aus übergeordneten gesellschaftlichen und ganz individuellen Gründen heraus mobilisiert. Das heißt die Mobilisierungen beruhen auf inhaltlichen Argumenten und aus Enttäuschung entstandenen Leidenschaften.Die Politisierung der Emotionen drückt sich in neuen Repertoires kollektiver Aktionen auf der Straße aus. Diese umfassen die Errichtung von Straßensperren und Barrikaden, die zu „Widerstandspunkten" werden, aber auch Begegnungsräume schaffen, die Allianzen zwischen verschiedenen Akteur*innen ermöglichen.

Angesichts dieser neuen Repertoires und Subjekte kollektiven Handelns haben soziale Netzwerke, die als Kanal für die Moralisierung politischer Debatten und die breite Einberufung einer heterogenen und nicht formell organisierten Bürgerschaft fungieren, eine grundlegende Rolle gespielt.

Es ist interessant zu sehen, wie die Jugendlichen, die bisher nur in den sozialen Netzwerken, nicht aber auf der Straße als Aktivist*innen in Erscheinung traten, nun gemeinsam agieren. Diese jugendlichen Aktivist*innen aus den sozialen Netzwerken gehen nun auch auf die Straße. Dies hat den zusätzlichen Effekt, dass ein größeres Maß an Wissen, Empörung und Kontrolle über den Missbrauch seitens der Sicherheitskräfte mittels sozialer Medien verbreitet werden kann. Auf diese Weise kursieren zahlreiche Videos, die Misshandlungen dokumentieren und von Menschenrechtsorganisationen als juristisches Beweismaterial, für investigativen Journalismus oder als Dokumentation verwendet werden. In diesem Sinne haben die Netzwerke eine Schlüsselrolle bei den Mobilisierungen gespielt. Sie haben den Bürger*innen ein gewisses Maß an Kontrolle über den Staat ermöglicht und die in der Pandemie zunehmende Geste der staatlichen Wachsamkeit zurückgegeben.

Angesichts dieser neuen Formen der politischen Partizipation hat der Staat auf altbekannte Strategien des Autoritarismus zurückgegriffen. Bisher standen militaristische Reaktionen im Vordergrund, die die politische Mobilisierung als Sicherheitsproblem betrachtet haben und dabei auf das aus dem bewaffneten Konflikt geerbte Repertoire zurückgriffen – wenn auch mit geringer Glaubwürdigkeit. Ein neuartiges Element im Zusammenhang mit der Pandemie war das Einbeziehen der medizinischen Rhetorik. So wurde die Bedrohung durch das Virus zur Rechtfertigung der Einschränkung von Mobilisierungen in Zeiten sozialer Spannungen und zur Delegitimierung der Mobilisierung eingesetzt. Die Förderung des städtischen Paramilitarismus durch Allianzen zwischen der Polizei und Teilen der Wirtschaftselite, wie sie in Cali stattgefunden hat, erinnert an die schlimmsten Zeiten der Verschärfung des bewaffneten Konflikts, auch wenn diese Form bisher eher punktuell stattgefunden hat.

Über den Horizont der Mobilisierungen und Kämpfe

Die jüngsten Mobilisierungen sind zum Teil eine Folge ungleicher Urbanisierungen, die seit den 1980er Jahren durch verschiedene Ursachen ausgelöst wurden. Seither sind große Teile der ehemals ländlichen Bevölkerung in Städte gezogen, einige von ihnen wurden gewaltvoll vertrieben, andere flohen vor dem Hintergrund von struktureller Gewalt, die viele ländliche marginalisierte Gebiete prägt. Obwohl es ihnen noch nicht gelungen ist, sich vollständig in das soziale und wirtschaftliche Leben der Stadt zu integrieren, sind die jüngsten Mobilisierungen Teil ihrer aktiven Eingliederung in das politische Leben der urbanen Zentren.

Andererseits ist es wichtig, die Auswirkungen der Pandemie zu kontextualisieren. Dies gilt auch wenn es sich um eine globale Krise handelt, da die konkreten Auswirkungen der Pandemie nur verstanden werden können, wenn wir die historischen Kräfteverhältnisse an einem konkreten Ort analysieren. In diesem Sinne ist es unabdingbar zu beobachten, wie sich die Mobilisierung der Indigenen, des Drogenhandels, der Guerilla und des Paramilitarismus zu einem bestimmten Zeitpunkt in Städten wie Cali überlagern.

Ein neues Element der Mobilisierungen von 2021 ist die Beteiligung junger Menschen, aus dem nicht- universitären bzw. nicht-akademischen Milieu. Es handelt sich um jungen Menschen aus benachteiligten Bevölkerungsgruppen, darunter auch Studierende aus sehr prekären Lebensbedingungen, doch vor allem Menschen, die vom Arbeitsmarkt abgekoppelt sind und junge Menschen, die mit kriminellen Gruppen, Banden und anderen nicht-legalen Aktivitäten verbunden sind. Das Streikkomitee brachte 2018 und 2019 verschiedene organisierte Gruppen von Studierenden über Gewerkschaften bis hin zu Bäuer*innenorganisationen oder Energieerzeugungsgewerkschaften zusammen. Für den Streik 2021 nimmt dieses Komitee jedoch nicht die gleiche Rolle ein und kann die Organisation und die gemeinsame Mobilisierung nicht durchführen. Dies erklärt sich mit der Veränderung der sozialen Basis der Bewegung. Die Mobilisierungen sind vielfältiger, heterogener und breiter als die Zusammensetzung des Streikkomitees.

Bei dieser Art von politischer Mobilisierung, die nicht über formale Kanäle organisiert wird, gestaltet sich die Politikausübung horizontaler und weniger repräsentativ und pyramidenförmig aus. Da sie demokratischer ist, ist sie gleichzeitig auch komplexer. Bisweilen hat dies zu einer Politik der *Asamablea* (Versammlung) geführt, bei der das pyramidale, von oben nach unten verlaufende Vertretungsschema umgekehrt wurde und zu einem horizontalen Schema mit Fokus auf konsensuale Vereinbarungen geführt hat, die dann mit dem Staat verhandelt wurden. Dabei gilt es zu bedenken, dass die dominanten städtische und ländliche politische Kultur nicht versammlungsorientiert ist. Es handelt sich um eine repräsentative politische Kultur, die auf Parteien, Gewerkschaftsorganisationen und repressiver Gewaltanwendung basiert. Dies ist nicht das, was aktuell in den marginalisierten Stadtteilen und an den Widerstandspunkten passiert.

In den neuen Räumen sind junge Menschen wirkmächtig, wenn auch nicht die einzige Kraft. Sie spielen zwar eine führende Rolle, die dem kollektiven Handeln eine gewisse Logik und Radikalisierung verleiht, aber sie sind nicht allein. Sie treffen auf andere Akteur*innen, Gewerkschaften, andere Altersgruppen, Personen, die mit dem Arbeitsmarkt verbunden sind oder andere Lebensläufe haben,. Dies macht kollektive Forderungen, einen gemeinsamen Forderungskatalog oder beginnende Verhandlungspunkte für einen Dialog mit lokalen oder nationalen Regierungen sehr viel anspruchsvoller.

In dieser neuen Situation können viele Schlüsselprozesse für die Zukunft entstehen. Da es keine formale Repräsentation gibt, wird es in vielen Fällen notwendig sein, Logiken von Partizipation, Sprecher*innen, Mechanismen und/oder der Versammlungsräume aufzubauen, die möglicherweise nur vorübergehend sind. Es ist möglich, dass sich die neuen Akteur*innen nicht an der institutionellen Politik beteiligen wollen, weil sie dieser nicht vertrauen. Es kann aber auch passieren, dass die Protestierenden sich bereits bestehenden Organisationen anschließen und diese erneuern. Oder sie erleiden das gleiche Schicksal wie ihre Vorgänger*innen, werden institutionalisiert und verlieren dabei ihre Vitalität.

Lange Zeit ging man in Kolumbien davon aus, dass sowohl der Krieg als auch die politische Mobilisierung überwiegend auf dem Lande stattfanden, selbst wenn die Avantgarde in den Städten zu finden war. Wie wäre es, wenn wir für einen Moment in Betracht ziehen, dass diese Logik umgekehrt sein könnte? Seit Inkrafttreten der Verfassung von 1991 konnten sich einige indigene Organisationen deutlich stärken. In ähnlicher Weise taten dies auch einige afro-kolumbianische und bäuerliche Gemeinschaften im Südwesten des Landes, die sukzessiv Räume der Artikulation wie den *Congreso de los Pueblos* und später die *Minga* schufen.

Die Beteiligung der *Minga* am *paro nacional* fand in vielen Fällen nicht mit konkreten Forderungen, sondern als Begleitung der Mobilisierungsprozesse statt. Dies wirft interessante Fragen über Kämpfe der Zukunft auf. Die indigene Führung in den popularen Organisationen, die bei den Mobilisierungen der letzten Jahre an Stärke gewonnen hat, ist ein weiteres Thema, das es zu untersuchen gilt. Sie könnte sogar einer der Schlüssel zum Verständnis des Prozesses der Politisierung der Jugendlichen und der verschiedenen am Streik beteiligten Akteur*innen sein. Es ist möglich, dass sich die Forderungen dreißig Jahre nach der Verfassungsänderung von 1991 und fünfzig Jahre nach der (verfassungs-)rechtlichen Inklusion indigener Forderungen und Mobilisierungen, in den Städten verankert haben und auf Studierende sowie andere urbane Agierende wirkten. So haben sie zu einem Prozess der kulturalistischen Politisierung beigetragen, der mit der Rhetorik von Abstammung, Tradition, Identitäten und *Buen Vivir* verbunden ist. Mit anderen Worten: Es könnte sein, dass wir Zeug*innen eines Prozesses der Politisierung sind, der sich aus Differenz und Ruralität ergibt und nicht aus Ungleichheit und städtischer Avantgarde. Aber das ist etwas, worüber wir noch weiter nachdenken müssen.

Schließlich haben sich viele große Veränderungen in den ländlichen Gebieten und der Praxis vollzogen, ungeachtet dessen, was uns die Theorien lehren.

Aus dem Spanischen von Stefan Peters

Literaturverzeichnis

Abi Shibab, Laila (2021): Sin experienca y con sueldazos: la lista de nombrambientos de Duque en el exterior, in: *Vorágine* vom 14.03.2021, [https://voragine.co/sin-experiencia-y-con-sueldazos-la-lista-de-nombramientos-de-duque-en-el-exterior/], letzter Aufruf 02.10.2021.

Alape, Arturo (1980): *Un día de septiembre. Testimonios del Paro Cívico*, Bogotá: Armadillo.

Angarita, Pablo (2012): La seguridad democrática: punta del iceberg del régimen político y económico colombiano, in: Vargas, Alejo (Hg.): *El prisma de las seguridades en América Latina: escenarios regionales y locales*, Buenos Aires: CLACSO.

Archila, Mauricio (2004): *Idas y venidas, vueltas y revueltas. La protesta social 1958–1990*, Bogotá: Cinep e Icahn.

BBC News (2020): Protestas en Colombia: qué es la minga indígena y qué papel juega en las manifestaciones, in: *BBC News Mundo* vom 21.10.2020, [https://www.bbc.com/mundo/noticias-america-latina-54625586], letzter Aufruf 02.10.2021.

Betancourt, Ana; Castillo, Alexander (2019): Auge y decadencia del narcotráfico en Cali y el sicariato como forma de control ilegal, in: *Revista Cultura y Droga*, 24, 159–177.

Cano, Laura (2020): Los abusos policiales en tiempos de cuarenta, in: *Periodista Pares* vom 21.04.2020, [https://pares.com.co/2020/04/21/los-abusos-policiales-en-tiempos-de-cuarentena/], letzter Aufruf 02.10.2021.

Cuestión Pública (2021): Paso a paso: Así fue el tiroteo del 9 de mayo al sur de Cali, in: *Cuestión Pública* vom 27.05.2021, [https://cuestionpublica.com/paso-a-paso-asi-fue-el-tiroteo-del-9-de-mayo-al-sur-de-cali/], letzter Aufruf 02.10.2021.

Cuestión Pública (2021): Cuando la Policía se alío con hombres armados vestidos de civil, in: *Cuestión Pública* vom 16.06.2021, [https://cuestionpublica.com/cuando-la-policia-se-alio-con-hombres-armados-vestidos-de-civil/], letzter Aufruf 02.10.2021.

Defender la Libertad (2021): *Violencia policial en el marco de la pandemia*, [https://defenderlalibertad.com/violencia-policial-en-el-marco-de-la-pandemia/], letzter Aufruf 02.10.2021.

Duque, Tatiana (2021): El Duquismo es más de amigos que de ideas, in: *La Silla Vacía* vom 15.02.2021, [https://www.lasillavacia.com/historias/silla-nacional/el-duquismo-es-mas-de-amigos-que-de-ideas/], letzter Aufruf 02.10.2021.

El Espectador (2020): *'No murió, lo mataron', las voces de indignación por la muerte de Javier Ordóñez*, [https://www.elespectador.com/bogota/no-murio-lo-mataron-las-voces-de-indignacion-por-la-muerte-de-javier-ordonez-article/], letzter Aufruf 02.10.2021.

El Espectador (2020): *Así amanece Bogotá tras los disturbios y protestas por la muerte de Javier Ordóñez*, [https://www.elespectador.com/bogota/asi-amanece-bogota-tras-los-disturbios-y-protestas-por-la-muerte-de-javier-ordonez-article/], letzter Aufruf 02.10.2021.

El Espectador (2020): *Minstro de Defensa dice que las protestas en Bogotá fueron infiltradas por el Eln*, [https://www.elespectador.com/judicial/ministro-de-defensa-dice-que-las-protestas-en-bogota-fueron-infiltradas-por-el-eln-article/], letzter Aufruf 02.10.2021.

El Espectador (2021): *Vacunas en Colombia: llegan primenras 50.000 dosis de Pfizer contra el COVID-19*, [https://www.elespectador.com/colombia/mas-regiones/vacunas-en-colombia-llegan-primeras-50000-dosis-de-pfizer-contra-el-covid-19-article/], letzter Aufruf 02.10.2021.

El Espectador (2021): *Primera Línea anuncia qué será un partido político ¿Es posible?* [https://www.elespectador.com/bogota/primera-linea-anuncia-que-sera-un-partido-politico-es-posible/], letzter Aufruf 02.10.2021.

El Universal (2021): *¿Protestsas influeyeron en muertes por COVID, como sugirió el presidente Duque?*, [https://www.eluniversal.com.co/colombia/protestas-influyeron-en-muertes-por-covid-como-sugirio-el-presidente-duque-fm4842799], letzter Aufruf 02.10.2021.

Fandino-Losada, Andrés et al. (2017): Efecto del control del crimen organizado sobre la violencia homicida en Cali (Colombia), in: *Revista CIDOB*, 116, 159–178.

Fernández, Juan José et al. (Hg.) (2020): *Ensayos sobre la pandemia*, Cali: Universidad Icesi.

Gonzalez, Olga l. (2021): La paradoja de la primera Línea, in: *La Silla Vacía* vom 24.06.2021, [https://www.lasillavacia.com/historias/historias-silla-llena/la-paradoja-de-la-primera-l%C3%ADnea/], letzter Aufruf 02.10.2021.

Gros, Christian (2002): Un ajuste con rostro indígena, in: Blanquer, Jena-Michel; Gros, Christian (Hg,): *Las dos colombias*, Bogotá: Editorial Norma, 323–358.

Isacson, Adam (2021): En América Latina, a causa del COVID-19 se está poniendo en riesgo alterar permanentemente las relaciones cícoco-militares, in: *WOLA* vom 15.09.2020, [https://www.wola.org/es/analisis/america-latina-covid-19-relaciones-civico-militares-policia/], letzter Aufruf 02.10.2021.

Infodensa (2021): *La Policía de Colombia emplea drones para controlar el aislamiento*, [https://www.infodefensa.com/texto-diario/mostrar/3128102/policia-colombia-emplea-drones-controlar-aislamiento], letzter Aufruf 02.10.2021.

Kien y ke (2020): *Claudia López arremete contra el Gobierno por versiones del asesinato de Javier Ordnóñez*, [https://www.kienyke.com/bogota/claudia-lopez-arremete-contra-gobierno-por-versiones-del-asesinato-javier-ordonez], letzter Aufruf 02.10.2021.

Llano Ángel, Hernando; Restrepo, Marcela (2008): Política y narcotráfico en el Valle del Cauca: del testaferrato al paramilitarismo político, in: *Ánfora*, 15, 155–172.

Pacifista (2016): *La paz que firmaron cinco guerrillas colombianas en los 90*, [https://pacifista.tv/notas/la-paz-que-firmaron-cinco-guerrillas-colombianas-en-los-90/], letzter Aufruf 02.10.2021.

Pécaut, Daniel (2008): *Las FARC: ¿una guerrilla sin fin o sin fines?* Bogotá: Editorial Norma.

Sáenz, José Darío (2017): *Élite política y construcciones de ciudad: Cali 1958–1998*, Cali: Editorial Universidad Icesi.

Semana (2021): *¿Qué tanta posiblidad de contagio de covid-19 existe en medio de las manifastaciones?*, [https://www.semana.com/nacion/articulo/que-tanta-posibilidad-de-contagio-de-covid-19-existe-en-medio-de-las-manifestaciones/202124/], letzter Aufruf 02.10.2021.

Rojas, Axel; Useche, Vanessa (2019): *Guardias indígenas, afrodescendientes y campesinas en el departamento del Cauca. Historia política y estrategias de defensa territorial*, Popayán: Semillero de Investigación Taller de Etnografía, Grupo GELPS, Universidad del Cauca.

Rodríguez, Joana (2021): Caso Dilan Cruz debe seguir en justica ordinaria: Corte Constitucional, in: *RCN-Radio* vom 18.06.2021, [https://www.rcnradio.com/judicial/caso-dilan-cruz-debe-seguir-en-justicia-ordinaria-corte-constitucional], letzter Aufruf 02.10.2021.

Uprimny, Rodrigo; Sanchez, Luz María (2012): Constitución de 1991, justicia constitucional y cambio democrático: un balance dos décadas después, in: *Cahiers des Amériques latines*, 71, [http://journals.openedition.org/cal/2663], letzter Aufruf 02.10.2021.

Vargas, Ricardo (2019): Las nuevas élites emergentes, poder político y prácticas mafiosas en Colombia, in: *Revista Foro*, 98: 84–100.

Villarraga, Álvaro et al. (2018): *Bloque Calima de las AUC. Depredación paramilitar y narcotráfico en el suroccidente colombiano*. Bogotá: Centro Nacional de Memoria Histórica.

Gewalt und Menschenrechtsverletzungen in Zeiten der Covid-19-Pandemie in Brasilien

Carolina Alves Vestena

Fast zwei Jahre sind seit dem Ausbruch der Corona-Pandemie im Frühjahr 2020 vergangen. Die Bevölkerung der lateinamerikanischen Länder und insbesondere in Brasilien bleibt trotz Maßnahmen zur Pandemiebekämpfung weiterhin stark davon betroffen. Bis Ende August 2021 registrierten die brasilianischen Behörden 20 Millionen Covid-19-Fälle, nur in den USA und in Indien waren zu diesem Zeitpunkt mehr Fälle bekannt. Mehr als eine halbe Million Menschen sind in dem Land mit oder an Covid-19 gestorben. In der weltweiten Statistik absoluter Todeszahlen liegt Brasilien damit auf Rang zwei, hinter den USA. Obgleich die Impfkampagne auch in Lateinamerika im Laufe des Jahres 2020 angelaufen ist, waren bis Ende August 2021 nur ca. 25 Prozent der Bevölkerung in Brasilien durch eine Impfung geschützt (Mathieu et al. 2021). Damit bleibt die Gefahr für Mutationen und weiterhin hohe Ansteckungs- und Todeszahlen in dem Land groß. Die schwierige Lage der Brasilianer:innen lässt sich durch globale Hierarchien und Ungleichheiten in der Verfügbarkeit von Impfstoffen sowie die politischen Kontextbedingungen erklären.

Die Impfpolitik der Regierung von Jair Bolsonaro (seit Januar 2019 im Amt) ist durch eine Reihe von Korruptionsvorwürfen und intransparente Entscheidungen gekennzeichnet (s. Zilla in diesem Band). Von den brasilianischen Medien werden täglich Beispiele thematisiert, die auf ein Impfmanagement hinweisen, das eher die persönlichen Bereicherungen einiger Regierungsmitglieder zum Ziel hat als den Schutz der Bevölkerung und des Lebens. Den Aufdeckungen einer parlamentarischen Untersuchungskommission (*Comissão Parlamentar de Inquérito*, sog. *CPI da Pandemia*) ist es zu verdanken, dass solche Informationen überhaupt öffentlich wurden. Die CPI tagt seit April 2021 für 180 Tage mit dem Ziel, Aktionen und Unterlassungen der Regierung zu ermitteln, die möglicherweise zu unregelmäßiger Beschaffung oder Veruntreuung öffentlicher Mittel im Zusammenhang mit der Covid-19-Pandemie geführt haben (CPI 2021). Zivilgesellschaftliche Gruppen und Akteur:innen des brasilianischen Parteienspektrums protestieren seit Wochen gegen das krisenhafte Pandemie-

Management und versuchen Jair Bolsonaro für die hohen Todeszahlen öffentlich zur Verantwortung zu ziehen.

Um die Menschenrechtslage in Brasilien im Kontext der Pandemie beurteilen zu können, ist die Analyse des Corona-Managements der Regierung von zentraler Bedeutung. Für ein umfassendes Verständnis der Entwicklungen der Menschenrechte in dem Land bedarf es darüber hinaus jedoch einer politischen Einordnung der Regierung Bolsonaro selbst, die über die Pandemiepolitik hinausgeht. Im Folgenden möchte ich daher zunächst einen Überblick über die politischen Charakteristika der brasilianischen rechtspopulistischen Regierung geben. Hierbei konzentriere ich mich auf die kalkuliert chaotische politische Strategie im Umgang mit der Pandemie und in Bezug auf das brasilianische Gesundheitssystem. Anschließend diskutiere ich drei zentrale Probleme mit Bezug auf die Lage der Menschenrechte in Brasilien, die sich vor allem durch die zunehmende Prekarisierung und den Anstieg von Gewalt im ländlichen und städtischen Raum manifestieren. Im Fazit betrachte ich die Verbindung dieser Menschenrechtsverletzungen, um den akuten Grad der politischen und sozialen Krise in dem Land zu betonen. Für meine Darstellung beziehe ich mich hauptsächlich auf Medienberichte, Sekundärliteratur und Dokumente von Nichtregierungsorganisationen.

Chaos als Regierungsstrategie

Seit 2019 wird Brasilien von einem populistischen Rechtsradikalen regiert. Cas Muddes' Konzept der populistischen radikalen Rechten inspiriert aktuelle Versuche die konservative Wende der lateinamerikanischen Regierungen zu interpretieren (Mudde 2013; Mudde/ Kaltwasser 2013). Über lange Zeit war Populismus in Lateinamerika mit progressiven Regierungen verbunden, die versuchten ein gewisses Maß an Inklusion und Umverteilungspolitik in einer der am stärksten durch Ungleichheit geprägten Regionen der Welt zu fördern (s. etwa Brand 2016). Der Populismus Jair Bolsonaros verfolgt jedoch das Gegenteil (Chueri 2018). Seine politischen Positionen unterscheiden sich nicht von denjenigen europäischer Rechtsradikaler: Er verstärkt soziale Spaltung, greift auf Anti-Establishment- und Anti-Wissenschafts-Diskurse zurück und fördert die soziale Ausgrenzung seiner Gegner:innen (Chueri 2018; Lasco 2020).

Im Kontext des konservativen Wandels in Lateinamerika stützt sich das populistische rechtsradikale politische Projekt von Bolsonaro auf eine nationalistische, chauvinistische und ausgrenzende Ideologie, die von der sozialen Polarisierung im Land profitiert. Während des Wahlkampfs und nach seiner Wahl griff er auf eine typisch rechte Kommunikationsstrategie zurück: Er mobilisiert seine Anhänger:innen gegen konstruierte Feinde, vor allem gegen indigene Völker, Frauen und Menschenrechtsaktivist:innen (Anderson 2019).

Seine Regierung wird von drei konservativen Gruppen des Landes gestützt: dem Agrobusiness, den evangelikalen neopentekostalen Kirchengemeinden und Vertreter:innen der Waffenindustrie (Biroli 2021; Quadros/Madeira 2018). Diese drei Gruppen sind im brasilianischen Parlament repräsentiert und bildeten Bolsonaros Anhänger:innenschaft als er während der Zeit der Arbeiterpartei-Regierungen unter Luis Inácio Lula da Silva (2003–2010) und Dilma Roussef (2011–2016) als Bundestagsabgeordneter im Parlament saß.[1] Die zum Teil unterschiedlichen Interessen dieser drei Gruppen konvergieren unter Bolsonaro zu einem rechtsradikalen Projekt mit Übereinstimmung in Bezug auf Fragen der Sicherheit und Ordnung, auf die Vorstellungen über die Rolle der sogenannten traditionellen Familie in der Gesellschaft sowie auf einen neoliberalen Wirtschaftskurs mit einem Schwerpunkt in den Bereichen Agrarexportwirtschaft und Rohstoffexporte (Vestena 2020). Austerität, Privatisierungen und Kürzungen bei öffentlichen Investitionen sind die Grundprinzipien von Bolsonaros Wirtschafts- und Sozialpolitik (Domingues 2020: 3). Der aktuelle Wirtschaftsminister Paulo Guedes, der während der Pinochet-Diktatur in Chile ausgebildet wurde, symbolisiert Domingues (2020) zufolge diese Verflechtung neoliberaler Wirtschaftspolitik mit politischem Autoritarismus.

Bereits das während des Wahlkampfs 2018 vorgestellte Regierungsprogramm sah die Förderung eines privaten Gesundheitswesens und das Einfrieren der Ausgaben für das universelle Gesundheitssystem (*Sistema Único de Saúde*, SUS) vor. Das SUS ist die zentrale Säule der brasilianischen Gesundheitspolitik und weltweit für seinen universellen, kostenfreien und flächendeckenden Charakter bekannt (Castro et al. 2019). Anstatt die Kapazitäten des SUS zu stärken – eine Strategie, die gerade für den Umgang mit der Pandemie sowie für die Impfkampagne relevant gewesen wäre – setzte sich Bolsonaro im Rahmen einer Staatsreform im Jahr 2019 für die Reduzierung der Personalkosten in den öffentlichen Krankenhäusern

1 Obwohl Bolsonaro 2018 als Mitglied der Sozialliberalen Partei (*Partido Social Liberal*, PSL) gewählt wurde, verließ er diese Partei aufgrund einer internen Führungskrise und angeblicher Korruptionsaffären am Ende des ersten Regierungsjahres (Mazui/Rodrigues 2019). Parteiwechsel sind jedoch kein Novum in seiner politischen Karriere. Seit seinem ersten Amt als regionaler Abgeordneter im Bundesstaat Rio de Janeiro 1989 war Bolsonaro Mitglied in acht verschiedenen Parteien (Langevin 2020).

und im Gesundheitsministerium ein (Bravo/Pelaez 2020: 201). Die Kürzungen betrafen zudem Versorgungsleistungen in ländlichen Regionen sowie Programme zur Bekämpfung anderer Krankheiten, wie das Pionierprogramm zur Kontrolle von Ansteckungen durch HIV. Die Sozial- und Wirtschaftspolitik der Regierung Bolsonaros kann mit Konzepten wie dem liberalen Wohlfahrtschauvinismus oder dem autoritären Neoliberalismus beschrieben und analysiert werden, nämlich in dem Sinne, dass konkrete soziale Leistungen und der Zugang zum Gesundheitssystem ausschließlich bestimmten Teilen der Bevölkerung gewährt werden (Falkenbach/Greer 2018).

Die Covid-19-Pandemie hat darüber hinaus eine neue zerstörerische Energie in der ohnehin gespaltenen brasilianischen Gesellschaft freigesetzt. Die erste Reaktion der Regierung auf deren globalen Ausbruch war von Verleugnung geprägt (Lasco 2020: 1). Seit dem ersten bestätigten Fall von Covid-19 in Brasilien (25. Februar 2020) hat Bolsonaro die Risiken der Pandemie heruntergespielt. In seinen Reden versuchte er die Bevölkerung darüber zu versichern, dass es sich nur um eine „milde oder kleine Erkältung" handele, oder dass die Brasilianer:innen dem Virus widerstehen könnten, da sie an viel schlimmere hygienische Bedingungen gewöhnt seien (Lasco 2020: 4). Außerdem kritisierte er lokale Reaktionen und Versuche das Pandemiegeschehen einzudämmen. Die internationale Bestürzung sah Bolsonaro ebenfalls als übertrieben an. Die Regierung nahm die Angst der Bevölkerung nicht ernst und nutzte die bestehende Wirtschaftskrise als Rechtfertigung dafür, um auf eine bundesweite Schutzstrategie zu verzichten. Da soziale Isolation in vielen sozialen Konstellationen in Brasilien, insbesondere in den städtischen Armutsvierteln (Favelas), kaum möglich ist, ging Bolsonaro davon aus, dass sich ärmere Brasilianer:innen sowieso irgendwann mit dem Virus anstecken würden. In diesem Sinne sollte die ohnehin krisenhafte Wirtschaft nicht durch Lockdowns gefährdet werden, um die Bevölkerung zu schützen. Die Regierung setzte sich ihrerseits für die sogenannte „Herdenimmunität" ein und startete im Juli 2020 eine Onlinekampagne (*#BrazilCannotStop*), um die Brasilianer:innen dazu aufzurufen, wieder an die Arbeit zu gehen. Die wirtschaftliche Erholung wurde als nationale Priorität vor die Gesundheit der Bevölkerung gestellt (Lasco 2020: 1421).

Währenddessen versuchten Gouverneure die Bevölkerung über die Notwendigkeit der Einhaltung von Isolationsmaßnahmen zu ihrem eigenen Schutz aufzuklären. Nachdem Bolsonaro sich selbst mit dem Virus infiziert hatte, nutzte er seine Genesung als Beispiel für die Wirksamkeit von Hydroxychloroquin, einem Medikament, das u.a. zur Behandlung von Malaria eingesetzt wird. Er ignorierte die wissenschaftliche Kontroverse um dieses Medikament, das in mehreren Ländern aus den Behandlungsverfahren in Bezug auf Covid-19 ausgeschlossen wurde (Ricard/Medeiros 2020).

Wie Donald Trump in den USA reproduzierte auch Bolsonaro Verschwörungsmythen über die Herkunft des Virus und stellte die Rolle der Weltgesundheitsorganisation in Frage. Dabei mobilisierte er die bekannten Spaltungen und dichotomen Gegenüberstellungen populistischer Politik: die brasilianische „Nation“ gegen die globalen Gegner (insbesondere China und die WHO), der *common cense* des „guten Bürgers“ gegen das Wissen der globalen Gesundheitsexpert:innen, der Kampf für Freiheit vonseiten der brasilianischen Bundesregierung gegen die restriktiven Maßnahmen der regionalen Gouverneure (Domingues 2020). Letztere wurden stark diskreditiert, sei es, weil sie Maßnahmen zur sozialen Isolation vertraten oder lediglich, weil sie empfahlen, ganz basalen individuellen Schutzmaßnahmen zu folgen, wie zum Beispiel Mund-Nasen-Masken zu tragen (Lasco 2020).

Bei einem umstrittenen Ministertreffen im April 2020 drohte Bolsonaro, er würde alle möglichen Anstrengungen unternehmen, um die Gouverneure für den irregulären Einsatz öffentlicher Gelder im Kampf gegen die Pandemie verantwortlich zu machen (Murakawa/Bitencourt 2020). Zu diesem Zeitpunkt zeigte sich die erste Spaltung in der breiten Rechtskoalition, die Bolsonaro zum Wahlsieg verholfen hatte. Denn die konservativen Gouverneure von São Paulo und Rio Grande do Sul und der rechte Gouverneur von Rio de Janeiro, die Bolsonaro im Wahlkampf unterstützt hatten, leiteten entschlossen Maßnahmen ein, um die Pandemie zu kontrollieren, darunter auch solche, die Bolsonaro nicht befürwortete oder sogar ausdrücklich ablehnte. Während die Gouverneure und Lokalregierungen also im Rahmen ihrer regionalen Befugnisse handelten, stiftete die nationale Regierung vor allem Chaos (Götze 2021: 3). Sehr oft propagierte Bolsonaro selbst sogenannte *fake news*, die die Unsicherheit in der Bevölkerung noch verschärften und zu einer Welle von Falschinformationen über die Pandemie beitrugen (Ricard/Medeiros 2020). Beispiele hierfür sind die schon erwähnte Anwendung von Hydroxychloroquin, das Vollziehen von Heilungsriten der neopentekostalen Kirchengemeinden zur Heilung von Covid-19 sowie Verschwörungsmythen gegen China, das die Lieferung von Impfstoffen bewusst verlangsamen würde (Ricard/Medeiros 2020). Zwei aus konservativen Bündnissen und Parteien stammende Gesundheitsminister – Luiz Henrique Mandetta und Nelson Teich – wurden 2020 entlassen, weil sie sich dafür einsetzten, den globalen Protokollen zur Kontrolle der Pandemie zu folgen und weil sie die wissenschaftlich umstrittene Verwendung von Hydroxychloroquin zur Behandlung von Covid-19 offen kritisierten (Domingues 2020).

In Brasilien wird jeden Tag deutlicher, dass Bolsonaro das Verbreiten von Chaos als politische Strategie einsetzt, um von seiner Inkompetenz und vor allem von seinen fragwürdigen Interessen abzulenken (Götze 2021). Dies hat nicht nur eine effiziente Bekämpfung der Pandemie verunmöglicht, es beeinträchtigt auch die Arbeit des Gesundheitsministeriums: Seit dem Amtsantritt Bolsonaros im Januar 2019 und im Verlauf der Pandemie hatte Brasilien so viele Gesundheitsminister wie in den acht Jahren der Lula-Regierung zwischen 2003 und 2011. Mit der Arbeit der *CPI da Pandemia* wird nun Bolsonaros Art Politik zu machen öffentlich in Frage gestellt. Auch erste Risse in seiner eindeutigen Popularität der letzten Jahre lassen sich feststellen. Die neusten Umfragen seit Juni 2021 weisen darauf hin, dass die Ablehnung Bolsonaros in der Bevölkerung zunimmt und er in verschiedenen Szenarien, sprich gegen Kandidat:innen verschiedener Parteien, die nächsten Präsidentschaftswahlen im Oktober 2022 verlieren würde (G1 2021).

Pandemie und Menschenrechte

Die politischen Konflikte und die gesellschaftliche Empörung über das Pandemie-Management der Regierung verdecken Problemlagen, die sich nicht nur mit der Pandemie, sondern auch mit der damit einhergehenden Krise verschärft haben: Brasilien ist im letzten Jahr ärmer, ungleicher und prekärer geworden. Der Anteil der arbeitslosen Bevölkerung ist von 12,9 Prozent im März 2020 auf 14,7 Prozent im Mai 2021 gestiegen, d.h. 14,8 Millionen Menschen sind ohne Arbeit (IBGE 2021). Bei den Frauen liegt der Arbeitslosenanteil bei 19 Prozent (IBGE PNAD 2021). Zudem ist der Anteil derjenigen, die als „freiberuflich" oder „kleine Unternehmer:innen" (*trabalho por conta própria*) tätig sind seit dem Ausbruch der Pandemie deutlich gestiegen. Insgesamt sind mehr als 40 Prozent der erwerbstätigen Bevölkerung im informellen Sektor tätig. Dadurch verfügen sie über keine soziale Absicherung. Eine Studie der *Fundação Getulio Vargas* (FGV) zeigt, dass diejenigen, die bereits vor der Pandemie sozial benachteiligt waren, ärmer geworden sind: Während die sogenannte Mittelschicht mit einem Einkommensverlust von zehn Prozent umgehen muss, haben sich für ärmere Haushalte die Einkommen um mehr als 20 Prozent reduziert (Neri 2021).

Einerseits ist die rund um die 2010er Jahre zelebrierte „neue Mittelschicht" bzw. die „neue Klasse C" in Brasilien gerade im freien Fall (Neri 2013; Pochmann 2012). Laut einer Studie von Neri (2021), der in den letzten Jahren die Herausbildung dieser Klasse erforscht und dabei den

Begriff der „neuen Klasse C" mitgeprägt hat (siehe auch Neri 2013, 2010), ist die bereits instabile, jedoch positive wirtschaftliche Konjunktur, die diese „aufkommende" Klasse in den „Lula-Zeiten" unterstützt hat, längst Geschichte (Neri 2021: 4). Andererseits waren durchschnittlich 40 Prozent der brasilianischen Haushalte im November 2020 auf die Corona-Nothilfe angewiesen (*Auxílio Emergencial*). Hierbei zeigten sich regionale Unterschiede: In den historisch benachteiligten Bundesstaaten im Norden Brasiliens (Amazonas, Acre, Amapá) waren bis zu 70 Prozent der Haushalte auf die Nothilfe angewiesen (IBGE PNAD-COVID 2021). Sie erhielten ca. 600 Reais pro Monat (gerade mal 100 Euro). In vielen Familien stellte die Nothilfe die einzige „sichere" Einkommensquelle dar. Kurzum: Die wirtschaftliche Krise, die nicht erst mit der Pandemie, sondern bereits mit der Krise der Rohstoffpreise Mitte der 2010er Jahre eingesetzt hat (Boris 2018; Vestena 2020), trifft in erster Linie die informellen Beschäftigten, die über wenig oder keine Rücklagen verfügen. Die Vulnerabilität dieser Gruppen liegt daher in doppelter Weise vor: Sie sind vulnerabel gegenüber der Gefahr der Verelendung und der Ansteckung mit dem Corona-Virus.

Ausgehend von den sozialen Verwerfungen, die die Pandemie ausgelöst hat und dem politischen Kontext, auf den die Pandemie in Brasilien trifft, möchte ich im Folgenden drei aktuelle Entwicklungen näher betrachten, die sich in sozialen Problemlagen wie Hunger, Zunahme von Gewalt sowie Verletzungen von Arbeits- und Menschenrechten beobachten lassen.

Hunger und extreme Armut sind nach einer Phase von Stabilisierung in den letzten fünfzehn Jahren, während der Regierungen der Arbeiterpartei, erneut zu zentralen Problemen in Brasilien geworden. Die deutliche Zunahme der Arbeitslosigkeit und die Informalität der Arbeit haben einen großen Anteil der Brasilianer:innen wieder mit der Realität einer Hungersnot konfrontiert. Eine Studie der Forschungsgruppe *Food for Justice* der Freien Universität Berlin hat aufgezeigt, dass während der Pandemie fast 60 Prozent der brasilianischen Haushalte irgendeiner Form von Ernährungsunsicherheit ausgesetzt waren bzw. weiterhin sind (Galindo et al. 2021). Aufgrund mangelnder finanzieller Ressourcen und gestiegener Preise mussten sie auf bestimmte Lebensmittel verzichten und den Konsum von wichtigen Nährstoffen, wie Eiweiß, reduzieren. Spendenaufrufe für Lebensmittel sind in Brasilien wieder üblich geworden: Gewerkschaften, zivilgesellschaftliche und kirchliche Organisationen organisieren in den Großstädten des Landes die Verteilung von Nahrungsmitteln für Obdachlose und andere Bedürftige, zu denen paradoxerweise auch die Arbeiter:innen global agierender Essenslieferdienste gehören, die ihre Essensbestellungen stadtweit ausliefern (Pomar 2021).

Neben Hunger bedroht die Aussetzung von Arbeitsrechten in der Industriegüterproduktion die Einhaltung von Menschenrechten in Brasilien. Dies zeigt sich unter anderem im industriellen Textilsektor (Scheper/Vestena 2020). Ein Bericht der internationalen Organisation *Fair Labour Association* betont, dass während der vorläufigen Fabrikschließungen ab März 2020 Arbeiter:innen gezwungen wurden, ihren Erholungsurlaub zu nehmen sowie per Dekret die monatlichen Zahlungen an staatliche soziale Sicherungsdienste für zwei Monate suspendiert wurden (Fair Labor Association 2020). 20 Prozent der Beschäftigten im Textilsektor wurden entlassen, was vor allem Frauen (2019 machten diese 75 Prozent der Arbeitskraft des Sektors aus) und Wanderarbeiter:innen betraf (ABIT 2020). Migrantinnen aus anderen südamerikanischen Ländern, die in der städtischen Industrie (zum Beispiel im Textilsektor) und im Dienstleistungssektor aktiv sind, waren die am stärksten Betroffenen in diesem Kontext: Die lang etablierte Logik der Unterauftragsvergabe und informeller Beschäftigung führte dazu, dass diese Arbeiter:innen selbst zahlen müssen, um arbeiten zu können. Zahlungen erfolgen erst nach der Lieferung und je nachdem, wie viele fertige Kleidungsstücke produziert wurden. „Selbstständige" Textilarbeiter:innen arbeiten überwiegend in ihrer eigenen Wohnung oder bestenfalls in Produktionslagern, die von anderen Migrant:innen verwaltet werden. Dafür übernehmen diese in der Regel die Produktionskosten, d.h. die Kosten für Strom und Miete des Arbeitsplatzes (Business & Human Rights 2020; Leite et al. 2017). Im ersten Pandemie-Jahr haben acht von zehn Migrant:innen den Arbeitsplatz in der Bekleidungsindustrie in São Paulo verloren (Business & Human Rights 2020). In derselben Studie berichten 78 Prozent der befragten Arbeiter:innen, dass sie weniger Geld pro geliefertes Kleidungsstück erhalten haben und somit Schwierigkeiten hatten, ihre Familien zu ernähren bzw. sich teilweise verschulden mussten, um die Miete zu finanzieren (Business & Human Rights 2021).

Von einem Rückgang der Arbeitsrechte und der Verschlechterung von Arbeitsbedingungen berichten NGOs auch in der Agrarindustrie. Dabei beziehen sich die Berichte auf Diskussionen um „moderne Sklaverei" in diesem Sektor. Mitglieder der Staatsanwaltschaft (*Ministério Público da União*) und der zivilgesellschaftlichen Organisation *Comissão Pastoral da Terra* (CPT) berichten, dass 2020 Fälle moderner Sklaverei oder sklavenähnlicher Arbeitsbedingungen zugenommen haben (CPT 2021). Das hängt auch damit zusammen, dass während der Pandemie die Überprüfung der Einhaltung von Arbeitsrechten und des Arbeitsschutzes auf Plantagen oder in weiterverarbeitenden Industrien weder durch staatliche noch zivilgesellschaftliche oder private Akteur:innen möglich war (CPT 2021).

So konnte aufgrund der mangelnden Kontrollen der Schutz der Arbeiter:innen während der Pandemie nicht gewährleistet werden.

Nicht nur in Städten, sondern auch in ländlichen Regionen berichten dieselben Organisationen über einen deutlichen Anstieg von Menschenrechtsverletzungen und Gewalt im Kontext von Landkonflikten während der Pandemie. Die CPT hat im Jahr 2020 mehr als 1.500 Fälle von Landkonflikten dokumentiert und eine Zunahme von 25 Prozent im Vergleich zu 2019 festgestellt. In 41 Prozent dieser Fälle ging es um die irreguläre Besetzung von indigenem und daher geschütztem Land, Verfolgung indigener Aktivist:innen oder unmittelbare physische Gewalt gegen indigene Völker. Auch spezifische frauenfeindliche Gewaltformen hat die CPT dokumentiert: Ein relevanter Teil der Mordversuche, Übergriffe, Morddrohungen, Verhaftungen, Vergewaltigungen und Körperverletzungen richtete sich 2020 im Kontext von Landkonflikten gegen Frauen sowie landlose Bäuer:innen oder Quilombolas (sprich: afrobrasilianische Nachfahren ehemaliger Sklav:innen).

Diese Beispiele veranschaulichen den Anstieg von Prekarisierung, Unsicherheit und Gewalt in Brasilien, der aufgrund der akuten Pandemie-Krise teilweise weniger thematisiert wird. Er gibt gleichzeitig einen Hinweis darauf, dass die Handlungen und Unterlassungen einer rechten, kalkuliert chaotisch und vor allem destruktiv vorgehenden Regierung konkrete Auswirkungen auf das Leben von Menschen in Brasilien hat.

Fazit: Brasilien noch tiefer in der politischen und sozialen Krise

Während Präsident Bolsonaro die Komplexität und die Risiken der Pandemie aktiv verleugnet und seine öffentlichen Auftritte sowie offiziellen Kommunikationskanäle als Bühne nutzt, um persönliche Interessen zu vertreten, werden relevante Sektoren der Gesundheitsversorgung und der Produktion vernachlässigt oder der exklusiven Verantwortung der regionalen und lokalen Regierungen überlassen. Die Ressourcenknappheit nach Jahren der Kürzungen, gepaart mit einer Regierungsstrategie, die absichtlich darauf abzielte Chaos zu schüren, hat die Handlungsfähigkeit des SUS und des Gesundheitsministeriums im Umgang mit der Pandemie extrem eingeschränkt. Das unmittelbare Ergebnis einer Gesundheitspolitik, die durch Desinvestitionen und strukturelle Kürzungen gekennzeichnet ist, wird in den humanitären Folgen der Pandemie in Brasilien offensichtlich (Ortega/Orsini 2020).

Die bestenfalls holprige Strategie der Bundesregierung scheint es zu sein, Chaos zu stiften und regionale und lokale Regierungen zu diskreditieren. Dabei nehmen nicht nur soziale Konflikte und Gewalt zu. Fundamentale Verfassungsprinzipien und Rechte wie die Menschenwürde, das Recht auf Arbeit und auf Gesundheit sowie die Prinzipien der Transparenz und Teilhabe der Arbeiter:innen werden ebenfalls weitgehend missachtet. Die in der Verfassung verankerte Pflicht vulnerable Bevölkerungsgruppen aktiv zu schützen, wird von der Regierung nicht erfüllt. Ganz im Gegenteil: Die durch die offiziellen Kanäle verbreiteten Verschwörungsmythen erhöhen die Unsicherheit der Bevölkerung im Umgang mit der Pandemie. Das Regierungsnarrativ rechtfertigt zudem die zunehmenden Verletzungen von Arbeits- und Menschenrechten von Arbeiter:innen und denjenigen, die als konstruierte Feind:innen der Regierung angesehen werden: Frauen, Indigene, Quilombolas sowie Menschenrechtsaktivist:innen.

Literatur:

ABI, Associação Brasileira de Imprensa (2021): *Nota Oficial: Bolsonaro Renuncie.* [http://www.abi.org.br/nota-oficial-renuncie-presidente/], letzter Aufruf 29.06.2021.

ABIT, Associação Brasileira da Indústria Têxtil e de Confecção (2020): *Nova avaliação sobre os impactos do Coronavírus* [https://www.abit.org.br/uploads/arquivos/Nova%20avaliacao%20impactos%20Covid.19.pdf], letzter Aufruf 29.06.2021.

Almeida, Ronaldo de (2019a): Bolsonaro presidente: conservadorismo, evangelismo e a crise Brasileira, in: *Novos estudos CEBRAP,* 38, 185–213.

Almeida, Ronaldo de (2019b): Deus acima de todos, in: Sérgio Henrique Abranches (Hg.): *Democracia em risco? 22 ensaios sobre o Brasil hoje*. São Paulo: Companhia das Letras, 23–33.

Anderson, Perry (2019): *Brazil apart 1964–2019*. London: Verso.

Biroli, Flávia (2021): *Triumph der Frauen? Das weibliche Antlitz des Rechtspopulismus und -extremismus in ausgewählten Ländern. Fallstudie Brasilien (Fallstudie)*. Friedrich-Ebert-Stiftung, Forum Politik und Gesellschaft, Berlin: Friedrich-Ebert-Stiftung.

Boris, Dieter (2018): Politischer Tsunami in Brasilien, in: *Z. Zeitschrift Marxistische Erneuerung*, 116, 152–161.

Brand, Ulrich (Hg.) (2016): *Lateinamerikas Linke: Ende des progressiven Zyklus? Eine Flugschrift*, Hamburg: VSA Verlag.

Bravo, Maria Inês Souza; Pelaez, Elaine Junger (2020): A saúde nos governos Temer e Bolsonaro: lutas e resistências, in: *SER Social Estado, Democracia e Saúde*, 22, 191–209.

Business & Human Rights, Resource Centre (2020): *Mascarando a Miséria: A Pandemia de COVID-19 e as(os) trabalhadoras(es) migrantes da indústria da moda de São Paulo.* Business & Human Rights Resource Centre. São Paulo: Centro de Informação sobre Empresas e Direitos Humanos [https://media.business-humanrights.org/media/documents/mascarando_a_miseria_FINAL_AGXfBsi.pdf], letzter Aufruf 29.06.2021.

Campos, João Pedroso de; Siqueira, André (2020): Bolsonaro lidera corrida eleitoral de 2022 em todos os cenários, mostra pesquisa, in: *VEJA* [https://veja.abril.com.br/politica/pesquisa-exclusiva-bolsonaro-e-o-favorito-da-corrida-eleitoral-em-2022/], letzter Aufruf 29.06.2021.

Castro, Marcia C.; Massuda, Adriano; Almeida, Gisele; et al. (2019): Brazil's unified health system: the first 30 years and prospects for the future, in: *The Lancet*, 394, 345–356.

Chueri, Juliana (2018): *Bolsonaro: Radical Right-Wing Populism reaches Brazil, Centre for Analysis of the Radical Right* [http://www.radicalrightanalysis.com/2018/09/07/bolsonaro-radical-right-wing-populism-reaches-brazil/], letzter Aufruf 29.06.2021.

Costa, Sérgio (2018): Estrutura Social e Crise Política no Brasil, in: *Dados*, 61, 499–533.

CPI, Comissão Parlamentar de Inquérito da Pandemia de Covid (2021): *CPI da Pandemia (2021)* [https://legis.senado.leg.br/comissoes/comissao?codcol=2441], letzter Aufruf 23.08.2021.

CPT, Comissão Pastoral da Terra (2021): *Conflitos no campo*, Brasil, Goiânia: CPT.

Domingues, José Maurício (2020): Brazil: Half Blind in the Coronavirus Crisis, in: *Covid-19 Social contracts around the world. How states acted and populations reacted Nr. 4*, Johannesburg: Public Affairs Research Institute.

Fair Labor Association (2020): *Country-specific updates on provisions for workers in response to the COVID-19 Pandemic* [https://www.fairlabor.org/blog/entry/country-specific-updates-provisions-workers-response-covid-19-pandemic], letzter Aufruf 29.06.2021.

Falkenbach, Michelle; Greer, Scott L. (2018): Political parties matter: the impact of the populist radical right on health, in: *European Journal of Public Health*, 28, 15–18.

Galindo, Eryka; Teixeira, Marco Antonio; de Araújo, Melissa; et al. (2021): Efeitos da pandemia na alimentação e na situação da segurança alimentar no Brasil, vorgestellt in: *Food for Justice Working Paper Series* [https://doi.org/10.17169/refubium-29554], letzter Aufruf 29.06.2021.

Götze, Tilia (2021): Urbane Entwicklungen. Die Expansion der Milizien in Rio de Janeiro. *KOBRA-Berichte*, Freiburg: Kooperation Brasilien. [https://www.kooperation-brasilien.org/de/publikationen/dossiers/urbane-entwicklungen-1/kobra-projektbericht-mai-2021.pdf], letzter Aufruf 29.06.2021.

G1, Jornal O Globo (2021): *Lula tem 49 % e venceria no 1° turno, diz Ipec*, [https://g1.globo.com/politica/noticia/2021/06/25/lula-tem-49percent-bolsonaro-23percent-ciro-7percent-doria-5percent-e-mandetta-3percent-no-1o-turno-aponta-pesquisa-ipec.ghtml], letzter Aufruf 29.06.2021.

IBGE PNAD (2021): Pesquisa Nacional por Amostra de Domicílios – PNAD Contínua, Rio de Janeiro: Instituto Brasileiro de Geografia e Estatística.

IBGE PNAD-COVID (2021): *Pesquisa Nacional por Amostra de Domícilios – COVID*, Rio de Janeiro: Instituto Brasileiro de Geografia e Estatística.

Langevin, Mark S. (2020): Bolsonaro's new Alliance for Brazil is a lesson in the politics of loyalty and campaign finance, in: *LSE Latin America and Caribbean. LSE Latin America and Caribbean blog* vom 24.01.2020. [https://blogs.lse.ac.uk/latamcaribbean/2020/01/24/bolsonaros-new-alliance-for-brazil-is-a-lesson-in-the-politics-of-loyalty-and-campaign-finance], letzter Aufruf 29.06.2021.

Lasco, Gideon (2020): Medical populism and the COVID-19 pandemic, in: *Global Public Health*, 15, 1417–1429.

Leite, Marcia de Paula; Silva, Sandra Roberta Alves; Guimarães, Pilar Carvalho (2017): O Trabalho na Confecção em São Paulo: as novas formas da precariedade, in: *Caderno CRH*, 30, 51–67.

Mathieu, Edouardo; Ritchie, Hannah; Ortiz-Ospina, Esteban, et al. (2021): A global database of COVID-19 vaccinations, in: *Nature Human Behaviour*, 5, 947–953.

Neri, Marcelo Côrtes (2021): *Bem-Estar Trabalhista, Felicidade e Pandemia – Sumário Executivo*, FGV Social, Rio de Janeiro: Fundação Getulio Vargas.

Neri, Marcelo Côrtes (2013): *A Nova Classe Média – o Lado Brilhante da Pirâmide*, Rio de Janeiro: Editora FGV.

Neri, Marcelo Côrtes (2010): *A Nova Classe Média: O Lado Brilhante dos Pobres*, Rio de Janeiro: FGV/IBRE/CPS.

Ortega, Francisco; Orsini, Michael (2020): Governing COVID-19 without government in Brazil: Ignorance, neoliberal authoritarianism, and the collapse of public health leadership, in: *Global Public Health*, 15, 1257–1277.

Pochmann, Márcio (2012): *Nova Classe Média? O trabalho na base da pirâmide social brasileira*, São Paulo: Boitempo editorial.

Pomar, Marcos Hermanson (2021): Entregadores de comida fazem fila para receber marmitas doadas em SP, in: *Uol Cotidiano* vom 03.09.2021 [https://noticias.uol.com.br/cotidiano/ultimas-noticias/2021/03/09/entregadores-de-comida-fazem-fila-para-receber-marmitas-doadas-em-sp.html], letzter Aufruf 29.06.2021.

Quadros, Marcos Paulo dos Reis; Madeira, Rafael Machado (2018): Fim da direita envergonhada? Atuação da bancada evangélica e da bancada da bala e os caminhos da representação do conservadorismo no Brasil, in: *Opinião Pública*, 24, 486–522.

Ricard, Julie; Medeiros, Juliano (2020): Using Misinformation as a political weapon: COVID-19 and Bolsonaro in Brazil, in: *Harvard Kennedy School Misinformation Review*, 1, 1–3.

Scheper, Christian; Vestena, Carolina A. (2020): Die Pandemie offenbart die Defizite des transnationalen Menschenrechtsschutzes: Ein Plädoyer für eine Konfliktperspektive auf globale Lieferketten, in: *Zeitschrift für Friedens- und Konfliktforschung*, 9, 429–441. [https://doi.org/10.1007/s42597-020-00052-y].

Ventura, Deisy F. L.; Aith Fernando M. A.; Rached, Danielle Hanna (2020): A emergência do novo coronavírus e a „lei de quarentena“ no Brasil, in: *Revista Direito e Práxis*, 12, 102–138.

Vestena, Carolina A. (2020): Brasilien: Aus dem demokratisch progressiven Experiment in den Abgrund, in: Book, Carina; Huke, Nikolai; Tietje, Olaf; Tiedemann, Norma (Hg.): *Autoritärer Populismus*, Münster: Westfälisches Dampfboot, 72–84.

Anti-Ökologismus in Brasilien: Von schleichender zu offener Gewalt

Andréa Zhouri

Einleitung

Krise ist zu einem Schlüsselwort für die Charakterisierung zeitgenössischer Gesellschaften geworden, insbesondere der brasilianischen (Roitman 2016). Für viele Brasilianer*innen hat die Beschreibung unterschiedlicher Bereiche des gesellschaftlichen und politischen Lebens – Gesundheit, Umwelt, Politik, Moral, Wirtschaft – als krisenhaft oder als sich in einer Krise befindend Bedeutung. In seiner Bedeutung als Offenbarung, Prozess oder Zustand bietet der Begriff der Krise die Möglichkeit, den Alltagserfahrungen Sinn zu geben. Etwa als eine vorübergehende Phase, die mit konkreten Umständen und Ereignissen in Verbindung gebracht werden kann und sich mit der Veränderung dieser Umstände auflöst oder als ein chronischer, auf Dauer gestellter Zustand (Vigh 2008). Krisenerfahrungen sind in Brasilien seit 2020 mit den Statistiken von Toten und Infizierten der Corona-Pandemie und mit Bildern der Umweltzerstörung verbunden. Beispiele für Letztere sind Bilder von der Ölpest an der Nordostküste des Landes, den Waldbränden im Amazonas und verstümmelten Tieren, von Umweltschützer*innen, die wegen Brandstiftung verhaftet werden, von gewaltsam vertriebenen traditionellen Gemeinschaften in Jureia und von ermordeten, toten oder kranken Mitgliedern indigener Gemeinschaften. Diese apokalyptischen Bilder wecken Erinnerung an die Krisen der Vergangenheit, als die Bilder des in Flammen stehenden Amazonas weltweit Schlagzeilen machten und Aktivist*innen wie Chico Mendes, Cacique Raoni und José Lutzemberger international Alarm schlugen.

Die 1980er Jahre sind als Jahrzehnt der Umweltzerstörung in die Geschichte Brasiliens eingegangen. Sie sind aber auch das Jahrzehnt einer sich formierenden sozial-ökologischen Bewegung in Brasilien. Diese bildete sich unter dem Einfluss der „Allianz der Völker des Waldes“ (*Aliança dos Povos da Floresta*) heraus – einem Zusammenschluss unterschiedlicher Bewegungen und Akteur*innen wie den Kautschukzapfer*innen von Acre und den indigenen Bewegungen, die gegen den Bau großer Staudämme im Amazonasgebiet mobilisierten. Vom indigenen Widerstand gegen das

Wasserkraftwerk Belo Monte am Rio Xingu im Amazonas sind viele Bilder in Erinnerung geblieben. Etwa das der Indigenen Tuíra mit erhobener Machete, mit der sie den Präsidenten des Betreiberunternehmens des Staudamms *Eletronorte* bei einer öffentlichen Anhörung im Jahr 1989 gegenübertrat. Andere symbolische Akte des Widerstands sind die Rede des jungen Ailton Krenak, der in einem weißen Anzug und mit einer Gesichtsbemalung aus der Frucht des Jenipapo-Baums die Rechte der indigenen Völker in einer Sitzung der verfassungsgebenden Versammlung im Jahr 1987 verteidigte.

Es ist nicht überraschend, dass diese Bilder aktuell wieder hervorgerufen werden, in einer Zeit, in der anti-ökologische und anti-indigene Diskurse und Praktiken die staatliche Politik dominieren und die an die Ära vor der Rio-Konferenz zu Umwelt und Entwicklung von 1992 erinnert. Chaui (1979) und Pollack (1989) betonen, dass unser Gedächtnis die Vergangenheit durch die Brille der Gegenwart in einem Wechselspiel von Erinnern und Vergessen wieder aufleben lässt. In diesem Sinne und auf doppelte Weise erinnert mich die aktuelle politische Lage in Brasilien an meine Jugend. Einerseits erinnere ich mich an die zerstörerischen Kräfte von damals, die heute wieder entfesselt sind. Andererseits beschwört sie Erinnerungen an einen gegenhegemonialen Widerstand herauf, in dem unterschiedliche Bewegungen zur Verteidigung der Umwelt, des Amazonas und der indigenen Völker zusammenkamen.

Wenn das zerbrechliche ideologische Gebäude des Konsenses über nachhaltige Entwicklung nach vier Jahrzehnten beharrlicher Konstruktion zu bröckeln scheint, ist es angebracht an die Geschichte der Kämpfe zu erinnern, die zu einem stärkeren Umweltbewusstsein und Umweltschutz in Gesellschaft und Staat beigetragen haben (Leite Lopes 2006). Spuren dieser „Ökologisierung“ von Gesellschaft und Politik finden sich in wissenschaftlichen Forschungserkenntnissen, der politischen Ordnung und in Institutionen und Gesetzen, insbesondere in der Bundesverfassung Brasiliens von 1988.

Ebenso relevant ist es, über die Reichweite und die Grenzen dieser Ökologisierung nachzudenken, insbesondere mit Blick auf die Ausblendung gesellschaftlicher Antagonismen und sich widersprechender Interessen, die in den vielzähligen und oft jahrzehntelangen territorialen Konflikten um Natur und Umweltschutz zum Ausdruck kommen (Laschefski/Zhouri 2019, Vigh 2008).

Anti-ökologische, chauvinistische, rassistische und anti-indigene Positionen sind konstitutiv für die Geschichte Brasiliens. Heute sind sie Teil staatlicher Politik. Immerhin waren viele Brasilianer*innen von den Erklärungen des Umweltministers Ricardo Salles während eines Ministertreffens am 22. April 2020 überrascht. Er schlug vor, die mediale Aufmerksamkeit rund um die Corona-Pandemie zu nutzen, um in deren Schatten, so wörtlich, die „Rinderherde durchzuwinken" (*„ir passando a boiada"*) und Umweltstandards und -normen zu flexibilisieren. Die Debatte, die aus den Hinterzimmern des Kabinetts auf die öffentliche Bühne staatlicher Politik gelangte, enthüllte eine zweifelsohne umweltfeindliche Regierungsposition. Später, bei demselben Treffen ließ sich der Bildungsminister Abraham Weintraub dazu hinreißen seine Gefühle des „Hasses gegenüber dem Begriff indigene Völker" zum Ausdruck zu bringen, was wiederum der generellen Grundhaltung der Regierung Bolsonaro entspricht.

Im Folgenden analysiere ich die Diskurse und Positionen, die für die anti-ökologischen und anti-indigenen politischen Denkweisen und Positionierungen konstitutiv sind. Hierüber möchte ich verstehen, wie derartige stets lokal und vereinzelt existierende Positionen in den vergangenen Jahren auf zentralstaatlicher Ebene dominant werden konnten.

Ausgehend von der Re-Demokratisierung des Landes und den internationalen Debatten um nachhaltige Entwicklung (1980er und 1990er Jahre) gliedere ich die Analyse in zwei Teile. Im folgenden Abschnitt identifizierte ich anti-ökologische und anti-indigene Diskurse in Teilen des Militärs und den politischen Eliten der Amazonasregion. Anschließend analysiere ich, wie die liberale Umweltpolitik, die so genannte „Ergebnis- oder Lösungsorientierte Umweltpolitik" (*ambientalismo de resultados*, Zhouri 2006) den Weg für den Antiökologismus der Gegenwart ebnete. Abschließend argumentiere ich, dass die aktuelle Politik der Flexibilisierung und des Abbaus von Umweltnormen, -gesetzen und -standards als ein Ausdruck „nackter oder offener Gewalt" (*violência nua*) (Zhouri 2020) verstanden werden muss. Offene Gewalt fasse ich als eine Verschärfung der von Rob Nixon (2011) bezeichneten „schleichenden oder langsamen Gewalt" (*violência lenta*), die die Wirtschafts- und Umweltpolitik der brasilianischen Entwicklungsstaaten früherer Perioden kennzeichnete. In Form subtiler Gewalt wurden seit den 1990er die Ausweitung des Sojaanbaus und des Bergbaus auf Kosten einer konsequenten Politik der Abgrenzung und des Schutzes von indigenen und afrobrasilianischen Gebieten gefördert. Die Konsolidierung des Neo-Extraktivismus als Entwicklungsmodell zu Beginn der 2000er Jahre ging mit dem Zurückdrängen ökologischer und indigener Schutzgebiete auf der einen und dem Ausbau moderner Infrastruktur mit dem Ziel einer „grünen" Ökonomie auf der anderen Seite einher (Burchardt/Dietz 2014, Burchardt et al. 2021). Die Ethnographien der in den vergangenen Jahren genehmigten Großprojekte in Brasilien mit einigen Kompensations- und Ausgleichsmaßnahmen belegen den schrittweisen Abbau umweltpolitischer Normen. Unter der Ägide des demokratischen Rechtsstaates und in den so genannten progressiven Regierungen der Region wurde so der Weg für das Entstehen eines Antiökologismus geebnet, der zuvor zwar in bestimmten politischen Nischen angesiedelt war, aber jetzt in Form nackter und offener Gewalt ins Zentrum der politischen Macht gerückt ist (Laschefski/Zhouri 2019).

Rio-92 und die Ausweisung indigener Gebiete: eine internationale Konspiration?[1]

In den 1980er und 1990er Jahren bestimmten anti-ökologische und anti-indigene Ideologien die Positionen des Militärs und der politischen Eliten der Amazonasregion. Gleichzeitig erlangten auf internationaler Ebene das Paradigma der nachhaltigen Entwicklung und die Rechte indigener Völker an Bedeutung. Sich im Kontext der Globalisierung, dem Ende des Kalten Kriegs sowie einer wachsenden globalen Umwelt- und Menschenrechtsbewegung Anfang der 1990er Jahre gegen den Schutz der Umwelt und gegen die Anerkennung der Rechte indigener Bevölkerungsgruppen zu positionieren, war eindeutig anachronistisch. Tatsächlich ermöglichte der Fall der Berliner Mauer und die zunehmende wirtschaftliche, kulturelle und politische Globalisierung die Vorstellung einer neuen Weltordnung. Ein in dieser Hinsicht zentrales Ereignis wie die Rio-Konferenz der Vereinten Nationen für Umwelt und Entwicklung (UNCED) in Rio de Janeiro 1992 wurde von den brasilianischen Militärs und regionalen Eliten jedoch nicht als Ausgangspunkt für globalen Umwelt- und Menschenrechtsschutz verstanden, sondern als internationale Verschwörung zur Besetzung des Amazonas. Im Vorfeld der UNCED-Konferenz diffamierten Angehörige des Militärs und regionale Politiker*innen Umweltaktivist*innen als „Feinde der Nation" und „Internationalist*innen". Als Antwort beschuldigten Umweltschützer*innen das Militär seit den 1970er Jahren internationale Investitionen und Naturzerstörungen im Amazonasgebiet zu fördern. Der damalige Verteidigungsminister Leônidas Pires ging so weit zu erklären, dass er für den ersten Umweltminister Brasiliens, José Lutzenberger, „den gleichen Hass empfand wie für den Kommunistenführer Luiz Carlos Prestes" (*Folha de São Paulo*, 10.12.1991). Umweltbewegte und

1 Dieser Abschnitt stellt eine Aktualisierung von Überlegungen dar, die ich 2010 im *Journal of Environment Development* (19 (3): 252–273) unter dem Titel *‚Adverse Forces‘ in the Brazilian Amazon: Developmentalism versus Environmentalism and Indigenous Rights* veröffentlicht habe.

Kommunist*innen wurden mithin nicht als Gegner*innen eines reaktionären politischen Projekts regionaler Eliten, sondern als „Feinde der Nation" gesehen. Die populistisch-diskursive Strategie der Bezeichnung politischer Gegner*innen als Feinde, die eliminiert werden müssen, diente in ländlichen Regionen und im Amazonas zur Verbreitung eines gesellschaftlichen Klimas der Gewalt und Angst. In einem solchen Klima wurden Massaker und die Ermordung von „Anderen" und „Andersdenkenken" alltäglich.

1991 organisierten die Armeekommando- und Generalstabsschule (*Escola de Comando e Estado Maior do Exército*, ECEME) gemeinsam mit dem brasilianischen Zentrum für strategische Studien (*Centro Brasileiro de Estudos Estratégicos*, CEBRES) ein Symposium mit dem Ziel, die Öffentlichkeit über die internationale Verschwörung hinter der Rio-92-Konferenz aufzuklären. Dies belegt ein Auszug aus einer Rede von Gilberto Mestrinho, dem damaligen Gouverneur des Bundesstaates Amazonas:

> Es gibt also eine Industrie der Mystifizierung, die die Leute glauben macht, dass wir die Bäume nicht fällen können, wegen des Ökosystems, der Symbiose, der Zartheit des Ökosystems Amazonas (...). Aber warum diese Mythen verbreiten und warum diese fast nervöse Sorge um den Amazonas? (...) Satellitenaufnahmen bestätigten, dass sich im Amazonas die größten Mineralvorkommen der Welt befinden (...) Sofort danach, noch in der zweiten Hälfte der 1960er Jahre und vor allem in den 1970er Jahren, wurde Brasilien von einer Kampagne für die Erhaltung des Amazonas, der Unberührtheit des Amazonas überrollt. Ich erinnere mich gut daran, dass in dieser Zeit mehrere Vereine und Assoziationen zur Verteidigung des Amazonas gegründet wurden, von Leuten, die nicht einmal wussten, wo der Amazonas liegt" (CEBRES/ECEME 1991: 79–80).

Im selben Dokument finden sich auch Hinweise darauf, wie das Militär die indigene Bevölkerung sah. Sie seien „Waldbewohner*innen" (*silvícolas*), die sich wie „Zysten" breit machten (CEBRES/ECEME 1991: 78, 81–82.). Die indigene Bevölkerung als Waldbewohner*innen zu sehen, die am besten in Schutzgebieten angesiedelt werden sollten, verweist auf eine Naturalisierung und Entmenschlichung ebendieser Gruppen. Soziale, politische und kulturelle Rechte sprach das Militär ihnen ab. Die Verwendung des Wortes „Zysten" bezieht sich in biologischer Analogie auf Krebszellen, die das Leben des Organismus (der brasilianischen Nation) verunreinigen, was im weiteren Sinne nichts anderes bedeutet, als sie zu entfernen.

Unter den zahllosen Auswirkungen dieses Diskurses auf das politische Handeln Gleichdenkender ist die Eskalation der Gewalt hervorzuheben, wie z.B. das Massaker an Mitgliedern der indigenen Bevölkerungsgruppe der Yanomami durch Bergarbeiter*innen im Juli 1993. Auf die Frage, ob er an die These von der „Internationalisierung des Amazonas“ glaube, erklärte der damalige Verteidigungsminister Zenildo Lucena 1993:

> „Das ist eine unserer Sorgen. Der Reichtum des Amazonas begründet diese Sorge. Das Interesse an dieser Region ist groß. Hier lagern die größten Mineralvorkommen der Welt, das zeigt die Präsenz der Garimpeiros (handwerkliche Bergarbeiter*innen) (...). Die Debatte um die Yanomami als eine Nation ist sehr gefährlich. Die Nation ist die brasilianische Nation. Wir müssen vorsichtig sein. Der Fall Bosnien beweist das.“ (*Folha de São Paulo*, 27.08.1993).

Etwa zehn Jahre später wurde im Jahr 2001, im Rahmen der Liberalisierung der Wirtschaft durch die Regierung von Fernando Henrique Cardoso, eine militärische Spionagebasis in Marabá, im Süden des Bundesstaates Pará, entdeckt. In geheimen Operationen wie der „Operation Fisch“ oder „Operation Poseidon“, spionierte das Militär soziale Bewegungen, Gewerkschaften, politische Parteien und NGOs aus, vor allem die landlosen Bewegung (*Movimento dos Trabalhadores Rurais Sem Terra*, MST), den Gewerkschaftsdachverband (*Central Única dos Trabalhadores*, CUT), die Arbeiter*innenpartei (*Partido dos Trabalhadores*, PT) und Umwelt-NGOs (Folha de São Paulo 2001, Folha de São Paulo 2001a). Einige Jahre später, unter der Regierung von Luís Inácio Lula da Silva (2003–2011), führte die Einführung des indigenen Territoriums *Raposa Serra do Sol* im nördlichen Bundesstaat Roraima zu Konflikten zwischen Viehzüchter*innen und indigenen Gruppen. Der Mythos einer internationalen Verschwörung bestimmte auch in diesem Konflikt die Medienberichte. Die Zeitschrift *Isto É* titelte am 28. Mai 2008: „Amazonien: Die Souveränität steht auf dem Spiel. Vorschläge zur Internationalisierung von Brasiliens größtem grünen Schatz sind in der Weltgemeinschaft auf dem Vormarsch. Das erfordert eine dringende Antwort“ (Isto É 2008). Arnaldo Jabor, Kommentartor einer der wichtigsten TV-Nachrichtensendungen dieser Zeit, *Jornal Nacional de TV Globo*, nimmt die postkoloniale Kritik der Militärs an der Anerkennung indigener Bevölkerungsgruppen als eigene „Nationen“ innerhalb der brasilianischen Gesellschaft auf:

> „Gibt es außer der einen brasilianischen Nation noch andere, indigene Nationen? Nationen existieren nicht wie Flüsse und Berge, sondern werden politisch konstruiert. Es ist ein absoluter Wahnsinn, uns in mehrere Nationen aufzuteilen: Indianer (sic), Schwarze, weniger Brasilianer*innen. Eine solche Trennung fördert nur NGOs, internationale

wie lokale, die die Trennung ausnutzen, um sich Geld und Kontrolle anzueignen" (Jornal Nacional da TV Globo, 18.04.2008).

Die Beispiele reaktionärer Positionen und Handlungen des Militärs und rechter Eliten der Amazonasregion in Bezug auf Umweltschutz und die Anerkennung indigener Rechte seit Ende der Re-Demokratisierung in den 1980er Jahren – unterstützt durch konservative Medien – belegen die Persistenz anti-ökologischer und anti-indigener Einstellungen in der brasilianischen Gesellschaft. Bis vor wenigen Jahren waren diese Einstellungen vor allem auch aufgrund der Debatten um nachhaltige Entwicklung und Menschenrechte auf internationaler Ebene marginalisiert. Sie wirkten anachronistisch und erlangten nur regional und selektiv Dominanz. Heute, unter veränderten innerstaatlichen und internationalen politisch-ökonomischen Bedingungen, werden sie zunehmend auch auf zentralstaatlicher Ebene dominant.

Mit diesen und anderen ideologischen Äußerungen beschwören rechte und konservative Kräfte eine Bedrohung der nationalen Souveränität. Hierfür konstruieren sie eine Einheit zwischen geographischem Raum, Territorium, Ort und Nation. Diese Einheit begründet einen Nationalstaat, der sich als Gegensatz zu ethno-kultureller Pluralität, Differenz und Vielfalt versteht. Nach innen agiert der so konstruierte exklusive Nationalstaat dann „nationalistisch", wenn es um Themen wie die Verteidigung der Umwelt und der indigenen Völker geht. Nach außen agiert der dann „internationalistisch", wenn es um die Ausbeutung der natürlichen Ressourcen zum Zweck der Erhöhung von Staatseinnahmen und kapitalistischer Akkumulation geht.

Der Blick in die Geschichte zeigt einerseits, dass sich die anti-ökologischen und anti-indigenen Diskurse und politischen Maßnahmen der Regierung von Jair Bolsonaro bereits in den 1980er Jahren in konservativen Teilen der Gesellschaft herausbildeten. Zur offiziellen Staatspolitik wurden sie erst mit der Machtübernahme Bolsonaros und seinen Verbündeten: Akteur*innen, die wie der Präsident, in der Zeit der Diktatur sozialisiert und politisiert wurden. Andererseits sind die anti-ökologischen und anti-indigenen Politiken der Gegenwart auch ein Ergebnis der neoliberalen und *neo-developmentalistischen* Wirtschaftsordnungen der 1990er und 2000er Jahre, in denen ein liberaler, marktorientierter Umweltschutz verstanden als ökologische Modernisierung hegemonial wurde. Dieser ebnete den Weg für die Deregulierung der Umweltpolitik und den Abbau von Umweltschutznormen und -gesetzen.

Vom liberalen Umweltschutz zum Anti-Ökologismus der Regierung Bolsonaro[2]

Die Herausbildung von zwei scheinbar unterschiedlichen, aber komplementären umweltpolitischen Paradigmen prägte die 1990er Jahre. Die Konferenz der Vereinten Nationen über Umwelt und Entwicklung 1992 in Rio de Janeiro stand für Kooperation und das Ziel gemeinsamer regel- und normbasierter Lösungen in sich neu herausbildenden „Umweltregimen". Die Verhandlungen zum GATT-Abkommen (*General Agreement on Trade and Tarifs*, GATT) 1993, die Gründung der Welthandelsorganisation (WTO) 1995 und der so genannte Washington Konsens begründeten hingegen eine neoliberale, globale Wirtschaftsordnung basierend auf Liberalisierung, Konkurrenz und globalem Wettbewerb. In diesem Kontext setzen sich Ansätze eines liberalen, marktbasierten Umweltschutzes durch. Nachhaltige Entwicklung bedeutete fortan die Harmonisierung von Ökologie und Ökonomie. Die Vorstellung der Vereinbarkeit von Umwelt und Wirtschaft kommt im Paradigma der „ökologischen Modernisierung" zum Ausdruck. Umweltprobleme sollten fortan mit Marktmechanismen, technologischen Innovationen und Effizienz sowie der Partizipation von Betroffenen in neuen Governance-Modellen gelöst werden.

Beteiligungsverfahren, wie öffentliche Anhörungen bei der Vergabe von Umweltgenehmigungen, vorherige, freie und informierte Konsultationen, wie sie die ILO-Konvention 169 festgelegt oder Zertifizierungssysteme erschienen in den 1990er Jahre als Ausdruck eines demokratischen Brasiliens und partizipativen Umweltschutzes. Der liberale Umweltschutz, der sich auf das Management der negativen Umwelteffekte von Investitionen konzentrierte, subsumierte und disziplinierte jedoch schnell die Positionen kritischer Umweltaktivist*innen, die dazu neigten, in partizipativen Verfahren über Alternativen und eine sozial-ökologische Transformation nachzudenken. Aus einer sozial-ökologischen und Umweltgerechtigkeitsperspektive betonten kritische Umweltaktivist*innen den Zusammenhang zwischen ökologischen Krisen und sozialen Ungleichheiten basierend auf *race*, Klasse und Gender. Hiervon ausgehend formulierten sie alternative politische Vorschläge für einen sozial-ökologischen Wandel. Unzählige Bewegungen haben sich dem Widerstand derer angeschlossen, die von der Ausweitung des Bergbaus, der industriellen Landwirtschaft, des Großgrundbesitzes und vom Bau von Staudämmen betroffen waren. Doch nach und nach zeigte sich, dass Partizipation unter dem Paradigma der ökologi-

2 Teile dieses Abschnitts basieren auf den Beiträgen von Zhouri (2020) sowie Bronz, Zhouri und Castro (2020).

schen Modernisierung als den Entscheidungen nachgeordnete und instrumentelle Konsultation verstanden wird. Die Beteiligung beschränkte sich *ex post* auf Umweltbelastungen durch Großprojekte, deren Verwirklichung längst entschieden war. Betroffene konnten zwar an Diskussionen über Ausgleichs- und Kompensationsmaßnahmen teilnehmen, eine Beteiligung am Planungsprozess war nicht vorgesehen.

Forderungen nach Fairness und Umweltgerechtigkeit wurden im Rahmen einer institutionalisierten Umweltpolitik zum Schweigen gebracht. Stattdessen kamen im Schein partizipativer Verfahren unterschiedliche Formen der Gewalt – von indirekter, „subtiler und schleichender" (Nixon 2011) zu „offener und direkter Gewalt" – zum Einsatz, mit denen ökologische Zerstörungen auch gegen den Widerstand von Betroffenen durchgesetzt wurden. Letztere zeigt sich in einer Zunahme gewaltvoller Vertreibungen und Umsiedlungen (Santos Teixeira et al. 2020). Zu den Formen indirekter oder subtiler Gewalt zählt eine systematische Deregulierung von Umweltstandards und -normen durch die Verabschiedung von Ausnahme- und Sonderregeln. Beispiele hierfür sind die Vergabe von Teilförderlizenzen im Bereich des Bergbaus oder die Zunahme von Auflagen bei der Vergabe von Umweltgenehmigungen mit denen eine Nicht-Genehmigung umgangen wird. Aber auch ein liberaler, auf technischen und marktbasierten Lösungen basierender Umweltschutz bedeutete Mehrkosten für Investor*innenen, deren geplante Investitionsvorhaben mit Umweltzerstörungen einhergingen. Um diese Kosten so niedrig wie möglich zu halten und mit der Rechtfertigung aufeinanderfolgender Wirtschaftskrisen organisierten Wirtschaftseliten und Unternehmer*innenverbände des Landes in den 2000er Jahren eine breite politische Basis für eine weitreichende Flexibilisierung von Umweltstandards. Zentrale Begriffe, die von den Befürworter*innen einer solchen Deregulierung Verwendung fanden sind „Vereinfachung", „Rechtssicherheit" und „Vorhersehbarkeit" (Bronz et al. 2020).

Mit der Wahl von Jair Bolsonaro im Jahr 2018 legten seine Unterstützer*innen aus den Bereichen des Agrobusiness, des Bergbaus und der Waffenindustrie die Hüllen ab und zeigten offen ihre Bereitschaft zur Gewalt. Bezeichnenderweise war die erste Amtshandlung der Regierung Bolsonaro die Verabschiedung eines Dekrets, mit dem sie der nationalen Vertretung der indigenen Bevölkerung, der FUNAI (*Fundação Nacional do Indio*), ihre Kompetenz zur Ausweisung schützenswerter, indigener Territorien entzog. In einem weiteren Dekret entzog sie der FUNAI die Verantwortung für die Vergabe von Umweltgenehmigungen für Vorhaben in indigenen Territorien. Diese werden seither vom Landwirtschaftsministerium vergeben, das vom Agrobusiness und der Agrarlobby kontrolliert wird. Seither nimmt die Gewalt in den indigenen Gebieten zu. Die Zahl der ermordeten indigenen Anführer*innen war 2019 die höchste seit elf Jahren. Im Kontext der Covid-19-Pandemie haben Menschenrechtsverletzungen gegenüber der indigenen Bevölkerung weiter stark zugenommen. Sie sind mittlerweile Gegenstand von Klagen beim Interamerikanischen Gerichtshof für Menschenrechte (IACHR) (OAS 2020).

Auch Angriffe auf Umweltaktivist*innen und Umweltbehörden steigen. So werden das brasilianische Umweltbundesamt IBAMA (*Instituto Brasileiro do Meio Ambiente e dos Recursos Naturais Renováveis*) und das Institut zum Schutz der biologischen Vielfalt ICMbio (*Instituto Chico Mendes de Conservação da Biodiversidade*) von Unterstützer*innen der Bolsonaro Regierung gerne als „Bußgeldfabriken" diffamiert. Die Stigmatisierungen und Bedrohungen haben eine Atmosphäre der Angst und der Missachtung bestehender Umweltgesetze geschaffen. In dieser finden behördliche Kontrollen von Umweltauflagen kaum statt und nehmen Abholzung und bewaffnete Konflikte etwa zwischen informellen Goldschürfer*innen (*Garimpeiros*) und Indigenen zu. Mit einer Reihe von Gesetzen und Dekreten hat Bolsonaro die Umweltverwaltung auf allen politischen Ebenen systematisch geschwächt und umstrukturiert. Die Umweltinspektion unterstellte er der Vormundschaft des Militärs (Dekret Nr. 10.341), den Nationalen Rat zum Schutz des Amazonas (*Conselho Nacional da Amazônia Legal*) verschob er vom Umweltministerium ins Büro des Vizepräsidenten, das der Kontrolle eines Militärs, General Hamilton Mourão, untersteht (Dekret Nr. 10.239, 11.02.2020). Vor allem das wachsende Interesse an Bergbau in indigenen Gebieten im Amazonas erhöht den Druck auf diese Gebiete (Bronz et al. 2020).

In der Pandemie steigen in Brasilien die Abholzungsraten, der informelle Bergbau weitet sich aus und Umweltstandards werden weiter abgebaut. Im Mai 2021 verabschiedete das Parlament ein neues Umweltgenehmigungsgesetz, wie es Unternehmensverbände, die Agrar- und Bergbaulobby seit 2004 fordern. Umwelt- und indigene Organisationen sowie Wissenschaftler*innen kritisieren das Gesetz stark (Associação Brasileira de Antropologia 2021). Mit dem Argument, dass die Dauer der Erteilung von Genehmigungen potenzielle Investor*innen abschrecke, schlägt das neue Gesetz eine Entbürokratisierung der Genehmigungsverfahren sowie die Befreiung bestimmter Projekte von der Pflicht zur Einholung einer Umweltgenehmigung vor. Insgesamt werden 13 Projekttypen von der Umweltgenehmigungspflicht befreit, neue Arten von vereinfachten und begleitenden Genehmigungen sowie Selbsterklärungsgenehmigungen sollen die Verfahren beschleunigen. Darüber hinaus gilt die Genehmigungspflicht nur noch für bereits anerkannte und ausgewiesene indigene Territorien und *Quilombola*-Gebiete. Damit eröffnet das Gesetz Investor*innen die Möglichkeit zur Naturausbeutung in all jenen indigenen und *Quilombola*-Gebieten, die sich noch im Prozess der rechtlichen Anerkennung befinden.

Unterdessen ermittelte die Bundespolizei in einem vom Bundesgerichtshof eingeleiteten Verfahren gegen den ehemaligen Umweltminister Ricardo Salles wegen illegalem Holzhandel und Korruption (g1-globo 2021). Auf seine Versprechen beim Klimagipfel in den USA im April 2021, Brasilien bis zum Jahr 2050 in die Klimaneutralität zu führen und die illegale Abholzung bis 2030 zu beseitigen, folgten widersprüchliche Taten. Am Tag nach seiner Rede in den USA verkündete die Regierung eine drastische Kürzung des Budgets für Umweltschutzmaßnahmen und setzte das niedrigste Budget für dieses Ressort seit 21 Jahren fest. Im Juni 2021 musste Salles aufgrund der Korruptionsvorwürfe sein Amt niederlegen (tagesschau 2021).

Fazit

Anti-ökologische und anti-indigene Positionen und Stimmungen sind in Brasilien nicht neu. Sie bestimmen nicht erst seit der Wahl Bolsonaros die politischen Diskurse und Entscheidungen auf nationaler Ebene. Vielmehr sind sie seit Jahrzehnten tief in rassistischen und neoliberalen Weltbildern und Identitätspolitiken einer weißen Oberschicht und dem einflussreichen Militär verankert. In diesem Text habe ich zunächst Dokumente, Zeitungsartikel und öffentliche Äußerungen von Militärs und Politiker*innen aus den nördlichen Regionen Brasiliens mit dem Ziel analysiert, anti-ökologische und anti-indigene Positionen in der Geschichte Brasiliens zu identifizieren. Ich habe gezeigt, dass solche Positionen die umweltpolitischen Diskussionen in Brasilien in den 1980er Jahren stark bestimmten. In dieser Zeit überlagerten sich innere und äußere Wandelprozesse und beeinflussten sich wechselseitig: Re-Demokratisierung, Globalisierung, Liberalisierung der Wirtschaft und aufkommende Debatten um nachhaltige Entwicklung.

Als in den 1990er Jahren die Debatten um nachhaltige Entwicklung und Umweltschutz global und in Brasilien wachsende Bedeutung erlangten, erschienen die reaktionären anti-ökologischen und anti-indigenen Positionen als anachronistisch, als Erbe der Diktatur, das bald überwunden sein würde. Dass es so nicht ist, belegt die reaktionäre und neoliberale Reformpolitik der Regierung Bolsonaro in den Bereichen Umwelt und indigener Rechte.

Nach mehr als zwei Jahren Amtszeit von Bolsonaro wird deutlich, dass die anti-ökologischen und anti-indigenen Diskurse wirkmächtig geworden sind. Sie zeigen sich im politischen Handeln und institutionalisierten Machtverschiebungen. Anhänger*innen einer zerstörerischen Umweltpolitik und rassistischen und chauvinistischen Politik haben ihre Sichtweisen viele Jahre als Opposition und aus einer Minderheitenposition heraus im Kongress vertreten. Heute repräsentieren sie den Staat als Minister*innen oder in anderen wichtigen staatlichen Funktionen. Die Beziehungen zwischen dem Staat und der indigenen und afrobrasilianischen Bevölkerung sind auf einem Tiefpunkt. Die bereits umgesetzten Reformen bezüglich der FUNAI lassen sich als eine Restrukturierung dieser Beziehungen „von oben" verstehen. Als Teil dieser Restrukturierung wird gefordert, die brasilianische Position gegenüber der ILO-Konvention 169 zum Schutz indigener Völker zu überprüfen. Die Lage ist angespannt und wirft Fragen über die Richtung der Demokratie in Brasilien auf.

Die Erosion umwelt- und menschenrechtspolitscher Normen und Ziele beginnt in Brasilien aber nicht erst mit dem Wahlsieg von Bolsonaro. Vielmehr haben 20 Jahre liberaler Umweltschutz den Weg hin zu einem Anti-Ökologismus geebnet, der heute im Zweifel auch mit Gewalt durchgesetzt wird. In den Jahrzehnten liberaler Umweltschutzpolitik erfolgte die Erosion primär mittels „langsamer und subtiler Gewalt". Diese artikulierte sich in der Inszenierung von Konsultation als demokratische Partizipation und den subtilen Mechanismen der Disziplinierung von Kritik durch Instanzen der Konfliktbearbeitung (Nader 1994; Zhouri 2014). Heute dominieren offene Formen der Gewalt. Die Durchsetzung von Naturausbeutung und -inwertsetzung mittels direkter und offener Gewalt wie Verdrängungen, Vertreibungen, Bedrohungen bis hin zur Ermordung von Aktivist*innen stellt nicht nur einen Angriff auf verfassungsmäßige Rechte, sondern auf das Leben insgesamt sowie vor allem der indigenen und afrobrasilianischen Gemeinschaften dar. Aber trotz der verschiedenen Formen von Gewalt, die die multiplen Krisen konfigurieren, überleben und widersetzen sich indigene und afrobrasilianische Gemeinschaften nicht nur, sondern entwickeln auch heute emanzipatorische und dekoloniale Gesellschaftsentwürfe, basierend auf alternativen, nicht-ausbeuterischen Vorstellungen vom Verhältnis zwischen Gesellschaft und Natur.

Übersetzung: Mena Bröker und Kristina Dietz

Literatur

Albert, Bruce (1996): O Massacre dos Yanomami de Haximu, in Ricardo, Carlos Alberto (Hg.) *Povos Indigenas do Brasil 1991–1995*, São Paulo: Instituto Sócio-Ambiental, 203.

Anderson, Benedict (Hg.) (1991): *Imagined Communities. Reflections on the Origins and Spread of Nationalism*, Revised Ed., London: Verso.

Associação Brasileira de Antropologia (2021): *Síntese do parecer técnico-científico sobre proposta de votação da Nova Lei Geral do Licenciamento Ambiental (Projeto de Lei 3.729/2004)*, [http://www.abant.org.br/files/20210511_609a75f281579.pdf], letzter Aufruf 29.09.2021.

Banco Mundial (2008): *Licenciamento ambiental de empreendimentos hidrelétricos no Brasil: uma contribuição para o debate: relatório síntese*. Brasília, DF: Banco Mundial.

Bronz, Deborah; Zhouri, Andréa; Castro, Edna (2020): Apresentação: Passando a boiada: violação de direitos, desregulação e desmanche ambiental no Brasil, in: *Antropolítica: Revista Contemporânea de Antropologia*, 49, 8–42.

Burchardt, Hans-Jürgen; Dietz, Kristina (2014): (Neo-)Extractivism – A new challenge for development theory from Latin America, in: *Third World Quarterly*, 35, 468–486.

Burchardt, Hans-Jürgen; Dietz, Kristina; Warnecke-Berger, Hannes (2021): Dependency, Rent and the Failure of Neo-Extractivism, in: Madariaga, Aldo; Palestini, Stefano (Hg.): *Dependent Capitalisms in Contemporary Latin America and Europe*, Cham: palgrave macmillan, 207–229.

CEBRES & ECEME (1991): *A Amazônia Brasileira*. Cadernos de Estudos Estratégicos. Simpósio CEBRES-ECEME, 1, outubro.

Chauí, Marilena de Souza (1979): Os trabalhos da Memória, in: Bosi, Ecléa (Hg.): *Memória e Sociedade. Lembrança de Velhos*, São Paulo: TAG, XVII-1.

Das, Veena; Poole, Deborah (2008): El Estado y sus márgenes: etnografías comparadas, in: *Revista Académica de Relaciones Internacionales*, 8, 1–39.

Folha de São Paulo (1993): Golpe não interessa aos militares, diz Zenildo. Em entrevista exclusiva, Ministro do Exercito afirma que reserva Ianomami é „área demais para pouco índio". *Caderno Brasil*, 1–8, 27.08.1993, https://acervo.folha.com.br/leitor.do?numero=12163&keyword=Lucena&anchor=4862180&origem=busca&originURL=&pd=b78a8351e8e0c59ed953f261e3691d82, letzter Aufruf 4.10.2021.

Folha de São Paulo (2001): *Exército espiona sem-terra desde 1998*, , A8

Folha de São Paulo (2001a): *Amazônia é pretexto para espionar ONGs*, A6

g1-globo (2021): *STF começa a analisar o pedido da para investigar Salles*, [https://g1.globo.com/jornal-nacional/ganoticia/2021/04/16/stf-comeca-a-analisar-o-pedido-da-pf-para-investigar-salles.ghtml], letzter Aufruf 23. 04.2021.

Isto É (2008): *Amazônia: a sobrerania está em xeque*, [https://istoe.com.br/4261_AMAZONIA+A+SOBERANIA+ESTA+EM+XEQUE/], letzter Aufruf 29.09.2021.

Jornal Nacional da TV Globo (2008): *Jabor defende General Heleno*, [https://www.youtube.com/watch?v=hXvMHRZPWbM], letzter Aufruf 29.09.2021.

Krenak, Ailton (2019): *Ideias para adiar o fim do mundo*, São Paulo: Cia das Letras.

Laschefski, Klemens, Zhouri, Andréa (2019): Povos indígenas, comunidades tradicionais e meio ambiente: a "questão territorial" e o novo desenvolvimentismo no Brasil, in: *Revista Terra Livre*, Vol. 1, number.52, pp.278 - 322.

Leite Lopes, José Sérgio (2006): Sobre processos de "ambientalização" dos conflitos e sobre dilemas da participação, in: *Revista Horizontes Antropolólogícos*, 12, 31–64.

Mestrinho, Gilberto (1994): *Amazônia. Terra Verde, Sonho da Humanidade*, São Paulo: Editora Três.

Nader, Laura (1994): Harmonia coerciva: a economia política dos modelos jurídicos, in: *Revista Brasileira de Ciências Sociais*, 9, 18–29.

Nixon, Rob (2011): Introduction, in: Nixon, Rob: *Slow violence and the environmentalism of the poor*, Cambridge: Harvard University Press, 1–44.

OAS (2020): *Comissão interamericana de direitos humanos. Resolução 35/ 2020*, [https://www.oas.org/es/cidh/decisiones/pdf/2020/35-20MC563-20-BR-PT.pdf], letzter Aufruf 29.09.2021.

Pacheco de Oliveira, João (1990): Segurança das Fronteiras e o Novo Indigenismo: formas e linhagens do Projeto Calha Norte. *Antropologia e Indigenismo*, Rio de Janeiro, v. 1, p. 15–22.

Pollak, Michel (1989): Memória, esquecimento e silêncio, in: *Revista Estudos Históricos*, 2, 3–15.

Roitman, Janet (2016): Crisis. *Political Concepts: a Critical Lexicon*, in: Political Concepts, [https://www.politicalconcepts.org/roitman-crisis/], letzter Aufruf 29.09.2021.

Santos Teixeira, Raquel Oliveira; Zhouri, Andréa; Dias Motta, Luana (2020): Os estudos de impacto ambiental e a economia de visibilidades do desenvolvimento, in: *Revista Brasileira de Ciências Socialis*, 36, 1–18.

Tagesschau (2021): *Brasiliens Umweltminister räumt Posten*, [https://www.tagesschau.de/ausland/amerika/brasilien-ruecktritt-umweltminister-salles-101.html], letzter Aufruf 29.09.2021.

Verdum, Ricardo. (2007): Infra-estrutura e políticas territoriais do Brasil no contexto da interação sul-mericana. *Megaproyectos en America Latina*, [www.megaproyectos.org/conceptos], letzter Aufruf 29.09.2021.

Vigh, Henrik (2008): Crisis and Chronicity: Anthropological perspectives on continuous conflict and decline, in: *Ethnos*, 73, 5–24.

Zhouri, Andréa (2006): O ativismo transnacional pela Amazônia: entre a ecologia política e o ambientalismo de resultados, in: *Revista Horizontes Antropológicos*, 12, 139–169.

Zhouri, Andréa (2010): "Adverse Forces"' in the Brazilian Amazon: Developmentalism Versus Environmentalism and Indigenous Rights, in: *Journal of Environment and Development*, 19, 252–273.

Zhouri, Andréa; Valencio, Norma (Hg.) (2014): *Formas de matar, de morrer e de resistir: limites da resolução negociada de conflitos ambientais*, Belo Horizonte: Ed. UFMG, 79–94.

Zhouri, Andréa (2020): Da Desregulação à Desconstrução Ambiental: Violências e Lutas Territoriais, in: da Silva, Rubens Alves et al (Hg.): *Patrimônio, informação e mediações culturais*, Belo Horizonte, SC: Universidade Federal de Minas Gerais, 527–550.

Hinweise zu den Autor*innen

Hans-Jürgen Burchardt ist Professor für Internationale Beziehungen an der Universität Kassel, Direktor des Maria Sibylla Merian Center for Advanced Latin American Studies CALAS, Direktor des Kasseler Lateinamerikazentrums CELA und Leiter des Forschungsverbundes www.extractivism.de.

Alba Carosio ist Professorin an der Universidad Central de Venezuela und forscht am Centro de Estudios Rómulo Gallegos zu Lateinamerikanischem Denken und Feminismus

Kristina Dietz ist Vertretungsprofessorin für Internationale Beziehungen an der Universität Kassel. Ab 2022 forscht und lehrt sie als Professorin für Internationale Entwicklung an der Universität Wien. Ihre Schwerpunkte sind Demokratie, soziale Ungleichheiten, Politische Ökologie und sozial-ökologische Transformation mit regionalem Fokus Lateinamerika.

Patrick Eser ist Romanist und promovierter Politikwissenschaftler. Er arbeitet als DAAD-Lektor und Assistenzprofessor an der Facultad de Filosofía y Letras der Universidad de Buenos Aires (UBA) und leitet dort die Cátedra libre Walter Benjamin.

Caroline Kim ist Mitglied im Redaktionskollektiv der Lateinamerika Nachrichten. Sie arbeitet als Referentin und Projektmanagerin im Lateinamerikareferat der Rosa Luxemburg Stiftung.

Moritz Krawinkel ist Soziologe und in der Öffentlichkeitsarbeit der Hilfs- und Menschenrechtsorganisation medico international unter anderem für Zentralamerika zuständig.

Stefan Peters ist Professor für Friedensforschung an der Justus-Liebig-Universität Gießen und Direktor des Deutsch-Kolumbianischen Friedensinstuts – Instituto Colombo-Alemán para la Paz (CAPAZ) in Bogotá.

Axel Rojas ist Professor am Departamento de Antropología der Universidad del Cauca in Popayán/Kolumbien.

Christine Schulte leitet die Abteilung Lateinamerika und Karibik bei Brot für die Welt. Sie beschäftigt sich seit 30 Jahren mit Lateinamerika und hat zehn Jahre in Mexiko, Zentralamerika und Peru gelebt.

Carolina A. Vestena hat in Rio de Janeiro, Brasilien und an der Universität Kassel promoviert. Sie ist wissenschaftliche Mitarbeiterin am Institut für Entwicklung und Frieden an der Universität Duisburg-Essen sowie Lehrkraft für besondere Aufgaben am Fachgebiet für Politische Theorie an der Universität Kassel.

Jürgen Weller leitete bis 2019 die Unterabteilung für Arbeitsmarktforschung der CEPAL und ist gegenwärtig unabhängiger Consultant zu Fragen des lateinamerikanischen Arbeitsmarkts.

Andréa Zhouri ist Professorin am Fachbereich für Anthropologie und Archeologie der Universität Minas Gerais (UFMG), Brasilien. Sie ist zudem Forscherin am *National Council for Scientific and Technological Development* (CNPq). Ihre Forschungsschwerpunkte sind politische Ökologie, Umweltkonflikte, Extraktivismus und Umweltkatastrophen.

Claudia Zilla ist Senior Fellow an der Stiftung Wissenschaft und Politik, Berlin. Die promovierte Politologin (Universität Heidelberg) forscht zu Fragen von Demokratie und Entwicklung sowie Außenpolitik und internationalen Beziehungen mit regionalem Schwerpunkt Lateinamerika.

FSC
www.fsc.org
MIX
Papier | Fördert gute Waldnutzung
FSC® C083411

Kolibri 360 GmbH
Ferdinand-Jühlke-Straße 7
99095 Erfurt, Deutschland
produktsicherheit@kolibri360.de